AF550734

Vitamin K_2
und das Calcium-Paradoxon

1. Auflage April 2016
2. Auflage November 2016
3. Auflage Januar 2018
4. Auflage März 2023 als Sonderausgabe

Published by arrangement with THE LITERARY AGENCY LIEPMAN AG AND THE COOKE AGENCY INTERNATIONAL AND RICK BROADHEAD & ASSOCIATES

Titel der Originalausgabe:
*Vitamin K2 and the Calcium Paradox:
How a Little-Known Vitamin Could Save Your Life*

Übersetzung: Ingrid Pross-Gill
Lektorat, Satz und Layout: Helmut Kunkel
Umschlaggestaltung: Christine Ibele

ISBN: 978-3-86445-939-9

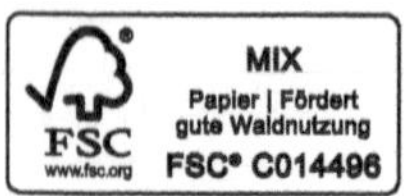

Gerne senden wir Ihnen unser Verlagsverzeichnis
Kopp Verlag
Bertha-Benz-Straße 10
D-72108 Rottenburg
E-Mail: info@kopp-verlag.de
Tel.: (0 74 72) 98 06-10
Fax: (0 74 72) 98 06-11

Unser Buchprogramm finden Sie auch im Internet unter:
www.kopp-verlag.de

Kate Rhéaume-Bleue

Vitamin K_2 und das Calcium-Paradoxon

Ein kaum bekanntes Vitamin
als Lebensretter

KOPP VERLAG

FÜR STERLING:

Ich hoffe, wenn du erwachsen bist,
wird all das Allgemeinwissen sein.

Inhalt

Dank

ZUALLERERST MÖCHTE ICH meinem wunderbaren Literaturagenten Rick Broadhead danken. Er erkannte den Wert meiner Idee sofort, half mir, den Entwurf zu verfassen, fand bei Wiley ein Zuhause für mein Buch und stand mir bei allen Schritten des Veröffentlichungs- und Marketingprozesses zur Seite. Danke, Rick!

Meiner Familie möchte ich für ihre Unterstützung und Geduld während all der Zeit, in der ich dieses Buch schrieb, und darüber hinaus danken. Besonders dankbar bin ich meinem Mann Chris, für seine Ermutigung und seine Vergleiche, und meinen Schwiegereltern Linda und David, die stets bereit waren, als Baby- und Hundesitter einzuspringen.

Meinen eigenen Eltern danke ich dafür, dass sie in mir eine gewisse Neugier geweckt haben, eine Würdigung von Sprache und Entschlossenheit. Meiner Schwester Robin danke ich dafür, dass sie mir zur Seite stand.

Ich möchte auch meinen vielen lieben Freundinnen danken, die mich auf meinem Weg unterstützten, auch wenn sie das oft gar nicht wussten – insbesondere Rahima, Paula, Jenny, Cher, Lynn, Lara, Lisa und Joyce.

Für den Fall, dass ich nicht die Möglichkeit bekomme, es ihnen persönlich zu sagen: Ich danke allen Mitgliedern meiner »Faktorenfamilie« – ihr wisst ja, wen ich damit meine! – für ihre Unterstützung und ihre Anregungen. Insbesondere möchte ich Joanna Aldridge danken, die dafür gesorgt hat, dass ich immer gut organisiert war, und die die Brände gelöscht und mich tatkräftig unterstützt hat.

Außerdem möchte ich dem Kardiologen und Autor Dr. William Davis meinen Dank aussprechen, der so großzügig war, mir die Fallstudie zur Verfügung zu stellen, die ich in Kapitel 6 beschreibe. Danke, Bill!

Es war mir ein großes Vergnügen und eine Ehre, mit dem Team von John Wiley & Sons, Canada, zusammenarbeiten zu dürfen. Ich habe das Gefühl, dass mein Buch und ich dort hingehören, und dafür bin ich dankbar.

Schließlich möchte ich den vielen brillanten Forschern und wissenschaftlichen Experten meinen bescheidenen Dank aussprechen, deren Namen in den Anmerkungen stehen. Ohne ihre Bemühungen hätte dieses Buch nicht entstehen können, und ich hoffe, dass ich ihren Werken gerecht werde.

1

Das Calcium-Paradoxon

IM APRIL 2011 SCHOCKIERTEN Ernährungswissenschaftler die medizinische Fachwelt. Sie veröffentlichten – im hoch angesehenen *British Medical Journal* – die Ergebnisse einer neuen Studie über Calcium und die Gesundheit des Herzens. Demnach ist bei Frauen, die Calcium zur Nahrungsergänzung nehmen, um Osteoporose vorzubeugen, das Risiko höher, an Arteriosklerose (Bildung von Calcium-Plaque in den Arterien) zu erkranken oder einen Herzinfarkt oder Schlaganfall zu erleiden, als bei denjenigen, die kein Calcium einnehmen.[1] Es hatte sich eindeutig gezeigt, dass das mit der Calcium-Ergänzung einhergehende erhöhte Risiko, an einer Herzerkrankung zu sterben, die Vorteile für die Gesundheit der Knochen bei Weitem überwog. Der Studie zufolge fördert die Calcium-Ergänzung für jeden Knochenbruch, den sie verhindert, zwei kardiovaskuläre Vorfälle, die zum Tode führen können.

Diese Studie war nicht die erste, die über dieses schockierende Ergebnis berichtete – sie war schon die dritte, die den Trend bestätigte.[2] Unter den Millionen von gesundheitsbewussten Verbrauchern, die das hörten, brach Verwirrung aus – und unter den Institutionen, die die Calcium-Ergänzung empfehlen, auch. Sind wir, wenn wir kein Calcium nehmen, denn nicht dazu verdammt, durch Osteoporose brüchige und daher leicht brechende Knochen zu bekommen? Wenn wir aber Calcium nehmen, sind wir dann nicht dazu verdammt, eine Verhärtung unserer Arterien zu erleiden und an einer kardiovaskulären Erkrankung zu sterben? Bringt Calcium uns um?

Die Schlussfolgerungen, die sich daraus ergaben, waren so erschreckend und verwirrend, dass die Studien größtenteils unter den Teppich gekehrt wurden. Falls Sie von diesem Problem bisher noch nichts gehört haben, sollte Sie das also nicht überraschen.

Wie sind die Autoren dieser Studien im Einzelnen zu ihrer beunruhigenden Schlussfolgerung gelangt? Und was bedeutet sie für uns? Laut diesen Forschungen wird es bei 1000 Frauen, die fünf Jahre lang Calcium-Ergänzungsmittel verwenden, am Ende dieses Zeitraums drei Knochenbrüche weniger geben als bei einer vergleichbaren Gruppe von Frauen, die auf die Calcium-Ergänzung verzichten. Drei Knochenbrüche weniger – das klingt nicht gerade eindrucksvoll, und andere Studien berichten von einer stärkeren Verhinderung von Brüchen. Nimmt man diese Ergebnisse aber und multipliziert die drei verhinderten Brüche mit einem Tausendstel der Millionen von Frauen, die Calcium-Ergänzungsmittel nehmen, ergibt sich doch ein bedeutsamer Vorteil. Zudem sind diese Mittel die beste nicht verschreibungspflichtige Lösung, die wir haben. Solange die Einnahme von Calcium-Präparaten keinen überwältigenden Nachteil mit sich bringt, sollte das also jeder machen. Und genau da liegt der Hase im Pfeffer.

Laut der Studie wird es in der gleichen Gruppe von Frauen, die über fünf Jahre Calcium einnahmen, sechs kardiovaskuläre Vorfälle (Herzinfarkte oder Schlaganfälle) mehr geben als in der anderen Gruppe. Sechs derartige Vorfälle mehr bei 1000 Frauen – das hört sich vielleicht nicht besonders beunruhigend an, doch auch sie summieren sich. Noch wichtiger ist, dass diese Zahl doppelt so groß ist wie die der verhinderten Brüche und dass die Folgen viel gravierender sein können. Erstaunlicherweise ergab sich kein Zusammenhang zwischen dem Auftreten von Herzinfarkten und der Calcium-Dosis. Anders ausgedrückt: Bei Frauen, die höhere Calcium-Dosen schlucken, kommt es nicht zu mehr Herzinfarkten (mit diesem Ergebnis werde ich mich später noch beschäftigen). Den Forschern fiel außerdem auf, dass die negativen Auswirkungen auf das Herz bei Calcium, das aus der Nahrung stammt, nicht auftreten. Angesichts dieser Ergebnisse kommen die Autoren der Studie zu dem verblüffenden Ergebnis, dass Frauen auf Calcium-Ergänzungsmittel verzichten sollten.

Was können wir denn dann für unsere Knochen tun? Kritiker der Studien, die sich mit Calcium und der Herzgesundheit befassen, bringen vor, die Studien würden mehr Fragen aufwerfen als Antworten geben. Ja, das ist bei revolutionären Forschungen manchmal so. Eine stichhaltigere Kritik ist jedoch, dass die Studien Fragen aufwerfen, die sich durch die bisherigen Forschungen nicht beantworten lassen. Sollten wir nun Calcium-Ergänzungsmittel nehmen? Oder sollten wir sie meiden wie die Pest? Es hat sich herausgestellt, dass man nicht fragen sollte, ob Calcium-Ergänzungsmittel ungefährlich sind. Studien, die sich auf Calcium beschränken, werden diese Frage nie angemessen beantworten können – oder sie werden zu dem nicht zutreffenden Schluss kommen, dass Calcium schädlich ist. Die Frage, die wir stellen müssen, lautet vielmehr: »Wie kann der Körper Calcium auf ungefährliche Weise in die Knochen leiten, wo es uns hilft, und es von weichem Gewebe wie den Arterien fernhalten, wo es uns schadet?« Die Antwort ist ein seit Langem falsch verstandenes fettlösliches Vitamin: K_2.

Weshalb Sie dieses Buch unbedingt lesen sollten – auch wenn Sie keine Calcium-Ergänzungsmittel nehmen

Die Calcium-Frage – und die verblüffende Antwort darauf – betrifft nicht nur Frauen und Menschen, die Calcium-Ergänzungsmittel nehmen. Selbst wenn man sich auf die Aufnahme von Calcium aus der Nahrung beschränkt, sind Herzerkrankungen, die durch eine tödliche Ansammlung von Calcium in den Arterien hervorgerufen werden, in Nordamerika sowohl bei Frauen als auch bei Männern Todesursache Nummer eins. Andererseits ist Osteoporose bei beiden Geschlechtern im Alter eine der Hauptursachen für Behinderungen und Todesfälle, und die Nahrungsergänzung durch Calcium und Vitamin D hat da längst nicht so positiv gewirkt, wie wir es uns wünschen würden. Das ist im Kurzen das Calcium-Paradoxon: das rätselhafte gleichzeitige Auftreten eines Calcium-Mangels (in den Knochen) und eines Calcium-Überschusses (in den Arterien), das die Ursache für zwei der großen Gesundheitsprobleme unserer Zeit bildet: Osteoporose und Herzkrankheiten. Vitamin K_2 ist der Schlüssel, um Calcium wieder an seinen Platz zu bringen und das Calcium-Paradoxon zu beseitigen. In diesem Buch werden Sie genau erfahren, wie man das erreichen kann.

Angesichts von Belegen dafür, dass Calcium sich in unseren Blutgefäßen ansammelt, was gefährlich ist, während unsere Knochen nach dem Mineralstoff hungern, der doch ganz in ihrer Nähe ist, geht der Ratschlag »Nehmen Sie einfach keine Calcium-Ergänzungsmittel mehr!« am entscheidenden Punkt vorbei. Calcium gehört in unsere Knochen wie Benzin (mal abgesehen von der Umweltproblematik) in unsere Autotanks. Natürlich gehen Sie nicht zur Tankstelle und übergießen Ihr Auto mit Benzin, sondern Sie benutzen eine Zapfpistole und füllen es dort ein, wo es hingehört. Vitamin K_2 leitet Calcium in die Knochen, wo es die Mineraldichte erhöht und Brüche verhindert; zudem verhindert es die gefährliche Arterienverkalkung und entfernt sogar Calcium-Ablagerungen aus den Adern. Ferner wirkt es sich bei fast allen großen Gesundheitsproblemen unserer Zeit positiv aus, zum Beispiel bei Diabetes, Krebs, Alzheimer, Unfruchtbarkeit, Karies und dem Aufziehen gesunder Kinder. Dem Calcium sein Paradoxon zu nehmen ist nur der Anfang dessen, was Vitamin K_2 für uns tun kann.

Zwischen brüchigen Knochen und verhärteten Arterien besteht mehr als ein zufälliger Zusammenhang. Zwar tragen zu beiden Krankheiten mehrere Faktoren bei, doch es gibt einen Mechanismus, den sie gemeinsam haben: eine durch einen Vitamin-K_2-Mangel verursachte Störung des Calcium-Haushalts. Gerade das Problem, das Sie durch die Einnahme von Calcium-Ergänzungsmitteln verhindern wollen, macht Sie dafür anfällig, dass das Calcium in Ihren Arterien landet. Damit Sie ganz verstehen können, was beim Calcium-Paradoxon schiefgeht – und wie man das Calcium wieder dorthin befördern kann, wo es hingehört –, wollen wir uns die Osteoporose und die Herzkrankheiten nun genauer ansehen. Wenn Sie den Zusammenhang zwischen ihnen verstehen, haben Sie einen Rahmen, in dem Sie ihre Verbindung zu vielen anderen verbreiteten Krankheiten begreifen können.

Osteoporose: Calcium-Mangel

Bei Osteoporose nimmt die Knochenmineraldichte ab, und das Knochengewebe wird dünner; dadurch werden die Knochen poröser und brechen leichter. Es handelt sich um die häufigste Knochenerkrankung – sie wird bei jeder fünften Frau über fünfzig diagnostiziert, und es gibt viele andere, die die Krankheit haben, bei denen die entsprechende Diagnose aber noch nicht gestellt wurde. Bei der Hälfte der Frauen über fünfzig wird es aufgrund der verminderten Knochendichte zu einem Bruch kommen. Die Krankheit tritt nicht nur bei Frauen auf – auch einer von acht Männern über siebzig wird beim Absinken des Testosteronspiegels Osteoporose entwickeln. In den frühen Stadien treten keine Symptome auf – das erste Anzeichen ist oft ein Bruch schon ohne besondere Belastung des Knochens.

Im Laufe der Zeit kann Osteoporose Ihnen Ihre aufrechte Haltung rauben – dieser Prozess kann zu einer Schrumpfung um bis zu 15 Zentimetern führen. Es kommt dann zu einer gebeugten Haltung, die als Kyphose (»buckliger Rücken« oder »Witwenbuckel«) bezeichnet wird. Durch Osteoporose verursachte Brüche, insbesondere der Hüfte und des Rückgrats, sind eine der Hauptursachen für Behinderungen bei Senioren. Die Erholung von einem Hüftbruch ist für viele Menschen ein langwieriger und schmerzhafter Prozess. Für andere bedeutet eine gebrochene Hüfte den Beginn einer langen, komplizierten Verschlechterung der Gesundheit, die sich nicht überwinden lässt. Patienten mit einer gebrochenen Hüfte sterben zu rund einem Drittel im Jahr nach dem Bruch. Bis zu 75 Prozent von denen, die vorher unabhängig waren, können danach nie wieder allein gehen oder ihren früheren Selbstständigkeitsgrad erreichen.[3]

Die Osteoporosemedikamente sind bestenfalls fragwürdige Lösungen für dieses verbreitete Problem. Eines der häufig verschriebenen, Natriumalendronat, wurde mit Nekrose (Fäulnis) des Kieferknochens in Zusammenhang gebracht, selbst wenn es nur über kurze Zeiträume eingenommen wurde.[4] Bei anderen Betroffenen haben Bisphosphonate, die bekanntesten für die Behandlung von Osteoporose entwickelten Medikamente, die unerfreuliche Nebenwirkung, das Risiko von Knochenbrüchen zu erhöhen.[5] Auch wenn die Debatte über die langfristige Sicherheit dieser Medikamente und die Frage, ob regelmäßige Einnahmepausen die Patienten vor schwerwiegenden Komplikationen schützen, weitergeht, steht eines fest: Osteoporose wird nicht durch einen Mangel an rezeptpflichtigen Medikamenten verursacht!

Wodurch aber dann? Wir halten unsere Knochen zwar für fest und unveränderlich, doch unser Skelett ist genauso dynamisch wie alle anderen Gewebe im Körper. Die Knochenmasse des Skeletts nimmt zwar bis zum Alter von dreißig Jahren zu, doch 90 Prozent der maximalen Knochenmasse in unserem Leben erreichen wir bereits im Alter von zwanzig Jahren. Zwischen dem Alter von dreißig Jahren und der Menopause kommt es bei Frauen im typischen Fall nur zu kleinen Veränderungen der gesamten Knochenmasse, aber nicht, weil das Knochengewebe statisch wäre. Es wird vielmehr ständig alter Knochen entfernt und durch neuen ersetzt, damit unser Körpergerüst stark und gesund bleibt. In den ersten Jahren nach der Menopause kommt es bei Frauen dann aufgrund des Entzugs von Östrogen, das die Knochen schützt, häufig zu einem schnellen Verlust von Knochengewebe. Schließlich verlangsamt sich der Knochenverlust, doch wenn zu viel Knochenmineraldichte verloren geht, entwickelt sich Osteoporose. Sie tritt auf, wenn zwischen der Bildung von neuem Knochen und der Resorption von altem Knochen ein Ungleichgewicht besteht. Dann kann es passieren, dass nicht genug neuer Knochen gebildet und/oder nicht genug alter Knochen resorbiert wird.

Es gibt einige genetische Faktoren, die dazu beitragen, dass die Knochen schwach und brüchig werden, beispielsweise die ethnische Herkunft und der Körpertyp. Bei Asiaten und Europäern ist es schlimmer, und kleine, zierliche Frauen verlieren mehr Knochendichte als ihre stämmigeren Schwestern. Körperliches Training hilft dabei, der Osteoporose vorzubeugen; deshalb haben Frauen, die sich körperlich betätigen, stärkere Knochen. Abgesehen von der körperlichen Aktivität und anderen Faktoren, über die wir die Kontrolle haben, hängt Osteoporose letztlich davon ab, wie viel maximale Knochenmasse wir bis zum Alter von zwanzig Jahren ansammeln können und wie viel davon wir uns nach der Menopause erhalten können. Beide Faktoren werden durch Vitamin K_2 bestimmt. Dass Osteoporose nach der Menopause häufiger wird, ist für die Frauen nicht einfach Pech, dem sie nicht entgehen können. Der sinkende Östrogenspiegel beeinträchtigt die Knochendichte gleich dreifach – und Vitamin K_2 wirkt all diesen pathologischen Mechanismen entgegen. Es beeinflusst sogar den Östrogenstoffwechsel selbst.

Nach traditioneller Ansicht lässt sich das Problem am besten durch eine angemessene Calcium-Zufuhr beseitigen, da bei Osteoporose ja in den Knochen ein Mangel an Calcium besteht. Die empfohlenen Calcium-Dosen sind, zusätzlich zur Aufnahme über die Nahrung, auf über 1500 Milligramm pro Tag gestiegen – aber das bringt nur einen begrenzten Nutzen. Die Verwirrung hält an, und beim Marketing versuchen die Unternehmen mit aller Kraft, sich gegenseitig zu übertrumpfen. Alle behaupten, sie hätten die beste, am leichtesten absorbierbare Calcium-Form, die das Gewebe des Skeletts wirklich durchdringen könne – als wäre das eine Eigenschaft des Calciums selbst! Das hat zu ausgedehnten Debatten darüber geführt, ob Calciumcarbonat besser wirkt als Calciumcitrat, und einen Markt für Calcium-Ergänzungsmittel aus geradezu lächerlich exotischen Quellen wie Korallenbänken und Minerallagern in der Wüste erschaffen.

Weshalb lässt sich Osteoporose nicht durch Calcium-Ergänzungsmittel heilen? Weshalb wirkt diese Krankheit so störrisch? Weil das Calcium aus der Nahrung oder aus Ergänzungsmitteln, selbst wenn Sie es in großen Mengen zu sich nehmen und absorbieren, schlicht nicht dorthin gelangt, wo Ihr Körper es benötigt! Es ist sogar noch schlimmer: Es könnte gerade dort landen, wo Sie es überhaupt nicht haben wollen – es könnte sich in Ihren Arterien ansammeln und zu Herzkrankheiten führen, der Todesursache Nummer eins in Nordamerika.

Arteriosklerose – zu viel Calcium

Die Begriffe »kardiovaskuläre Erkrankungen« und »Herzkrankheiten« umfassen zahlreiche pathologische Zustände. Sie können sich auf Erkrankungen der Herzklappen oder des Herzmuskels oder auf andere systemische Störungen beziehen, die das Herz und/oder die Blutgefäße betreffen. Ich benutze den Begriff »Herzkrankheit« in diesem Buch durchgängig nur für die »koronare Herzkrankheit« (kHK oder KHK), die auch als »Erkrankung der Koronararterien« bezeichnet wird. KHK bezieht sich auf eine Verengung der Blutgefäße, die das Herz mit Sauerstoff und Blut versorgen. Diese Verengung wird durch Arteriosklerose verursacht, den Aufbau calciumreicher Ablagerungen (Plaque), die dann langsam eine oder mehrere Koronararterien oder auch andere Arterien im Körper verstopfen.

Mit der arteriosklerotischen Herzkrankheit werde ich mich in Kapitel 4 eingehend beschäftigen. Hier sei nur so viel gesagt: Wenn die Koronararterien sich verengen, kann der Blutfluss zum Herzen sich verlangsamen oder ganz abbrechen. Das kann zu Schmerzen in der Brust (Angina pectoris), Kurzatmigkeit und anderen Symptomen führen, gewöhnlich dann, wenn der Betroffene gerade aktiv ist. Häufiger passiert es aber, dass die allmähliche Verengung der Arterien jahrelang gar nicht bemerkt wird – bis es plötzlich zu einem Herzinfarkt kommt. In Kanada tritt alle sieben Minuten ein Myocardinfarkt auf, eine Herzattacke, und die Todesfälle werden bei Männern und Frauen zu 30 Prozent durch Myocardinfarkte verursacht. Trotz Überprüfungen der Cholesterinwerte, Elektrokardiogrammen und Belastungstests bleibt die koronare Herzkrankheit mehrheitlich unentdeckt, bis es zum Herzinfarkt kommt, und schon die ersten Herzinfarkte enden zu 50 Prozent mit dem Tod.

Der Bekämpfung der Herzkrankheiten widmet das öffentliche Gesundheitssystem seit Jahrzehnten viel Aufmerksamkeit. In den letzten fünfzig Jahren wurde die von Experten vorgeschriebene Ernährung in großem Maße vom Kampf gegen die Herzkrankheiten bestimmt. Auf Grundlage des Prinzips, dass unsere Ernährung – insbesondere die gesättigten Fette – uns für solche Krankheiten anfällig macht, modifizierten viele wohlmeinende Fachleute unser Essen mit dem Ziel, Herzkrankheiten vorzubeugen. Das war jedoch nicht besonders erfolgreich. Wir blickten auf Kulturen, bei denen es weniger Herzkrankheiten gibt – nach Frankreich, Italien und Griechenland –, und stellten fest, dass dort viele gesättigte Fette verzehrt wurden. Wir erklärten das zum Paradoxon und kamen zu dem Schluss, dass irgendein unbekannter Inhaltsstoff – im Olivenöl oder im Rotwein – die dortige Bevölkerung vor der Butter und dem Eigelb schützte, die uns offenbar umbringen.

Obwohl die Lipid-Hypothese – die Auffassung, dass gesättigte Fette und Cholesterin Herzkrankheiten verursachen – in der wissenschaftlichen Literatur inzwischen weitgehend verworfen wurde,[6] bleibt sie in den populären Ernährungsdogmen verwurzelt. Je nachdem, was Sie derzeit als die Ursachen von Herzkrankheiten betrachten, wird die Liste der Nahrungsmittel, die viel herzgesundes Vitamin K_2 enthalten (siehe Kapitel 3), Sie sehr erfreuen oder erschrecken. Im Augenblick möchte ich nur sagen, dass das französische Paradoxon – der scheinbare Widerspruch zwischen einer reichen, stark fetthaltigen Ernährung und wenig Herzinfarkten – in Wirklichkeit gar kein so großes Paradoxon ist. Und dass das, was die französischen (und italienischen, griechischen und portugiesischen) Arterien schützt, wahrscheinlich nicht der Rotwein ist. Es gibt zwar Beweise dafür, dass Resveratrol, das in der Schale von roten Trauben enthalten ist, gut für das Herz ist, doch es ist längst nicht so gut wie Vitamin K_2. Die erschreckende Wahrheit ist, dass viele der »sündhaften«, fettigen Nahrungsmittel reich an Vitamin K_2 sind, dem einzigen bekannten Vitamin, das vor Arteriosklerose schützt und sie sogar rückgängig machen kann.

Im Jahre 2004 veröffentlichte das angesehene *Journal of Nutrition* die Ergebnisse der Rotterdam-Studie. Für diese populationsbasierte Studie, die in den Niederlanden durchgeführt wurde, untersuchte man fast 8000 Männer und Frauen über 55 im Hinblick auf ihre Gesundheit, ihre Verwendung von Medikamenten, ihre medizinische Geschichte, ihre Lebensweise, ihre Risikofaktoren für chronische Krankheiten und ihre Ernährung. Wie sich zeigte, wurde durch die Zufuhr von viel Vitamin K_2 über die Nahrung das Auftreten von Arterienverkalkung signifikant reduziert und das Risiko, an der koronaren Herzkrankheit zu sterben, um 50 Prozent gesenkt, im Vergleich zu Menschen, die wenig Vitamin K_2 über die Nahrung aufnahmen. Und dass die Zufuhr von Vitamin K_2 in einem umgekehrten Zusammenhang zu schwerer Arterienverkalkung und dem Tod generell steht.[7] Laut dieser Studie werden die Personen, die am meisten Vitamin K_2 über die Nahrung aufnehmen, im Durchschnitt sieben Jahre länger leben als diejenigen, denen es an diesem Vitamin mangelt.

Weshalb Vitamin D uns nicht vor dem Calcium-Paradoxon retten wird

Vitamin D, ein anderer fettlöslicher Nährstoff, der für seine gesundheitsfördernde Wirkung auf die Knochen bekannt ist, hat im letzten Jahrzehnt große Schlagzeilen gemacht. Dieses Vitamin hilft bei so vielen Krankheiten, dass man sich fragen muss, ob es uns nicht auch irgendwie vor dem Calcium-Paradoxon schützen kann. Leider kann es das nicht. Die Nahrungsergänzung durch Calcium erhöht das Auftreten von Herzinfarkten und Schlaganfällen, ob mit oder ohne Vitamin D, das hier also keinen Schutz bietet. Und das ist noch nicht alles: Es könnte sein, dass die rasch wachsende Beliebtheit von Vitamin D das Problem sogar noch verschlimmert! Unter bestimmten Umständen erhöht es nämlich die Arterienverkalkung. Insbesondere, wenn es dem Körper an Vitamin K_2 fehlt, beschleunigt Vitamin D die Arterienverkalkung![8] Wie ist das angesichts all der positiven Erkenntnisse über Vitamin D möglich?

Die neuen Informationen über Vitamin D waren nicht alle gut – aber nur die guten wurden auf breiter Linie veröffentlicht. Wir wissen, dass dieses Vitamin gut für die Knochen ist, doch im Hinblick auf die positiven Auswirkungen auf das Herz sind die Forschungsergebnisse eindeutig gemischt. Sie sind sogar so verwirrend und widersprüchlich, dass die Forscher gerade erst beginnen, ihnen einen Sinn abzugewinnen. Viele Studien deuten darauf hin, dass ein Mangel an Vitamin D mit Herzkrankheiten im Zusammenhang steht und dass die Arterienverkalkung abnimmt, wenn der Vitamin-D-Spiegel steigt. Andere Studien zeigen aber genau das Gegenteil – ihnen zufolge steht mehr

Vitamin D im Blut mit mehr Ablagerungen in den Arterien im Zusammenhang.[9] Dieses zweischneidige Schwert lässt sich zum Teil erklären, wenn man versteht, was Vitamin D mit Calcium macht und was nicht. Vitamin D steigert die Aufnahme von Calcium aus dem Darm, was gut für die Gesundheit der Knochen ist. Es konnte gezeigt werden, dass Vitamin D und die Nahrungsergänzung durch Calcium die Knochendichte zusammen besser erhöhen als jeweils allein. Wenn das Calcium ins Blut aufgenommen wurde, hat Vitamin D jedoch keinen Einfluss darauf, was mit ihm geschieht – und das kann schlecht für das Herz sein. Das Calcium wird zwar zum Teil in unsere Knochen gelangen, doch der größere Teil könnte sich in unseren Arterien ansammeln. Vitamin K_2 sorgt für eine bessere Gesundheit der Knochen und der Arterien, indem es das Calcium dorthin leitet, wo es hingehört.

Dass Vitamin D nur die Absorption von Calcium regelt, das Calcium dann aber seinen eigenen Launen überlässt, erklärt bloß, dass zu viel Vitamin D schlecht für das Herz ist. Es erklärt nicht, dass die Forschung gezeigt hat, dass Vitamin-D-Mangel auch mit Arteriosklerose im Zusammenhang steht und dass ein höherer Vitamin-D-Spiegel bei manchen Menschen die Calcium-Ablagerungen verringert. Das liegt daran, dass wir Vitamin D brauchen, um von Vitamin K_2 profitieren zu können, und umgekehrt. Bei einem Mangel an Vitamin D kann Vitamin K_2 seine Aufgabe nicht erfüllen, das Calcium von den Arterien weg und in die Knochen zu leiten. Mit dieser faszinierenden fettlöslichen Freundschaft werde ich mich in Kapitel 7 eingehend beschäftigen.

Dieses Buch stößt Vitamin D nicht vom Thron, ja die wachsende Liste der positiven Wirkungen dieses Vitamins wird hier sogar noch verlängert, denn solange es zusammen mit Vitamin K_2 eingenommen wird, gehört es zur Kategorie der »herzgesunden« Stoffe. Das »Sonnenscheinvitamin« ist wirklich ein wahres Wunder – wenn man ihm alle Mitstreiter zur Seite stellt, die es braucht, um sein ganzes Potenzial zu entfalten. Bis zu einem bestimmten Grad ist mehr Vitamin D besser für das Herz – doch es gibt einen Punkt, ab dem sich das ändert. Wo dieser Punkt genau liegt, hängt von Vitamin K_2 ab. Bei viel Vitamin K_2 können wir von Vitamin D profitieren wie noch nie. Falls Sie den Rat von Experten seit Jahren befolgt und pflichtgemäß Calcium und Vitamin D in sich hineingestopft haben, wird Vitamin K_2 es Ihnen ermöglichen, endlich alle Vorteile dieser beiden Nährstoffe zu genießen – und das könnte Ihnen sogar das Leben retten.

Wie Vitamin K_2 zum Retter wird

Der Wirkmechanismus von Vitamin K_2 besteht darin, dass es eine Reihe spezieller Proteine aktiviert, die Calcium durch den Körper transportieren – insbesondere das Protein Osteocalcin, das Calcium in die Knochen und die Zähne zieht, wo es benötigt wird. Außerdem aktiviert Vitamin K_2 das Matrix-Gla-Protein (MGP), das Calcium aus dem weichen Gewebe wie den Arterien und Venen fegt, wo es unerwünscht und schädlich ist. Bei einem Mangel an Vitamin K_2 bleiben die Proteine, die von ihm abhängig sind, inaktiv. Dann erhebt das Calcium-Paradoxon allmählich sein hässliches Haupt und führt zu einer heimtückischen Verringerung der Knochenmineraldichte und einer noch heimtückischeren Verhärtung der Arterien. Ist hingegen reichlich Vitamin K_2 vorhanden, bleiben die Knochen stark und die Arterien sauber.

Ich verweise in diesem Buch immer wieder auf die Vorteile, die Vitamin K_2 bringt, und auf die mit einer unzureichenden Menge verbundenen Probleme, indem ich die Aktivität der von ihm abhängigen Proteine anführe, insbesondere von Osteocalcin und MGP. Werden diese Proteine durch Vitamin K_2 »eingeschaltet«, dirigieren sie Calcium zu den angemessenen Bereichen im Körper und von den unangemessenen weg. Fehlt es aber an Vitamin K_2, sind diese Proteine nutzlos; das Calcium wandert ziellos durch den Körper und schlägt schließlich den Weg des geringsten Widerstands ein – es bettet sich lieber in die weichen Gewebe ein, als zu versuchen, sich den Zugang zu den harten Knochen zu erzwingen. Auch wenn Ihnen dieser Punkt fachspezifisch vorkommt, sollten Sie sich hier ein paar Minuten Zeit nehmen, um das Wesen der von Vitamin K_2 abhängigen Proteine zu begreifen – nur so können Sie die erstaunliche Kraft und die tiefgehenden Auswirkungen von Vitamin K_2 auf die Gesundheit verstehen, über die ich später sprechen werde.

Gewöhnlich beschwört das Wort »Protein« Bilder von Rindfleisch, Hähnchen und Eiern herauf. Diese Nahrungsmittel enthalten viele essenzielle Proteine, doch bei dem Begriff »von Vitamin K_2 abhängiges Protein« hat »Protein« eine etwas andere Bedeutung. Biologische Proteine sind mikroskopische Verbindungen, die aus Aminosäuren bestehen. Die meisten biochemischen Reaktionen in den lebenden Organismen treten aufgrund der Aktivität eines Proteins ein, bei dem es sich gewöhnlich um ein Enzym handelt. Enzyme sind Katalysatoren, Proteine, die biologische Reaktionen erleichtern.

Biologische Proteine benötigen für ihr Funktionieren Helfermoleküle, die als Kofaktoren bezeichnet werden. Vitamine und Mineralstoffe sind solche Kofaktoren. Die meisten Vitamine und Mineralstoffe in unserer Ernährung sind dafür da, als Kofaktoren für die Proteine unseres Körpers zu fungieren. Vitamin K_2 ist der Kofaktor für ein Enzym, das als »von Vitamin K abhängige Carboxylase« bezeichnet wird. Dieses Enzym verändert – erst dann und nur dann, wenn es durch Vitamin K_2 aktiviert wird – die Struktur von Osteocalcin und MGP, die dann Calcium binden können (für die Details siehe unten, Gammacarboxylierung«). Wenn diese Proteine die Fähigkeit erlangt haben, Calcium zu binden, können sie wahre Wunder vollbringen.

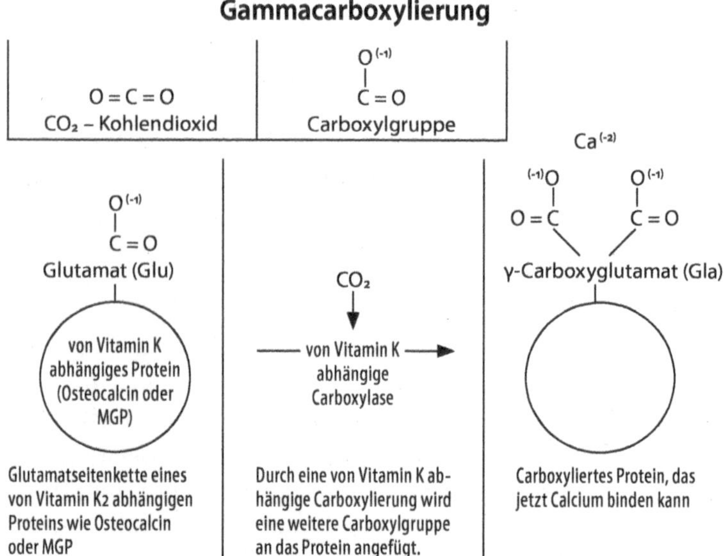

Die Familie der K-Vitamine aktiviert Enzyme, die bestimmte Proteine so verändern, dass sie Calcium binden können. Von Vitamin K_1 abhängige Proteine sind an der Blutgerinnung beteiligt. Von Vitamin K_2 abhängige Proteine leiten Calcium in die Knochen und aus den weichen Geweben wie den Arterien, den Venen und der Haut heraus. Der Prozess, durch den die beiden Vitamine Proteine aktivieren, wird als Gammacarboxylierung bezeichnet. Mangelt es dem Körper an Vitamin K_2, sagt man, dass die von diesem Vitamin abhängigen Proteine »untercarboxyliert« sind. Dieser Begriff ist gleichbedeutend mit einem Mangel an Vitamin K_2.

Osteocalcin (das auch Knochen-Gla-Protein oder BGP genannt wird, wegen englisch *bone* für »Knochen«) ist ein biologisches Protein, das in den Knochen und Zähnen zu finden ist. Es ist nach dem Kollagen, das die Matrix bildet, die das Calcium hält, das zweithäufigste Protein in den Knochen. Die Vitamine A und D führen zusammen dazu, dass spezielle knochenaufbauende Zellen (Osteoblasten) in unserem Skelett Osteocalcin absondern und dieses Protein dann benutzen, um Calcium in das Knochengewebe zu ziehen. Osteocalcin kann seine Aufgabe aber nicht gleich nach seiner Erzeugung ausführen. Es funktioniert vielmehr überhaupt nicht, solange seine Struktur nicht eine Form angenommen hat, die es ihm ermöglicht, Calcium zu binden – und das geschieht nicht einfach so. Für diesen Prozess ist vielmehr Vitamin K_2 erforderlich, das das Osteocalcin aktivieren (carboxylieren) muss, sodass es den wertvollen Mineralstoff bilden kann, den wir zum Aufbau unserer Knochen und Zähne brauchen. Inaktives (untercarboxyliertes) Osteocalcin kann das Calcium nicht binden und wird kein Knochengewebe aufbauen. Die Messung des inaktiven Osteocalcins im Körper ist sogar eine gute Möglichkeit, um einen eventuellen Mangel an Vitamin K_2 zu beurteilen; fehlt es an Vitamin K_2, wird ja mehr nutzloses Osteocalcin im Blut herumschwimmen. Die Tests auf Vitamin-K_2-Mangel beschreibe ich in Kapitel 6.

Osteocalcin, das durch unsere Knochen und Zähne erzeugt wird, erhöht nicht nur die Knochendichte, sondern spielt bei unserer Gesundheit gleich mehrere unerwartete Rollen. Wie neue Forschungen ergeben haben, fungiert es wie ein Hormon, denn es bewirkt, dass die Bauchspeicheldrüse mehr Insulin abscheidet, und steigert die Empfindlichkeit für Insulin auf der Ebene der Zellen.[10] Unempfindlichkeit gegenüber Insulin (auch als Insulinresistenz bezeichnet) ist der Grund dafür, dass Fettleibigkeit und Typ-II-Diabetes so epidemieartig über die westliche Welt hereingebrochen sind.

Diese neue Erkenntnis über Osteocalcin bestätigt, dass unser Skelett nicht einfach ein inertes Gerüst ist. Es ist vielmehr eine endokrine Drüse, die bei der Verhinderung von Diabetes eine Rolle spielt. Noch wichtiger ist: Durch Vitamin K_2, das für das Funktionieren von Osteocalcin essenziell ist, kann man wahrscheinlich Typ-II-Diabetes verhindern und behandeln. Dass wir unserem Körper heute weniger von diesem Vitamin über die Nahrung zuführen, hat zweifellos nicht nur zu Osteoporose und der koronaren Herzkrankheit beigetragen, sondern auch signifikant zur Krise der Fettleibigkeit und des Diabetes, mit der wir uns heute herumschlagen müssen.

Auch eine andere, noch erstaunlichere Rolle des Osteocalcins wurde jetzt entdeckt: bei der Fruchtbarkeit der Männer. Über die Abscheidung von Osteocalcin tragen die Knochen der Männer nämlich zur Regulierung der Testosteronbildung bei.[11] Das erhöht die Produktion und die Überlebensfähigkeit der Spermien in den Hoden. Der traditionellen Weisheit vieler Kulturen, laut der Männer, die Vater werden wollen, viel vitamin-K_2-reiche Nahrung zu sich nehmen sollten, liegt zweifellos dieser Mechanismus zugrunde. Insgesamt spielt Vitamin K_2 bei der Fruchtbarkeit von Männern und Frauen, dem Wohlergehen bis zur Geburt und der Gesundheit der Kinder so viele Rollen, dass ich diesem Thema einen großen Teil von Kapitel 5 widme.

Durch Vitamin K_2 aktiviertes Osteocalcin leitet also Calcium in die Knochen und Zähne, wo es nützlich ist. Sein Gegenstück, MGP (Matrix-Gla-Protein), leitet das Calcium aus den Bereichen hinaus, in denen es schädlich ist, wie den Arterien und den Venen. MGP ist in zahlreichen Geweben im Körper zu finden, einschließlich der Knochen und des Herzens, der Nieren und der Lunge. Auch Vitamin D stimuliert die Bildung von MGP. Mäuse, denen MGP völlig fehlt, sterben innerhalb von zwei Monaten nach der Geburt an einer massiven Arterienverkalkung, die dazu führt, dass die Blutgefäße reißen.[12] Bei Tieren und Menschen, die zwar MGP im Körper haben, das aber aufgrund eines Mangels an Vitamin K_2 größtenteils oder auch nur zum Teil inaktiv bleibt, tritt der Verkalkungsprozess ebenfalls auf, allerdings schwächer und langsamer.

Durch Vitamin K_2 aktiviertes MGP ist der stärkste heute bekannte Hemmer der Gewebeverkalkung. Seine enorme Bedeutung für die kardiovaskuläre Gesundheit wird daraus ersichtlich, dass es für die Verhinderung der Verkalkung der Blutgefäße keinen anderen effektiven Mechanismus zu geben scheint.[13] Anders ausgedrückt: Wenn es an Vitamin K_2 fehlt, lässt die Ablagerung des Calciums, die Arteriosklerose, sich nicht verhindern – und genau hier wird es gespenstisch.

Als ich darauf hingewiesen habe, dass ungezügeltes Calcium letztlich in das arterielle Gewebe eingebettet wird, hat sich das vielleicht nach einem passiven Prozess angehört. Das ist eine zwar sehr verbreitete, aber irrige Vorstellung. Würde die gefährliche Verkalkung zufällig eintreten, wäre ja zu erwarten, dass die Studien zu Calcium und der Gesundheit des Herzens zeigen würden, dass bei Menschen, die höhere Calcium-Dosen einnehmen, mehr kardiovaskuläre Krankheiten auftreten – aber das ist nicht der Fall.[14] Wenn die Verkalkung ein wahlloser Prozess wäre, würden wir zudem wahrscheinlich überall im Körper verkalkte Stellen finden, doch auch das trifft nicht zu. Die Arterien sind nicht die einzigen Gewebe, bei denen sich eine ektopische (an der falschen Stelle auftretende) Verkalkung entwickeln kann, doch sie sind gewöhnlich zuerst betroffen und am empfindlichsten dafür.

Lange Zeit herrschte die Auffassung vor, die Arterienverkalkung sei ein passiver Prozess, der mit fortgeschrittener Arteriosklerose im Zusammenhang steht. Mit anderen Worten: Wenn fettige Stoffe die Arterien lange genug verstopft hätten, würden sie sich aufgrund der Calcium-Ablagerungen schließlich verhärten, weil es keinen speziellen Mechanismus zur Verhinderung der Calcium-Ablagerung gebe. Heute wissen wir, dass das nicht stimmt. Calcium ist schon von den ganz frühen Stadien der Plaquebildung an in ziemlich gleichbleibender Konzentration vorhanden – es macht rund 20 Prozent des Volumens der Ablagerungen in den Arterien aus. Deshalb bedeutet eine höhere Calcium-Zufuhr nicht mehr Herzkrankheiten; das zeigen die Studien zu Calcium und der Gesundheit des Herzens, die diese Diskussion ausgelöst haben.

Calcium hat ja keine Flossen, durch die es in die Arterien treiben könnte. Mineralien lagern sich durch einen aktiven Prozess in die arteriosklerotische Plaque ein, der die Bildung von Knochen widerspiegelt. Die durch Arteriosklerose verursachte Verkalkung der Arterienwände enthält häufig voll ausgebildetes Knochengewebe, einschließlich des Marks.[15] Osteoblast- und osteoklastartige Zellen in der Arterie geraten außer Kontrolle und bilden Gewebe, das sich unter dem Mikroskop nicht von Knochen unterscheiden lässt. Die Arterienverkalkung ist also in Wirklichkeit ein Prozess der Knochenbildung (Ossifikation).

In gewissem Sinn hat dieses an sich völlig unangemessene Phänomen der Knochenbildung uns vor noch schwerwiegenderen Auswirkungen der verbreiteten Nahrungsergänzung durch Calcium geschützt. Unsere Arterien werden so wenigstens nicht durch das gesamte nicht verwendbare Calcium verstopft, sondern es gelangt nur zum Teil dorthin. Das ist zwar mal eine gute Nachricht, doch natürlich bleibt die Tatsache bestehen, dass wir Calcium brauchen, um unsere Knochen aufbauen zu können, und natürlich dürfen wir nicht die Gesundheit unseres Herzens opfern, um es uns zu verschaffen. Was bringt schlafende Zellen vom Knochenbildungstyp in unseren Blutgefäßen dazu, fehlerhaft zu arbeiten und dort Knochengewebe zu erzeugen, wo es nicht hingehört? Vitamin-K_2-Mangel. Dieses Vitamin aktiviert MGP und sorgt so dafür, dass das Calcium nur dort zum Knochenaufbau beiträgt, wo es angebracht ist, und den Abbau von Knochen verhindert, wo es schädlich wäre.

Durch Vitamin K_2 aktiviertes MGP verhindert nicht nur Arteriosklerose, sondern macht auch die lebensgefährlichen Ablagerungen in den Arterien rückgängig. Ja, Sie haben richtig gelesen! Es ist tatsächlich möglich, die Belastung durch die Plaque zu reduzieren, indem man mehr von seinem MGP dazu anregt, Calcium aktiv zu entfernen. Tierstudien haben gezeigt, dass es schon nach nur sechs Wochen mit einer stark vitamin-K_2-haltigen Ernährung zu einer Verringerung des Calcium-Gehalts der Arterien um 37 Prozent kommt. Das ist allein dem durch Vitamin K_2 aktivierten MGP zu verdanken.[16] Heute wird MGP als biochemischer Marker für die Arterienverkalkung benutzt. Über Bluttests, bei denen die Werte des aktiven und des nicht aktiven MGP gemessen werden, lässt sich genau bestimmen, wie viel Calcium-Plaque der Patient hat. Die Nahrungsergänzung durch Vitamin K_2 erhöht das aktive MGP beim Menschen in Abhängigkeit von der Dosis: Mehr Vitamin K_2 bedeutet mehr durch dieses Vitamin aktiviertes MGP.[17] Und das wiederum bedeutet weniger Arterienverkalkung.

Sie machen sich um Ihr Herz keine Sorgen, da Ihr Cholesterin nicht hoch ist? Dann denken Sie bitte daran, dass die koronare Herzkrankheit nicht umsonst als stiller Killer bezeichnet wird. 90 Prozent der Fälle werden erst entdeckt, wenn es zu einer Herzattacke kommt.[18] Ob Ihr Cholesterinwert nun hoch oder niedrig ist – entscheidend ist, ob sich in Ihren Arterien Calcium-Ablagerungen bilden, was zu einer möglicherweise tödlichen Verstopfung führen kann. Da die koronare Herzkrankheit in Nordamerika die Todesursache Nummer eins ist – und es Sie im Hinblick auf die Verhinderung kardiovaskulärer Krankheiten in die Irre führen wird, wenn Sie sich nur auf das Cholesterin konzentrieren –, sollten Sie lernen, wie Sie Ihrem Körper wieder mehr Vitamin K_2 über Ihre Nahrung zuführen können.

Im Gegensatz zu Osteocalcin, das abgesehen von einigen bemerkenswerten Ausnahmen größtenteils auf das Knochengewebe beschränkt ist, tritt MGP im ganzen Körper auf – in den Knochen,

Blutgefäßen, Lungen und Nieren, im Herzen und im Knorpel. Nicht carboxyliertes MGP, dem es an Vitamin K_2 mangelt, wird mit Krankheiten in allen diesen Bereichen in Zusammenhang gebracht. Aus Gründen, die wir noch nicht kennen, produzieren verblüffenderweise auch viele Typen bösartiger Tumoren MGP. Es dürfte kein Zufall sein, dass Vitamin-K_2-Mangel das Wachstum von Krebs fördert. Derzeit untersuchen die Wissenschaftler die Rolle von Vitamin K_2 und MGP bei den unterschiedlichsten Krankheiten weiter, und dabei werden immer noch erstaunliche Vorteile erkennbar.

Der Lebenszyklus des Calciums

Zwischen den fettlöslichen Vitaminen, dem Calcium-Metabolismus und den Jahreszeiten kommt es zu einem faszinierenden Wechselspiel, was zeigt, dass Osteoporose und Arteriosklerose verbunden sind. Sowohl die Ablagerungen in den Arterien als auch die Knochendichte variieren in einem Jahreszyklus. Die arterielle Plaque bildet sich vor allem im Winter und nimmt im Sommer leicht ab; mit diesem Phänomen werde ich mich in Kapitel 4 eingehender beschäftigen. Bei den Knochen ist es umgekehrt: Eine Abnahme der Mineraldichte erfolgt fast ausschließlich im Winter und im Sommer so gut wie gar nicht.[19] Leider wird die winterliche Abnahme des Mineralgehalts der Knochen im Sommer gewöhnlich nicht wettgemacht, doch die Knochendichte bleibt dann immerhin konstant. Das Calcium im Skelett nimmt also jedes Jahr genau zu der Zeit ab, in der es sich in den Arterien aufbaut. Die Nahrungsergänzung durch Calcium und Vitamin D verhindert zwar den Knochenverlust im Winter, doch die Einnahme von Calcium in der Jahreszeit, in der die Plaque sich hauptsächlich bildet, ist riskant. Auch hier macht das Calcium-Paradoxon uns also eine lange Nase.

Die vollständige Lösung für dieses zyklische Calcium-Rätsel wird sich im Laufe des Buches entfalten. Sie steht mit der feinen Verbindung des Menschen zu Sonne und Erde im Zusammenhang. Hier möchte ich nur sagen, dass Vitamin K_2 so mit anderen fettlöslichen Nährstoffen zusammenwirkt, dass wir von Calcium profitieren können, ohne dass es zu schwerwiegenden Nebenwirkungen kommt. Bei Osteoporose und Arteriosklerose hat es schon immer eine jährliche Variation gegeben – das sind die Gezeiten des Lebens. Nur wenn wir dieses Muster und seine Ursachen kennen, haben wir einen Rahmen, in dem wir verstehen können, wie eine gesunde Ernährung wirklich aussieht und wann unsere Nahrung durch Vitamine ergänzt werden muss. Zusammen mit einer hervorragenden Ernährung kann die Ergänzung durch Vitamine uns helfen, dem Tod zumindest eine Zeitlang ein Schnippchen zu schlagen oder wenigstens dem jahreszeitlichen Trend zu entgehen.

Wir alle brauchen mehr: Vitamin-K_2-Mangel ist weitverbreitet

Jetzt wissen Sie, wie Vitamin K_2 im Körper arbeitet. Glauben Sie, Sie hätten bereits eine ausreichende Menge dieses Vitamins im Körper? Falls Sie wissen, dass Sie Osteoporose oder die koronare Herzkrankheit (oder sogar beides) haben, ist klar, dass Sie an Vitamin-K_2-Mangel leiden! Denken Sie aber daran, dass die meisten Menschen sich dieser Erkrankungen erst bewusst werden, wenn die Katastrophe über sie hereinbricht. Falls Sie in der Menopause sind oder an Krebs, Unfruchtbarkeit, Krampfadern oder Diabetes leiden oder gelitten haben, besteht bei Ihnen mit sehr großer Wahrscheinlichkeit ein Mangel an Vitamin K_2, da diese Krankheiten alle mit einem erhöhten Bedarf an diesem Nährstoff oder mit einer Unterversorgung damit verbunden sind. Weitere Hinweise darauf, dass bei Ihnen ein Mangel an Vitamin K_2 bestehen könnte, finden Sie in der folgenden Liste der dadurch verursachten Krankheiten und gesundheitlichen Probleme.

Liste der durch Vitamin-K_2-Mangel verursachten Krankheiten und Gesundheitsprobleme:

- Osteoporose,
- Arteriosklerose,
- erhöhtes Krebsrisiko (inkl. Brust-, Prostata-, Leberkrebs),
- Diabetes,
- Krampfadern,
- Falten,
- Karies,
- Crohn-Krankheit,
- Nierenerkrankung,
- enger, zu stark besetzter Zahnbogen,
- Adoleszenz.

Selbst wenn bei Ihnen keines dieser gesundheitlichen Probleme vorliegt, besteht eine große Wahrscheinlichkeit, dass Sie unter einem Mangel an Vitamin K2 leiden – neuen Forschungen zufolge ist das nämlich bei den meisten Menschen so.[20] Eine Studie aus dem Jahr 2007 hat gezeigt, dass die Mehrheit der »scheinbar gesunden« Menschen aufgrund von Vitamin-K2-Mangel untercarboxyliertes Osteocalcin und Matrix-Gla-Protein (MGP) in erheblichen Mengen im Körper hat.[21] Anders ausgedrückt: Die meisten Menschen haben zu wenig Vitamin K2, um die für eine optimale Gesundheit der Knochen und des Herzens erforderlichen Proteine vollständig zu aktivieren. Weshalb sollte man sich überhaupt aufregen, wenn man trotz eines Mangels an Vitamin K2 scheinbar gesund sein kann? Gemäß den neuesten Erkenntnissen darüber, wie und weshalb wir alt werden, und gemäß der Triage-Theorie im Hinblick auf das Altern wird ein unentdeckter Mangel an Vitamin K2 im späteren Leben seinen Tribut fordern. Ein schlechter Vitamin-K2-Status muss als schwerwiegender Risikofaktor für einen höheren Knochenverlust nach der Menopause, Arterienverkalkung, Diabetes, Nierenerkrankungen im Endstadium und das Altern selbst betrachtet werden.

Vitamin K2 hat einen besser bekannten Bruder namens Vitamin K1, dem wir im nächsten Kapitel begegnen werden. Er spielt vor allem bei der Blutgerinnung eine Rolle, nicht beim Calcium-Metabolismus. Bei gesunden Menschen werden die von Vitamin K1 abhängigen Proteine zu 100 Prozent durch Vitamin K1 aktiviert. Bei denselben Menschen bleibt jedoch ein variierender Prozentsatz des Osteocalcins und des MGP unaktiviert. Das Vitamin K1, das für die richtige Blutgerinnung benötigt wird, bekommen fast alle Menschen; die Forscher stoßen jedoch nur selten auf Personen mit so viel Vitamin K2, wie für den Calcium-Metabolismus gebraucht wird. Natürlich ist die Blutgerinnung wichtig, doch der Rotterdam-Studie zufolge hat Vitamin K1 keine Auswirkungen auf das Risiko von Herzkrankheiten und auch kaum Einfluss auf die Knochenstärke. Es fehlt uns aber fast allen an Vitamin K2 – wir unterscheiden uns nur beim Ausmaß dieses Mangels. Das war jedoch nicht immer so. Mit der Frage, wie wir in diese unerfreuliche Situation geraten sind – und wie wir wieder aus ihr herauskommen können –, befasse ich mich in Kapitel 3.

Kritiker der Studien zu Calcium und zur Herzgesundheit weisen – durchaus zu Recht – auf folgenden Punkt hin: Wenn man sagt, dass es bei Frauen, die Calcium-Ergänzungsmittel nehmen, zu einem erhöhten Auftreten von Herzinfarkten und Schlaganfällen kommt, heißt das noch lange nicht, dass Calcium-Ergänzungsmittel Herzinfarkte und Schlaganfälle verursachen. Das stimmt zwar, ist aber so, als würde man behaupten, dass Pistolenkugeln nicht schädlich sind. Die Calcium-Ergänzungsmittel sind die Munition in der Waffe des Vitamin-K_2-Mangels. Sollten Sie also überhaupt keine Calcium-Ergänzungsmittel mehr nehmen, um Herzkrankheiten aus dem Weg zu gehen? Nicht unbedingt. Falls Sie sich aber gesund ernähren und genug Vitamin K_2 über die Nahrung zu sich nehmen, könnte das ausreichen, und Sie könnten auf die Ergänzungsmittel verzichten.

Osteoporosekranke werden möglicherweise immer noch Calcium benötigen. Wie sieht es mit Vitamin D aus? In Kapitel 7 werde ich erklären, dass die Einnahme von Vitamin D den Bedarf des Körpers an Vitamin K_2 erhöht. Wenn Sie Vitamin D in Megadosen einnehmen, vergrößern Sie die von der Nahrungsergänzung durch Calcium ausgehende Gefahr, sofern Sie nicht auch Vitamin K_2 einnehmen. An sich vervielfacht Vitamin D den Bedarf an und die potenziellen Vorteile von Vitamin K_2. Sie können allerdings ohne ein höheres Verkalkungsrisiko von Vitamin D profitieren, wenn Sie für eine ausgewogene Aufnahme aller fettlöslichen Vitamine, einschließlich von Vitamin K_2, sorgen.

Die Entdeckung von Vitamin K_2 ist das letzte Teil des Ernährungspuzzles bei vielen weitverbreiteten Krankheiten. Wie konnte es passieren, dass wir dieses so überaus wichtige Vitamin bisher übersehen haben? Das liegt zum Teil an seiner falsch verstandenen Identität. Im nächsten Kapitel erzähle ich die Geschichte davon, dass der bekanntere Bruder von Vitamin K_2 jahrzehntelang unsere Aufmerksamkeit auf sich zog und dass faszinierende Forschungsergebnisse im Hinblick auf Vitamin K_2 über siebzig Jahre lang unbeachtet blieben. Lesen Sie weiter! Dann werden Sie die Lösung für ein siebzig Jahre altes Geheimnis erfahren – und die Antwort auf die Frage, wie Sie widersprüchliche Informationen so verstehen können, dass Sie imstande sind, dafür zu sorgen, dass Ihre Ernährung Ihrem Körper den Typ von Vitamin K liefert, auf den es ankommt.

2

Verkannte Entdeckung und Wiederentdeckung von Vitamin K_2

AUCH WENN DER GRÖSSTE TEIL der Welt heute gerade erst von Vitamin K_2 hört, ist es nicht neu. Die Wissenschaftler entdeckten es schon vor siebzig Jahren – sie wussten nur nicht, was es war, sondern hielten es für etwas anderes. Die falschen Vorstellungen von dem lebenswichtigen Nährstoff überdauerten Jahrzehnte; niemand erkannte seine einzigartigen Wirkungen, die Nahrungsquellen und die Mangelsymptome. Die irrigen Auffassungen vom Wesen dieses Vitamins halten sich bis heute hartnäckig, zum großen Teil als Auswirkungen seiner verkorksten Entdeckung. Ich werde mich jetzt mit dieser Geschichte beschäftigen und zeigen, dass Vitamin K_2 die Lösung für ein siebzig Jahre altes Rätsel ist. Außerdem werde ich die Unterschiede zwischen Vitamin K_2 und seinem »Bruder« Vitamin K_1 erläutern. Damit wir klären können, was Vitamin K_2 ist und was nicht, werde ich mich aber als Erstes damit befassen, wie wir überhaupt von ihm erfahren haben.

Eine kurze Geschichte von Vitamin K: Zwei eng verwandte Nährstoffe

Vitamin K wurde Anfang der 1930er-Jahre von dem dänischen Biochemiker Henrik Dam (1895–1976) entdeckt. Er erforschte einen anderen fettlöslichen Nährstoff, Cholesterin, und arbeitete mit Laborhühnern, denen er sehr fettarmes Futter gab. Rätselhafterweise wurden die Hühner in seiner Studie zum Teil krank; es kam bei ihnen zu starken inneren Blutungen, weil ihr Blut nicht wie üblich gerinnen konnte. Dam stellte fest, dass dieses Problem sich verhindern ließ, indem er den Hühnern bestimmtes Futter gab, insbesondere Grünzeug und Leber, doch das Problem mit der Blutgerinnung passte zu keiner bekannten Form von Nährstoffmangel.

Schließlich konnte der Faktor, der für die Gerinnung erforderlich war, identifiziert werden. Er bekam den Namen Vitamin K, weil dieser Buchstabe, mit Dams eigenen Worten ausgedrückt, »der erste im Alphabet war, der noch nicht zur Bezeichnung eines Vitamins benutzt worden war; außerdem war er der Anfangsbuchstabe des Wortes ›Koagulation‹ in skandinavischer und deutscher Schreibung«.[1] Nahezu ein Jahrzehnt später gelang es dem amerikanischen Forscher Edward Doisy (1893-1986), Vitamin K zu isolieren; er konnte diesen Nährstoff dann positiv identifizieren und seine Struktur aufklären. 1943 bekamen Dam und Doisy für die Entdeckung des »Koagulationsnährstoffs« Vitamin K_1 gemeinsam den Nobelpreis für Physiologie und Medizin. Ab hier gingen die Dinge für Vitamin K_2 schief.

Wie andere Forscher auf der ganzen Welt, so erkannten auch Dam und Doisy, dass Vitamin K in zwei unterschiedlichen Formen auftrat: als Vitamin K_1 und Vitamin K_2. Obwohl beide Formen im Laufe der 1930er-Jahre entdeckt und beschrieben wurden, hielten sich in den nächsten siebzig Jahren drei irrige fundamentale Vorstellungen von den beiden Nährstoffen.

Erstens galten sie einfach als strukturelle Varianten und nicht als einzigartige Nährstoffe mit unterschiedlichen Eigenschaften. Zweitens hielt man die Blutgerinnung für ihre einzige Aufgabe im Körper. Und drittens war man der Ansicht, dass ein Mangel an Vitamin K nur selten vorkam und dann offensichtlich war, da er sich in irgendeiner Gerinnungsstörung zeigen würde. Die beiden letzten Annahmen treffen zwar bei Vitamin K_1 zu, bei Vitamin K_2 allerdings ganz und gar nicht.

Auch wenn das nicht weiter verfolgt wurde, müssen die Wissenschaftler, die sich mit Vitamin K beschäftigten, zumindest geahnt haben, dass dieser Nährstoff im Körper nicht nur an der Blutgerinnung beteiligt war. In seinem Vortrag zum Erhalt des Nobelpreises im Jahre 1946 verwies Henrik Dam am Rande darauf, dass er schon früh geahnt hatte, dass Vitamin K auch noch eine andere Rolle spielte, diese Idee dann aber verworfen hatte: »Es … erscheint unwahrscheinlich, dass

Vitamin K als solches bei der Vorbeugung gegen Karies eine Rolle spielt.«[2] Falls er mit »als solches« Vitamin K_1 meinte, hatte er recht: Phyllochinon (Vitamin K_1) hat mit der Verhinderung von Löchern in den Zähnen nichts zu tun. Bei Vitamin K_2, Menachinon, sieht das jedoch ganz anders aus.

Kaum zu glauben – erst nach weiteren fast dreißig Jahren wurde die erste von Vitamin K abhängige Aktivität entdeckt, die nichts mit der Blutgerinnung zu tun hatte! Damit änderte sich das Bild von Vitamin K von Grund auf. 1975 entdeckten Forscher an der Harvard Medical School das von Vitamin K_2 abhängige Protein Osteocalcin, von dem wir heute wissen, dass es ein entscheidender Faktor dabei ist, Calcium in die Knochen und Zähne zu ziehen und so Osteoporose und Karies zu verhindern.[3]

Trotz dieser fundamentalen Entdeckung dauerte es noch einmal zwanzig Jahre, bis die medizinische Welt erkannte, »dass Vitamin K nicht allein für die Blutgerinnung da ist«.[4] 1997 berichteten Forscher, dass der Nährstoff für zwei ganz wichtige physiologische Prozesse erforderlich ist, die nichts mit der Blutgerinnung zu tun haben: Er sorgt für gesunde Calcium-Ablagerungen in den Knochen und verhindert die Verkalkung der Arterien, die zum vorzeitigen Tod führt. Aus dieser Entdeckung ergaben sich erstaunliche Schlussfolgerungen. Zum ersten Mal hatten Wissenschaftler eine einzelne Nährstoffverbindung identifiziert, die die angemessene Ablagerung von Calcium im Körper regelte. Damit war das Rätsel der beiden verbreiteten, scheinbar aber nicht miteinander verwandten Krankheiten Osteoporose und Arteriosklerose gelöst. Wieso haben Sie davon nicht schon vor fünfzehn Jahren gehört?

Heute ist die Rolle von Vitamin K_2 bei der Verhinderung dieser beiden großen Krankheiten zwar offensichtlich, doch in den 1990er-Jahren erkannte man die Bedeutung dieses Nährstoffs noch nicht ganz. Obwohl Vitamin K_2 eindeutig für die optimale Gesundheit der Knochen und der Zähne erforderlich ist, gab es nämlich kaum Belege dafür, dass ein Mangel an ihm ein allgemeines Problem war. 2007 kam man schließlich zu einer völlig überraschenden Erkenntnis: Vitamin-K_2-Mangel ist in Wirklichkeit sehr verbreitet, und das hat schwerwiegende Folgen für unsere Gesundheit.[5] Die Wissenschaftler schlagen sich immer noch mit den vollen Auswirkungen dieses Problems herum. Wir wissen, dass es dabei um Osteoporose, Arteriosklerose,

Krebs und andere ernste Krankheiten geht. Es werden immer noch zahlreiche neue Forschungsergebnisse im Hinblick auf die erstaunlichen Vorteile von Vitamin K_2 veröffentlicht.

Der geheimnisvolle Aktivator X

Zur Geschichte von Vitamin K_2 gehört mehr als seine verkorkste und verspätete Entdeckung durch die Mainstream-Wissenschaftler. Schon 1939 – vier Jahre bevor Dam und Doisy den Nobelpreis bekamen – wurde eine verblüffende Menge von Belegen veröffentlicht, die unser modernes Verständnis von Menachinon beleuchten. Dieser Wissensschatz lag dann jahrzehntelang direkt vor der kollektiven Nase der Forscher und Ernährungsexperten – unentdeckt, weil der Autor die Identität des Vitamins, mit dem er sich beschäftigte, nicht kannte und den Nährstoff schlicht als »X« bezeichnete. Zudem machte seine offizielle Ausbildung ihn nicht gerade zu einer Quelle, aus der man grundlegende Forschungsergebnisse im Hinblick auf die Ernährung erwartet hätte. Er war nämlich – Zahnarzt.

Dr. Weston A. Price war allerdings kein Zahnarzt von der Stange. Seine Entdeckungen im Zusammenhang mit den Ursachen von Karies und chronischen Krankheiten brachten ihm den Beinamen »Charles Darwin der Ernährung« ein. Seine Arbeit, bei der er auf der Suche nach den Ursachen für Krankheiten die ganze Welt bereiste, führte zur Entdeckung eines neuen fettlöslichen Nährstoffs, den er »Aktivator X« nannte. Er zeigte, dass dieser Nährstoff offensichtlich eine ganz wichtige Rolle für die Gesundheit spielte und dass ein Mangel an ihm nach einem sehr vorhersehbaren Muster Krankheiten hervorrufen würde. Um welche Substanz es sich bei Aktivator X handelte, blieb jahrzehntelang ein Rätsel und Gegenstand von Debatten im Bereich der Medizin und der Ernährung. Heute wissen wir, dass Aktivator X Vitamin K_2 ist. Leben und Werk von Dr. Weston Price sind faszinierend und liefern eine Fülle von ursprünglichen, auf Belegen basierenden Informationen über das Verhalten und die gesundheitlichen Vorteile von Vitamin K_2, die die moderne Forschung sich gerade erst erschließt. Wenn wir seine Ergebnisse verstehen, bekommen wir ein Gerüst für das volle Spektrum der heilenden Eigenschaften von Vitamin K_2.

Weston Andrew Price wurde 1870 in der Nähe des Dorfes Newburgh in Ontario geboren. In den 1890er-Jahren zog er nach Ohio und ließ sich in Cleveland nieder, wo er in den folgenden fünfzig Jahren als Zahnarzt arbeitete. Ihn störte aber von Anfang an etwas an seiner Praxis: Sie war zu voll! Es erschien ihm nicht richtig, dass so viele Menschen so schlechte Zähne hatten. Seiner Ansicht nach war das nicht natürlich. Er hatte den Verdacht, dass etwas an der modernen, industrialisierten Lebensweise sehr negative Auswirkungen auf die Gesundheit der Zähne und das allgemeine Wohlbefinden haben musste. So kam es, dass Dr. Price und seine Frau Florence 1925, nachdem sie dreißig Jahre lang Patienten behandelt hatten, deren Zähne und Körper von den verbreiteten Krankheiten der modernen Zeit geplagt wurden, mit einer Reihe ausgedehnter und oft gefährlicher Expeditionen begannen – sie wollten auf der ganzen Welt Menschen finden, die wirklich gesund waren, und herausbekommen, woran das lag.

Das Paar benutzte Transportmethoden aus der Zeit von Indiana Jones und erreichte ferne Winkel in aller Welt: das eisige Alaska, die primitivsten Regionen Afrikas, Australien und Neuseeland, die idyllischen Inseln des Südpazifik, die windzerzausten Äußeren Hebriden (eine Inselkette vor der schottischen Westküste), kaum zugängliche Bergdörfer in der Schweiz, Wüsten in der Andenkette und die Amazonasdschungel in Peru. Dort fanden sie Gruppen von Menschen, die vom Einfluss der modernen Welt abgeschnitten waren und keine Zahnbürsten und Zahnpasta kannten, aber – einfach ausgedrückt – gesund waren. Sie entdeckten auf der ganzen Welt Gemeinschaften traditioneller Menschen, die nicht nur keinen Zahnarzt brauchten, sondern auch kaum andere Ärzte! Stattdessen wiesen sie eine ganz ungewöhnliche Immunität gegenüber den ernsten Krankheiten auf, die die moderne Welt plagten. Price bemerkte, dass ihnen diese pulsierende Gesundheit ihr ganzes Leben lang erhalten blieb, »solange sie stark genug von unserer modernen Zivilisation isoliert waren« und sich an die Ernährung ihrer Ahnen hielten, die ihrem Volk schon seit Generationen gut bekommen war. Wenn aber einzelne Mitglieder ihres Stammes diese Isolation verloren und begannen, die Nahrung der modernen Zivilisation zu sich zu nehmen, änderte sich die Lage.

Price stellte fest: Wenn diese bis dahin gesunden Menschen auf eine moderne Ernährung umstiegen – weil sie ihre isolierte Heimat verlassen hatten, um in städtischeren Gebieten zu leben, oder weil die Entwicklung der Handelswege das moderne Essen zu ihnen gebracht hatte –, kam es bei ihnen nach einem vorhersagbaren und spezifischen

Muster zu einer Verschlechterung der Gesundheit. Zuerst setzte der Verfall der Zähne ein. Wo man bis dahin keine Löcher in den Zähnen gekannt hatte, entwickelte sich erst eines, dann wurden es mehrere, und manchmal war schließlich der ganze Mund voll von verrottenden Zähnen. Es folgte die Erkrankung des Zahnfleischs.

Zahngesundheit wird heute primär als Problem der Zahnhygiene betrachtet, doch bei diesen Menschen kam es bei unveränderter Zahnhygiene zu diesen Erkrankungen. Vorher war keine Zahnhygiene der Art, die wir heute kennen, erforderlich gewesen. Zudem besteht hier ein vorhersehbarer Zusammenhang, der zur Zeit von Price offenbar besser erkannt wurde und heute gerade erst wiederentdeckt wird: Der Verfall der Zähne und die Erkrankung des Zahnfleischs sind Vorboten von Herzkrankheiten.[6]

Oft traten die Zahnerkrankungen im Verbund mit chronischen Krankheiten auf, was vor allem bei Kindern jener Menschen zu sehen war, die zur modernen Ernährung übergewechselt waren. Während die Eltern breite, schöne Gesichter hatten, hatte die erste Generation, die nach dem Wechsel der Ernährungsweise geboren wurde, verengte, zu dicht besetzte Zahnbogen und krumme Zähne. Diese Kinder waren außerdem anfällig für eine Reihe anderer, jetzt häufiger Leiden wie eine größere Neigung zu Infektionen und sogar Verhaltensproblemen. Bei vielen Gruppen wurde der Geburtsvorgang erheblich länger und auch schwieriger. Price merkte an, dass in den meisten Kulturen, die er erforschte, spezielle Stillpraktiken angewendet wurden und Männer und Frauen, die auf ihre geburtsfähigen Jahre zugingen, sowie Kinder, die im Wachstum waren, eine besondere, heilige Nahrung erhielten. Zudem gab es in fast allen Kulturen Bräuche oder Tabus im Zusammenhang damit, wie oft Kinder geboren werden sollten. Man achtete darauf, dass die Mütter nach einer Geburt genug Zeit dafür hatten, ihre Nährstoffdepots für nachfolgende Kinder wieder aufzufüllen. Die traditionellen Gemeinschaften hatten offenbar ein Rezept dafür, gesunde Kinder zu produzieren. Als dieses Rezept zugunsten einer modernisierten Ernährung aufgegeben wurde, begannen die Probleme.

Die Fotos auf Seite 37 zeigen die typischen breiten, wohlproportionierten Gesichter gesunder indigener Menschen. Die auffallend schönen Zähne und die breiten Kiefer der Männer und Frauen sieht man heute nur noch bei Supermodels, professionellen Sängern und Elitesportlern. Die relativen Proportionen des Gesichts sind bei gesunden

Menschen auf der ganzen Welt gleich. Die oberen, mittleren und unteren Gesichtsdrittel sind annähernd gleich groß. Der Kiefer ist in etwa so breit wie die Stirn. Symmetrie beim Gesicht ist die Norm. Überall dort, wo indigene Menschen stark genug von der industrialisierten Gesellschaft isoliert waren und nur traditionelle Nahrung zu sich nahmen, stieß Price auf Dörfer voller Erwachsener und Kinder mit völlig geraden, gesunden Zähnen und breiten, attraktiven Gesichtern.

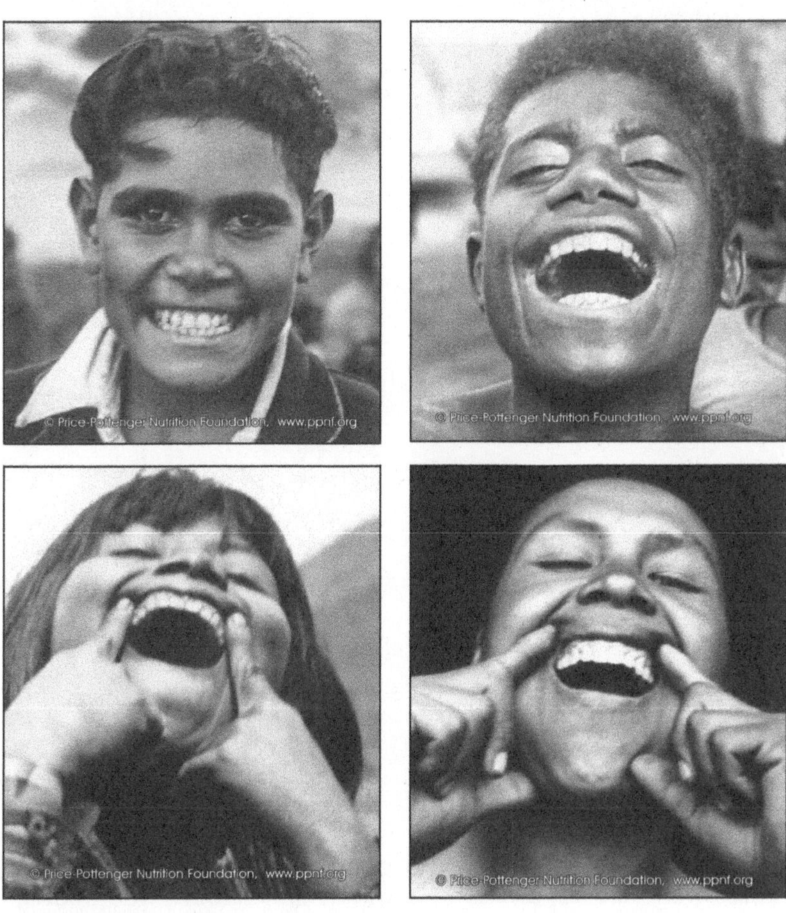

Traditionelle Gesichter
Links oben: Erster Sohn einer Familie von australischen Aborigines
Rechts oben: Typischer melanesischer Junge
Links unten: Typische Amazonas-Indianerin
Rechts unten: Typische Indianerin aus den peruanischen Anden

Die nächsten Fotos zeigen die typischen Gesichtsveränderungen, die durch eine modernisierte Ernährung verursacht werden. Die offensichtlichsten Defekte sieht man bei den Zähnen, die viel zu eng stehen, weil das untere Gesichtsdrittel bei diesen Kindern unterentwickelt ist. Das ist nicht etwa eine Sache der Vererbung – der Junge auf dem Foto

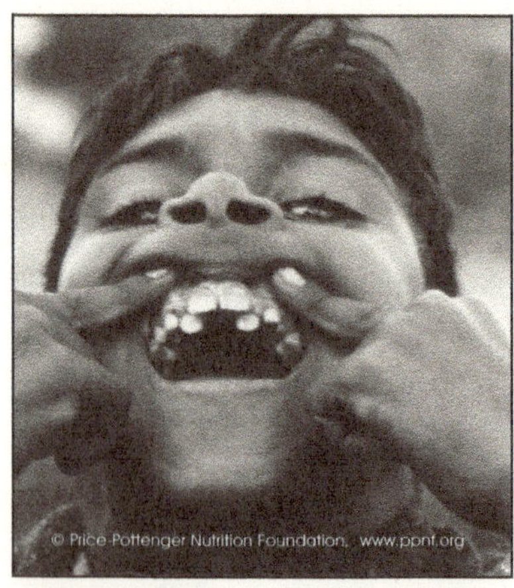

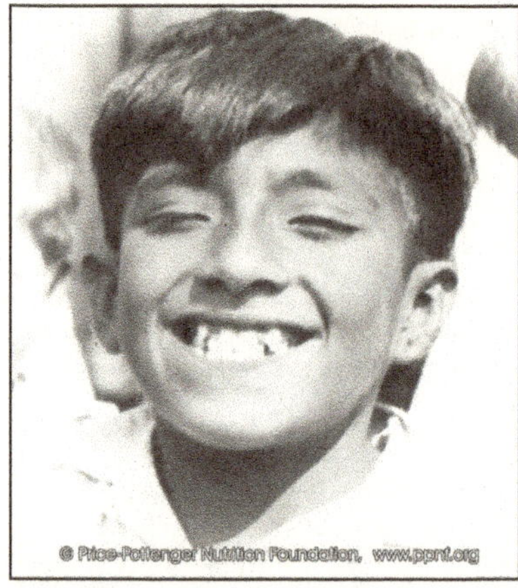

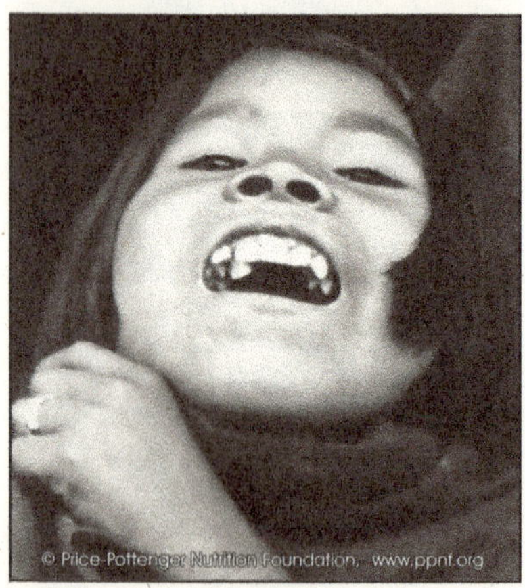

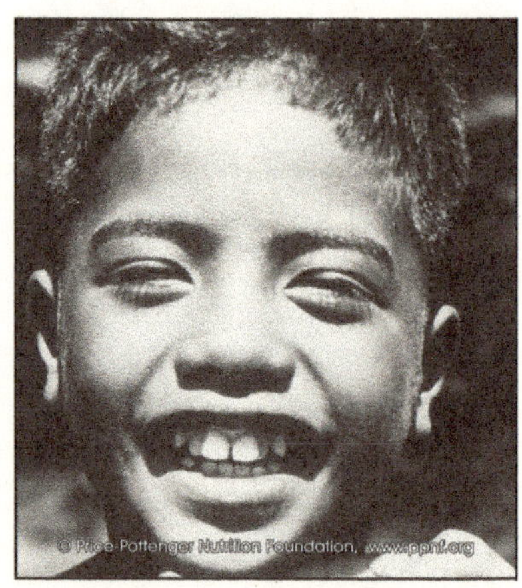

Moderne Gesichter
Links oben: Zweitgeborener Sohn einer Familie von australischen Aborigines
Rechts oben: Indianerjunge aus dem peruanischen Küstengebiet, dessen Eltern gerade Zähne hatten
Links unten: Amazonasindianerin, die geboren wurde, nachdem ihre Familie auf die moderne Ernährung umgestiegen war
Rechts unten: Junge aus Samoa, der geboren wurde, nachdem seine Eltern zu einer modernen, industrialisierten Ernährung übergegangen waren

oben links bei den traditionellen Gesichtern war das älteste Kind einer australischen Familie von Aborigines. Er hatte sein breites Grinsen und seine geraden Zähne von seinen Eltern geerbt, die im Busch geboren worden waren. Als diese Aufnahmen gemacht wurden, war die Familie in ein Reservat gezogen und lebte von den importierten Nahrungsmitteln, die der Staat zur Verfügung stellte. Auf dem oberen linken Foto bei den modernen Gesichtern können Sie sehen, welche Auswirkungen das auf seinen jüngeren Bruder hatte, das zweitgeborene Kind der Familie.

Dieses Phänomen sehen wir auch bei den Schwestern vom Amazonas, die bei den Fotos der traditionellen und modernen Gesichter jeweils links unten abgebildet sind. Die Erstgeborene hat perfekt ausgebildete Zahnbogen und gerade Zähne. Im Mund ihrer kleinen Schwester gibt es nicht genug Platz für alle bleibenden Zähne, die daher nicht in einer Linie stehen.

Die Kinder auf den oberen und unteren rechten Fotos sind nicht miteinander verwandt, doch die modernen Gesichter weisen verbreitete Variationen einer durch die Ernährung verursachten Entwicklung bei den Gesichtern auf. Da im Zahnbogen nicht genug Platz für ein volles bleibendes Gebiss ist, kommt es zu einer Fehlstellung der Zähne. In der Pubertät kämpfen die Schneide- und die Eckzähne um eine gute Position. Dabei verlieren die Eckzähne gewöhnlich und müssen vor oder hinter dem normalen Bogen durchbrechen. Außerdem sind die Eckzähne spitzer, weil sie zu früh kalzifizieren.

Worin bestanden diese »Nahrungsmittel des modernen Handels«, wie Price es formulierte, die anscheinend so starke toxische Auswirkungen auf die Menschen hatten, die sie aßen? Es handelte sich um Nahrungsmittel, die über große Entfernungen transportiert werden konnten, ohne zu verderben: weißes Mehl, weißer Zucker, weißer Reis, Gemüsefette, Nahrungsmittel in Dosen und andere verarbeitete, verfeinerte, devitalisierte Kost. Anders ausgedrückt: jene Dinge, die die Grundlage unserer industrialisierten Ernährung bilden.

Viele von uns erkennen zwar, dass das nicht die nahrhaftesten Dinge auf der Speisekarte sind, trösten sich aber mit dem Gedanken, dass sie Bestandteile einer gesunden Ernährung sein können, solange man bei ihnen Mäßigung walten lässt. Die Beobachtung Tausender von Menschen aus traditionellen Kulturen hat allerdings ein recht anderes Bild ergeben.

Sollte man nicht aber annehmen, dass diese modernen Nahrungsmittel tatsächlich irgendeine toxische Substanz enthalten, die die vorhersagbaren Krankheiten verursacht? Price erkannte im Laufe der Zeit, dass nicht das Vorhandensein von »schädlichen Faktoren« für den unausweichlichen körperlichen Verfall verantwortlich war, sondern dass »das Fehlen einiger essenzieller Faktoren«[7] die Menschen einer robusten Gesundheit beraubte, wenn sie ständig die modernisierte Nahrung verzehrten.

Price überprüfte diese Theorie, indem er Tausende von Proben traditioneller Nahrung chemisch analysierte, um ihren Nährstoffgehalt zu ermitteln, und die Ergebnisse mit denen von Proben aus der Ernährung der amerikanischen Bevölkerung seiner Zeit verglich. Auch hier ergab sich ein deutliches Muster.

Price fand heraus, dass die Nahrung gesunder traditioneller Menschen im Vergleich zur amerikanischen Standardernährung der 1930er-Jahre mindestens das Vierfache an Mineralstoffen und wasserlöslichen Vitaminen enthielt. Eine noch größere Überraschung aber bestand darin, dass die traditionelle Ernährung gegenüber der durchschnittlichen industrialisierten mindestens zehnmal so viele fettlösliche Vitamine lieferte.

Auf diese fettlöslichen Nährstoffe richtete Price dann seine Aufmerksamkeit. Er erkannte, dass sie die Grundlage der traditionellen Ernährung waren, die die Gesundheit erhielt, und bezeichnete sie als »Katalysatoren« und »Aktivatoren«, weil unser Körper sie benötigt, um alle anderen in der Nahrung enthaltenen Nährstoffe nutzen zu können, wie Proteine, Mineralien und wasserlösliche Vitamine.

Price schrieb: »Man kann trotz der Mineralien, die in der Nahrung in reichem Maße vorhanden sind, an einem entsprechenden Mangel leiden, weil sie ohne eine angemessene Menge der fettlöslichen Aktivatoren nicht genutzt werden können.«[8] Damit beschrieb Price das, was wir heute als Fähigkeit der Vitamine A und D erkannt haben, als Hormone zu fungieren. Diese Nährstoffe arbeiten auf der Ebene der Zellen und regen unsere DNA dazu an, Proteine zu produzieren, die dann alle anderen Nährstoffe (als Kofaktoren) dafür einsetzen, unser Wohlbefinden zu steigern. (In Kapitel 7 werde ich mich eingehender mit der großen Bedeutung der Vitamine A und D beschäftigen.)

Außer den Vitaminen A und D, die zur damaligen Zeit bereits bekannt waren, entdeckte Price in vielen seiner Nahrungsproben einen weiteren fettlöslichen »Aktivator«. Da er den neuen Nährstoff nicht identifizieren konnte, nannte er ihn einfach »Aktivator X«. Dieses fettlösliche Vitamin unterschied sich von den bereits bekannten fettlöslichen Vitaminen und hatte ganz offensichtlich tiefgreifende Auswirkungen auf die Gesundheit von Zähnen und Knochen.

Price fand diese Substanz in Fischeiern, im Eigelb und auch im Fleisch einiger Organe, vor allem aber im Butterfett von Kühen, die schnell wachsendes grünes Gras zu fressen bekamen. Aus der letztgenannten Quelle stellte Price ein Öl her – ein Butteröl, das reich an Aktivator X war.

Price begann dann, das vitaminreiche Butteröl als zentrales Element einer Ernährung zur Behandlung von Karies zu benutzen. Er hörte sogar – abgesehen von den Fällen, wo aufgrund von extremer Fäule vorübergehende Füllungen erforderlich waren, um Schmerzen zu lindern – ganz damit auf, zu bohren und Zähne zu plombieren. Bei den meisten Patienten setzte er nicht auf Füllungen, sondern ganz auf die Behandlung durch eine geeignete Ernährung.

Auf diese Weise half er Hunderten von Patienten mit aktiven Löchern in den Zähnen und zudem mehreren Patienten mit Knochenbrüchen, bei denen der Heilungsprozess bis dahin nur sehr langsam vorangeschritten war. Er dokumentierte seinen Erfolg durch die Veröffentlichung von Röntgenbildern vor und nach der Behandlung mit einer geeigneten Ernährung. Die Ergebnisse waren erstaunlich: Aktivator X hatte bei den Knochen und Zähnen offensichtlich eine bemerkenswerte Heilwirkung.

Ärzte und Ernährungswissenschaftler diskutierten jahrelang über die Identität dieses geheimnisvollen »X-Faktors«. Einer der Experten vertrat die Ansicht, dass diese fettlösliche Substanz aus essenziellen Fettsäuren bestehe. Ein anderer verfeinerte diese Hypothese später: Es handle sich um Eicosapentaensäure (EPA), einen besonderen Typ der essenziellen Fettsäuren.

Die Eigenschaften dieser Säure entsprachen allerdings keineswegs denen des Nährstoffs, den Price beschrieben hatte. Erst im Jahre 2007 wurde dieses Rätsel endlich gelöst: Aktivator X ist Vitamin K_2! In der nachfolgenden Tabelle »Charakteristika von Aktivator X und Vitamin K_2« werden die wesentlichen Eigenschaften, die Price über Aktivator X herausfand, und der Substanz, die wir heute als Vitamin K_2 kennen, gegenübergestellt.

Charakteristika von Aktivator X und Vitamin K_2	
Aktivator X	**Vitamin K_2**
im Butterfett der Milch von Säugetieren, in Fischeiern und in den Organen und Fetten von Tieren zu finden	im Butterfett der Milch von Säugetieren und in Organen und Fetten von Tieren zu finden (Analysen von Fischeiern liegen nicht vor)
wird von tierischem Gewebe einschließlich der Milchdrüsen synthetisiert, aus einem Vorläufer in schnell wachsendem grünem Gras	wird von tierischem Gewebe einschließlich der Milchdrüsen synthetisiert, und zwar aus Vitamin K_1, das in Verbindung mit dem Chlorophyll grüner Pflanzen in einem direkt proportionalen Verhältnis zu ihrer fotosynthetischen Aktivität zu finden ist
Der Gehalt dieses Vitamins in Butterfett ist proportional zur Intensität seiner gelben oder orangen Farbe.	Sein Vorläufer steht in direktem Zusammenhang mit Betacarotin, das Butterfett seine gelbe oder orange Farbe verleiht.
wirkt synergetisch mit den Vitaminen A und D zusammen	aktiviert Proteine, die die Zellen aufgr. der Signale der Vitamine A und D produzieren
spielt bei der Fortpflanzung eine wichtige Rolle	wird in großen Mengen von den Fortpflanzungsorganen aus Vitamin K_1 synthetisiert und bei einer Ernährung, die zu wenig Vitamin K enthält, insbes. von diesen Organen zurückgehalten (Sperma enthält ein von Vitamin K_2 abhängiges Protein, Osteocalcin)
spielt beim Wachstum der Kleinkinder eine Rolle	wachstumsfördernd bei Kindern, indem es die vorzeitige Kalzifizierung der knorpeligen Wachstumszonen der Knochen verhindert
spielt eine entscheidende Rolle bei der Nutzung der Mineralstoffe und ist für die Kontrolle von Karies erforderlich	aktiviert Proteine, die für die Ablagerung von Calcium- und Phosphorsalzen in den Knochen und Zähnen verantwortlich sind; schützt weiches Gewebe vor Verkalkung
steigert den Mineralgehalt und verringert die Zahl der Bakterien im Speichel	findet sich in der zweitgrößten Konzentration in den Speicheldrüsen und ist im Speichel enthalten
Die Aufnahme steht in einem umgekehrten Zusammenhang mit der koronaren Herzkrankheit.	schützt vor der Verkalkung und Entzündung von Blutgefäßen und der Ansammlung arteriosklerotischer Plaque
erhöht die Lernfähigkeit	Das Gehirn enthält Vitamin K_2 in einer der höchsten Konzentrationen; es ist dort an der Synthese der Myelinscheide der Nervenzellen beteiligt, was zur Lernfähigkeit beiträgt.
Ein Mangel während der Schwangerschaft führt zu einer charakteristischen Unterentwicklung beim Gesicht der Kinder, die dadurch übereinandergeschobene, schiefe Zähne bekommen.	Ist für die angemessene Entwicklung des Gesichts essenziell; ein Mangel verursacht eine typische Unterentwicklung des Gesichts, die bei den Erwachsenen zu einer Fehlstellung der Zähne führt.
Nach C. Masterjohn: *On the trail of the elusive X-factor: a sixty-two-year-old mystery finally solved.* Wise Traditions 2007, Bd. 8, Nr. 1, S. 14–32.	

Weston Price kam zu dem Schluss, dass das wahre Problem bei den modernen chronischen Krankheiten darin bestand, dass die nährstoffreiche Kost, die für einen gesunden Körper sorgte, durch weiße Nahrungsmittel ersetzt worden war, denen ein großer Teil der Nährstoffe entzogen worden war. Die verarbeiteten Nahrungsmittel liefern nämlich nur »leere Kalorien«. Wenn der Körper nicht genug fettlösliche Nährstoffe bekommt, die die Mineralien an die vorgesehenen Stellen ziehen, kommt es zur Demineralisation der Zähne und Knochen.

Hätte Price damals die nötige Technologie zur Verfügung gehabt, dann hätte er sehen können, dass Calcium nicht nur bei den Knochen und Zähnen verloren ging, sondern dass es sich – und das war noch schwerwiegender – in weichem Gewebe wie den Arterien ansammelte. Stattdessen zeichnete er die Auswirkungen der Veränderungen bei der Aufnahme von Vitamin K2 über die Ernährung der modernen Zeit auf und konnte auf diese Art nachweisen, dass der Tod aufgrund von kardiovaskulären Krankheiten in einem fast perfekten umgekehrten Verhältnis zur Einnahme von Vitamin K2 stand.

Wenn mehr Vitamin K2 aufgenommen wurde, sank die Sterblichkeit durch Herzkrankheiten, und umgekehrt. Das Calcium-Paradoxon lauerte also, schon lange bevor Calcium-Ergänzungsmittel ins Spiel kamen, im Hintergrund.

Price hatte ja ursprünglich herausfinden wollen, was die Ursache für den Verfall der Zähne war (er merkte an: »Es ließ sich leicht beweisen, dass die Zahngesundheit direkt von der Ernährung abhängt«),[9] doch es wurde schnell offensichtlich, dass die Krankheiten, die durch eine modernisierte Ernährung hervorgerufen wurden, den ganzen Körper betrafen.

Wir leben ja heute alle in Gesellschaften, in denen verengte Kiefer und kariöse Zähne die Norm sind und die chronischen Krankheiten akzeptiert werden, weil »sie nun mal zum Altern gehören«, doch wir müssen dazu kommen, die Auswirkungen einer unzureichenden Ernährung als das zu betrachten, was sie sind. Mängel bei der Ernährung haben die Gesundheit der Menschen so lange beeinträchtigt, dass wir sie gar nicht mehr erkennen können. Aus der speziellen Perspektive von Price war das aber offensichtlich.

Heute ließe sich die Feldarbeit von Price kaum mehr wiederholen. Es gibt weltweit nur noch wenige Populationen, die noch nicht mit der modernen Zivilisation in Berührung gekommen sind. Ein Faktor, der für das Timing seiner Arbeit sehr günstig war, war die Entwicklung des Fotoapparats, einer ganz entscheidenden neuen Technologie. Price dokumentierte seine Beobachtungen durch Hunderte von bemerkenswerten Fotos, die er zusammen mit seinen Erkenntnissen in dem bahnbrechenden Buch *Nutrition and Physical Deterioration* veröffentlichte.

Ein Bild nach dem anderen demonstriert die makellose Entwicklung des Gesichts und die anscheinend strahlende Gesundheit der sogenannten Primitiven. Andererseits zeigen die engen Kiefer und deformierten Gesichtsstrukturen der Menschen mit einer modernen Ernährung ein beunruhigendes Muster, das selbst für das ungeübte Auge leicht erkennbar ist. Erschreckenderweise ist das spezifische Muster der unterentwickelten Gesichtsform heute sehr häufig anzutreffen.

Obwohl weiße Nahrungsmittel, die arm an Nährstoffen sind, eine gesündere Ernährung verdrängen, reicht es für die Wiederherstellung unserer Nahrungsaufnahme nicht aus, einfach auf weißes Mehl und weißen Zucker zu verzichten. Und das, was uns die Arbeit von Price lehrt, lässt sich nicht in einem Rezept für einen einzigen Nährstoff zusammenfassen.

In dem auf der rechten Seite folgenden Kastentext »Prinzipien traditioneller Ernährungsformen« fasse ich kurz zusammen, was er über traditionelle, gesundheitsfördernde Ernährungsformen herausfand. Die Entdeckung von Vitamin K_2 gelang also, auf sehr bedeutsame Weise, einem Zahnarzt aus Ontario. Er trug durch seine sorgfältigen Forschungen eine große Menge von Belegen für die Vorteile dieses Vitamins zusammen, mit denen die moderne Wissenschaft sich erst noch befassen muss.

Ich stelle das ganze Buch hindurch ein Gleichgewicht zwischen dem aktuellen Stand unseres Wissens über Vitamin K_2, auf der Grundlage neuerer Studien, und den relevanten Schlussfolgerungen her, die sich aus der bedeutenden Arbeit von Price ergeben. (Eine spannende, wenn auch langatmige Darstellung der medizinischen Anthropologie und der Ernährungswissenschaft bietet die achte Auflage von *Nutrition and Physical Degeneration* von Weston A. Price, die über die Website *www.ppnf.org* – die Price-Pottenger Nutrition Foundation – erhältlich ist.)

Prinzipien traditioneller Ernährungsformen

Price untersuchte gesunde traditionelle Ernährungsformen aus der ganzen Welt und identifizierte Nahrungsmittel, die reich an Nährstoffen waren und den modernen Nordamerikanern zur Verfügung standen. Ich fasse hier seine Prinzipien für eine nahrhafte Ernährung zusammen.

- Eliminieren Sie Zucker, Stärke und weißes Mehl; sie liefern nur leere Kalorien und verdrängen Nahrungsmittel mit einem höheren Nährwert aus der Kost.
- Die größte Schwierigkeit besteht darin, Nahrungsmittel zu essen, die die fettlöslichen Vitamine in der erforderlichen Menge liefern; Fisch, Meeresfrüchte und Lebertran sind ausgezeichnete Quellen.
- Auch Milch und Molkereiprodukte haben einen hohen Nährwert und liefern große Mengen fettlöslicher Vitamine – vorausgesetzt, dass das Futter der Kühe grünes Gras enthält.
- Rohes Gemüse ist schwer verdaulich und somit nicht geeignet, Vitamine in ausreichender Menge zu liefern; es sollte daher eher sparsam verzehrt werden. Gekochtes Gemüse ist, insbesondere in Suppen, ein besserer Lieferant konzentrierter Vitamine und Mineralstoffe. Hülsenfrüchte, insbesondere Linsen, sind besonders effektive Nährstoffträger.
- Essen Sie stets frisch gemahlenes Vollkorngetreide. Der Nährstoffgehalt ganzer Körner geht zu einem großen Teil durch Oxidation verloren, wenn sie nicht innerhalb von einem oder zwei Tagen nach dem Mahlen zubereitet und verzehrt werden. Ein gekochter Brei aus frisch gewalzten Haferflocken ist eine gut bekömmliche Mahlzeit.

Endlich: Nach siebzig Jahren verstehen wir Vitamin K_2

Wie wir jetzt also wissen, ist Vitamin K kein einzelner Nährstoff, sondern eine Familie fettlöslicher Vitamine. Wie bei der wasserlöslichen Familie der B-Vitamine muss man, wenn man etwas Zutreffendes über Vitamin K sagen will, angeben, von welchem Mitglied der Familie man gerade spricht. Für die generelle Gesundheit sind nur zwei K-Vitamine von Nutzen. In diesem Buch werde ich stets angeben, auf welches von ihnen ich mich beziehe – außer in den seltenen Fällen, in denen sich eine Aussage auf beide bezieht. Unter »K_3 bis K_7« beschreibe ich einige synthetische Mitglieder der K-Familie, deren Nutzen größtenteils auf professionelle und industrielle Zwecke beschränkt ist.

Wenn Vitamin K_2 der Nährstoff ist, den wir lange ignoriert haben und dem wir mehr Aufmerksamkeit widmen müssen – wieso spreche ich dann überhaupt über Vitamin K_1? Weil Sie den Unterschied zwischen diesen beiden Vitaminen verstehen müssen, damit Sie genau wissen, weshalb es Unsinn ist, wenn Sie in »informativen« Zeitschriftenartikeln oder auf Produktschildchen lesen: »Grünes Gemüse ist eine großartige Quelle für Vitamin K, das die Knochen aufbaut.« Bei den beiden Vitaminen gibt es zwar einen kleinen Bereich der Überschneidung, vor allem aber wichtige Unterschiede. Wenn man diese nicht kennt, wie es bei den Wissenschaftlern siebzig Jahre lang der Fall war, kann man am Ende mit einem Nährstoffmangel dastehen.

Die Vitamine K_3 bis K_7

Neben den Vitaminen K_1 und K_2 hat die K-Familie noch andere Mitglieder, die allerdings synthetische, nichtessenzielle Nährstoffe sind (essenzielle Nährstoffe sind für das normale Funktionieren des Körpers erforderlich und können vom Körper entweder gar nicht synthetisiert oder nicht in den Mengen hergestellt werden, die für eine gute Gesundheit nötig sind, sodass wir sie über unsere Nahrung aufnehmen müssen).

- Vitamin K_3 (Menadion) gilt als eine synthetische Form von Vitamin K; Darmbakterien können es allerdings in winzigen Mengen herstellen. In den USA hat die Gesundheitsbehörde FDA seine Verwendung in Nahrungsergänzungsmitteln verboten, weil es beim Menschen schädlich für die Leber ist. In Haustierfutter wird es allerdings bisweilen benutzt. Vitamin K_3 wurde auf seine Antikrebswirkung untersucht.[10]
- Vitamin K_4 (Menadiol) wird per Injektion zur Behandlung von Hypoprothrombinämie verabreicht, einer Gerinnungsstörung, die durch einen Mangel an dem Gerinnungsfaktor Prothrombin verursacht wird.
- Vitamin K_5 (4-Amino-2-methyl-1-naphtholhydrochlorid) wird als Konservierungs- und Antipilzmittel für kommerzielle Zwecke untersucht.
- Vitamin K_6 und K_7: Vitamin K kann chemisch so manipuliert werden, dass viele synthetische Varianten entstehen; manche könnten sich irgendwann als gesundheitlich nützlich erweisen. (Zu K_7: Manche Autoren sprechen fälschlich vom Nutzen von »Vitamin K_7« bei der Knochenbildung, meinen aber MK-7, Menachinon-7, bei dem es sich lediglich um eine andere Form von Vitamin K_2 handelt.)

Vitamin K_1: Grünes Gemüse und die Blutgerinnung

Die Rolle von Vitamin K_1, das auch als Phyllochinon bezeichnet wird, besteht in der Aktivierung spezieller Proteine, der Gerinnungsfaktoren, welche es dem Blut ermöglichen, Gerinnsel zu bilden. Bei einer Reihe der Gerinnungsfaktoren ist diese Funktion von Vitamin K_1 abhängig, und sie werden in einem komplexen System, der »Gerinnungskaskade«, durch Phyllochinon aktiviert – ein lebensrettender Mechanismus, der es verhindert, dass wir verbluten, wenn wir uns beispielsweise an der scharfen Kante eines Blattes Papier geschnitten haben.

In vielen Ländern bekommen die Neugeborenen bei der Geburt eine Spritze mit synthetischem Vitamin K_1, damit dieses System aktiviert wird und eine seltene Gerinnungsstörung verhindert wird, die bei Babys auftreten kann.

Phyllochinon ist in allen Pflanzen enthalten, bei denen es zur Fotosynthese kommt – mit anderen Worten: in allen grünen Pflanzen, die ihre Energie aus der Sonne beziehen. Chlorophyll, der Farbstoff, der der Vegetation ihre grüne Farbe verleiht, enthält essenzielles Phyllochinon.

Vitamin K_1 spielt bei der Energieproduktion in den Pflanzenzellen eine überaus wichtige Rolle: Es transportiert Elektronen in den Zellmembranen, und zwar auf eine ganz ähnliche Weise wie das Coenzym Q10 (CoQ10) beim Menschen. Ubichinon-10 – das auch als Coenzym Q10 bezeichnet wird – ist in struktureller Hinsicht mit Phyllochinon verwandt.

Es dürfte nicht sonderlich überraschen, dass Phyllochinon in Gemüse mit grünen Blättern in reichlichem Maße vorhanden ist (das Präfix Phyll- geht auf das griechische Wort φυλλίς [*phyllis*] = »Blatt« zurück). Zu den hervorragenden Bezugsquellen von Vitamin K_1 gehören Grünkohl, Blattkohl, Spinat, Rübenkraut, Mangold, Broccoli und Rosenkohl.

Die meisten Obst-, Gemüse- und Nussarten enthalten zumindest in kleineren Mengen Phyllochinon. Die im Allgemeinen empfohlene Tagesration beträgt bei Frauen lediglich 90 Mikrogramm, bei Männern hingegen 120 Mikrogramm. In der nun folgenden Tabelle wird der Vitamin-K_1-Gehalt verschiedener Gemüse- und Obstarten aufgeführt.

Vitamin-K1-Gehalt ausgewählter Nahrungsmittel	
Nahrungsmittel	**Mikrogramm**
Grünkohl, gefroren, gekocht und ungesalzen, 1 Tasse (128 g) *	1146,6
Blattkohl, gefroren, gehackt, gekocht und ungesalzen, 1 Tasse (200 g)	1059,4
Spinat, gefroren, gekocht und ungesalzen, 1 Tasse (200 g)	1027,3
Broccoli, gekocht und ungesalzen, 1 Tasse (156 g)	220,1
Rosenkohl, gekocht und ungesalzen, 1 Tasse (156 g)	218,9
Petersilie, frisch, 10 Stängel (10 g)	164,0
Nudeln, angereichert, Ei oder Spinat, gekocht, 1 Tasse (156 g)	161,8
Grüner Blattsalat, 1 Tasse (57 g)	97,2
Broccoli, gekocht, 1 Röschen (29 g)	52,2
Spinat, roh, 1 Blatt (10 g)	48,3
Heidelbeeren, gefroren, 1 Tasse (256 g)	40,7
Sellerie, roh, 1 Tasse (114 g)	35,2
Broccoli, roh, 1 Röschen (29 g)	31,5
Kiwi, eine mittlere (71 g)	30,6
Avocado (29 g)	6,0

Quelle: Nach USDA National Nutrient Database for Standard Reference, Release 17. Gehalt ausgewählter häufig verwendeter Nahrungsmittel an Vitamin K (Phyllochinon) in Mikrogramm, nach dem Nährstoffgehalt geordnet. *www.nal.usdagov/fnic/foodcomp/Data/SR17/wtrank/sr17w430.pdf.*
* Deutsche Gramm-Angaben minimal aufgerundet.

Vitamin-K1-Mangel: Selten und offensichtlich

Sie brauchen nicht auszurechnen, wie viel Vitamin K_1 Sie täglich zu sich nehmen, um zu sehen, ob Sie genug bekommen – ich kann Ihnen fast garantieren, dass das so ist. Das liegt unter anderem daran, dass wir Phyllochinon leicht über die Nahrung bekommen. Die Blutgerinnung ist aber zu wichtig, um sie einfach der Nahrungsaufnahme zu überlassen; der Körper muss selbst dafür sorgen, dass er immer genug von diesem Nährstoff hat. Auch das Anlegen von Depots ist keine Lösung für einen potenziellen Mangel. Ein großer Vorrat an Vitamin K_1 kann ebenso viele Probleme verursachen wie eine unzureichende Menge. Daher wird dieses Vitamin nicht in größeren Mengen im Körper gespeichert. Der Körper verfügt vielmehr über einen eigenen Schutzmechanismus, über den Vitamin K_1 wiederverwertet werden kann, sodass die Anforderungen an die Ernährung minimal

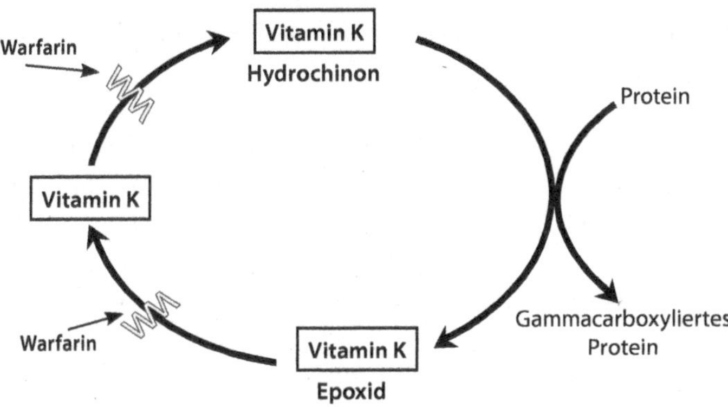

Vitamin-K_1-Zyklus im Körper

sind und das Vitamin immer verfügbar ist, wenn es benötigt wird. Das wird im obigen Diagramm dargestellt.

Da Vitamin K_1 für eine angemessene Blutgerinnung erforderlich ist, sind die Symptome eines Mangels leicht vorherzusagen und zu erkennen: Blutungen. Diese können sich als anhaltendes Bluten kleiner Wunden manifestieren, aber auch als Nasenbluten, Zahnfleischbluten, schwere Menstruationsblutungen und/oder die leichte Entstehung von Blutergüssen. Da das Sicherheitsnetz des Vitamin-K_1-Zyklus die Anforderungen an die Ernährung auf ein absolutes Minimum reduziert, beruht ein Mangel an diesem Vitamin nur selten auf Ernährungsdefiziten. Er wird fast immer durch irgendeine Krankheit verursacht, beispielsweise durch das intestinale Malabsorptionssyndrom oder durch eine Lebererkrankung. Wenn Sie an sich Symptome einer unzureichenden Blutgerinnung bemerken, sollten Sie also unbedingt einen Arzt aufsuchen.

Vitamin K_2: Tierische Fette und der Calcium-Metabolismus

Die Vitamine K_1 und K_2 unterscheiden sich so stark voneinander, wie es bei zweieiigen menschlichen Zwillingen möglich ist. Menachinon – Vitamin K_2 – hat so gut wie nichts mit der Blutgerinnung zu tun; seine Aufgabe besteht darin, Calcium durch den Körper zu transportieren. In Kapitel 1 habe ich ja bereits erklärt, dass es bestimmte Proteine aktiviert, die das Calcium dorthin leiten, wo es hingehört – nämlich in die Knochen und Zähne –, und andere Proteine, die Calcium aus weichem Gewebe wie den Arterien ziehen, wo es schädlich sein könnte. Diese wichtige Funktion schützt uns vor Karies, Osteoporose, der koronaren Herzkrankheit, Krebs und vielen anderen verbreiteten Erkrankungen. Ohne Vitamin K_2 lagert Calcium sich im Körpergewebe ab, wo es schädlich ist, und gelangt nicht in die Bereiche, wo es für uns nützlich ist.

Das Menachinon, das wir aufnehmen, stammt aus zwei Quellen: unserer Ernährung und einer bakteriellen Synthese. Letzteres hört sich zwar seltsam an, doch eine sehr kleine Menge Vitamin K_2 wird im Darmtrakt aus dem Vitamin K_1 hergestellt, das wir mit der Nahrung aufnehmen, und zwar von den gesunden Bakterien, die dort normalerweise vorhanden sind. Leider reicht diese winzige Menge nicht aus, um einen Mangel an Vitamin K_2 zu verhindern – es muss auch Nahrungsquellen dafür geben.

Wie viel Vitamin K_2 von den Darmbakterien produziert wird, unterscheidet sich von Mensch zu Mensch; bei Personen, denen häufig Antibiotika verschrieben wurden oder die an einer Erkrankung leiden, die die natürliche Bildung der Darmflora unterbricht, wird wahrscheinlich überhaupt keines erzeugt.

Die Umwandlung von Vitamin K_1 in K_2 unterscheidet sich bei den einzelnen Arten. Bei Wiederkäuern wie Kühen und Ziegen sowie bei anderen Tieren, die vorwiegend Pflanzen fressen, scheint die Umwandlung leicht abzulaufen. Es ist ja auch logisch, dass Tiere, die gut an eine überwiegende Ernährung durch Grünpflanzen angepasst sind, sich körperlich so entwickelt haben, dass sie alle notwendigen Nährstoffe aus dieser Nahrungsquelle extrahieren oder umwandeln können.

Bei uns Menschen sieht es jedoch anders aus. Der *Homo sapiens* scheint nur sehr wenig Vitamin K_1 in K_2 umzuwandeln, vielleicht, weil er einen Platz in der Nahrungskette erreicht hatte, der ihm viele einfache Quellen von bereits umgewandeltem Vitamin K_2 lieferte, sodass er die Fähigkeit verlor, es selbst herzustellen. Im nächsten Kapitel werden Sie sehen, dass es sich bei diesen Quellen vor allem um Fett von Tieren handelt, die Vitamin K_1 mit Leichtigkeit in K_2 umwandeln. Die Nahrungsquellen für Vitamin K_2 unterscheiden sich also stark von denen für Vitamin K_1.

Vitamin-K_2-Mangel: Häufig, aber unsichtbar

Wie Vitamin K_1 wird auch Vitamin K_2 im Körper nicht in nennenswerten Mengen gespeichert. Kleine Mengen finden sich in den Speicheldrüsen und der Bauchspeicheldrüse, im Gehirn und im Brustbein (dem langen, flachen Knorpelstück, das die Rippen in der Mitte der Brust miteinander verbindet). Diese Speicher werden jedoch schnell geleert, und im Gegensatz zu Vitamin K_1 durchläuft Vitamin K_2 im Körper keinen Zyklus. Daher kann es beim Menschen, wie Studien gezeigt haben, bei einer Ernährung mit zu wenig Vitamin K schon innerhalb von sieben Tagen zu Vitamin-K_2-Mangel kommen; das ist einer der Hauptfaktoren dafür, dass Vitamin-K_2-Mangel so weit verbreitet ist.[11] Der andere Hauptgrund ist, dass es extrem schwierig geworden ist, dieses Vitamin über unsere Nahrung zu bekommen. Das nächste Kapitel ist ganz der Erklärung und Lösung dieses Problems gewidmet, während ich mich in Kapitel 4 mit der Frage beschäftigen werde, weshalb wir einen Mechanismus für die Herstellung der einen Form von Vitamin K haben, aber nicht der anderen.

Im Gegensatz zu den offensichtlichen Blutungen und Blutergüssen, die durch einen Mangel an Phyllochinon verursacht werden, wirkt sich ein Mangel an Menachinon auf viel heimtückischere Weise aus. Eine allmähliche Verringerung der Knochendichte kann jahrelang fortschreiten, bevor sie als Osteopenie oder Osteoporose erkannt wird. Und das erste Zeichen für Calcium-Ablagerungen, die die zum Herzen führenden Arterien verstopfen, könnte ein (vielleicht schon tödlicher) Herzinfarkt sein. Karies und Fehlstellungen der Zähne, die Klammern erforderlich machen, werden als irgendwie unvermeidliche Aspekte der Kindheit betrachtet – oder, was die Löcher betrifft, bestenfalls als Folge unzureichender Zahnhygiene –, nicht als Folge einer Mangelernährung. Solange Tests auf Vitamin K_2 noch kein Routinebestandteil unserer jährlichen Untersuchungen sind, wie es jetzt bei Vitamin D der Fall ist (oder sein sollte), müssen wir alle wissen, wie wir unsere Aufnahme dieses Vitamins optimieren können.

Noch eine letzte Anmerkung zu dieser Pseudorivalität zwischen den Brüdern: Die physiologischen Aktionen der beiden Vitamine schließen sich gegenseitig nicht ganz aus. Es gibt eine minimale Überschneidung, was zu der anhaltenden Verwechslung der Zwillinge beitragen dürfte. So haben Studien gezeigt, dass Vitamin K_1 eine schwache Fähigkeit hat, die Knochen zu stärken – im Hinblick auf die koronare Herzkrankheit sehen wir allerdings keine positiven Auswirkungen dieses Vitamins.[12] Umgekehrt hat auch Vitamin K2 einen schwachen Einfluss auf die Blutgerinnung, aber nur, wenn es in hohen Dosen aufgenommen wird. Mit der Frage, ob es gefährlich ist, gleichzeitig Vitamin K2 und blutverdünnende Medikamente einzunehmen, werde ich mich im nächsten Kapitel beschäftigen.

In der folgenden Tabelle werden die Ähnlichkeiten und Unterschiede von Phyllochinon und Menachinon zusammengestellt.

Ähnlichkeiten und Unterschiede von K1 und K2		
	K1 (Phyllochinon)	**K2 (Menachinon)**
physiologischer Prozess	Blutgerinnung	angemessene Kalzifizierung
Nahrungsquellen	Blattgemüse, Kiwis, Pflanzenöle	Nattō (fermentierte Sojabohnen); Gänseleber; manche Käsesorten; tierisches Fett wie Eigelb, Butter und Schmalz von mit Gras gefütterten Tieren
Speicherung im Körper?	nein	nein
Zyklus im Körper?	ja (daher sind die entsprechenden Anforderungen an die Ernährung minimal)	nein (daher ist es ganz wichtig, genug über die Nahrung aufzunehmen)
Mangel	wenig verbreitet – führt zu Gerinnungsstörungen	häufig – manifestiert sich als Osteoporose, arterielle Plaque und Karies
Fähigkeit, Osteocalcin zu aktivieren, das die Knochendichte erhöht und Hüftbrüche reduziert	schwach	stark
Fähigkeit, Matrix-Gla-Protein (MGP) zu aktivieren, das arterielle Plaque verhindern und rückgängig machen kann	schwach	stark

Vitamin K2: Ein neuer essenzieller Nährstoff

Essenzielle Nährstoffe sind, das habe ich ja schon erwähnt, Nahrungselemente (wie Vitamine, Mineralstoffe, Amino- und Fettsäuren), die für das normale Funktionieren des Körpers erforderlich sind, aber entweder gar nicht von ihm synthetisiert werden können oder nicht in den Mengen, die für eine gute Gesundheit nötig sind, und ihm daher über die Nahrung zugeführt werden müssen. Bisher dachte man (sofern man überhaupt darüber nachdachte), Vitamin K_2 sei kein essenzieller Nährstoff, da die Darmbakterien es theoretisch herstellen können und es nur in relativ kleinen Mengen vom Körper benötigt wird. Heute wissen wir aber, dass die Darmbakterien Vitamin K_2 nicht in ausreichender Menge produzieren können. Ferner haben Studien ergeben, dass die meisten Menschen nicht über genug Vitamin K_2 verfügen, um alle ihre von Menachinon abhängigen Proteine zu aktivieren. Es ist also klar, dass wir dieses Vitamin über die Nahrung oder Ergänzungsmittel zu uns nehmen müssen und es daher als essenzieller Nährstoff zu klassifizieren ist.

Jetzt kennen Sie die Geschichte von Vitamin K_2 und können besser verstehen, wieso dieser essenzielle Nährstoff so lange übersehen wurde. Die Unterschiede zwischen den beiden Hauptformen von Vitamin K erklären aber nur zum Teil, warum das Risiko für einen Mangel an Vitamin K_2 viel größer ist als das für einen Mangel an Vitamin K_1. Was ist da schiefgegangen, und was hat uns in die derzeitige Situation mit unserem Vitamin-K_2-Mangel gebracht? Mit dieser Frage werden wir uns im nächsten Kapitel beschäftigen; dort werden wir uns die radikale Veränderung unseres Nahrungssystems ansehen, die dazu geführt hat, dass wir so schwer an Menachinon herankommen. Und wir werden uns mit der Frage befassen, wie wir unseren Körper über unsere Nahrung und Ergänzungsmittel wieder mit diesem Vitamin versorgen können.

3

Wie viel Vitamin K_2 brauchen wir, und wie bekommen wir es?

Die Menschen der Vergangenheit nahmen eine Substanz auf, die den heutigen Generationen fehlt.

— WESTON A. PRICE

ICH HABE JA GESAGT, DASS wir fast alle an Vitamin-K_2-Mangel leiden – klingt das nicht verdächtig? Da ein Vitaminmangel von der Nahrung abhängt, sollte sein Auftreten bei einer Population mit unterschiedlicher Ernährung doch variieren! Das tut es in der Theorie auch – sofern nicht mit der Nahrung der gesamten Population etwas passiert, was es fast unmöglich macht, diesen Nährstoff zu bekommen. Und dieses Schicksal widerfuhr Vitamin K_2. Menachinon war in unserer Nahrung einst in reichem Maße vorhanden. Bei unseren Bemühungen, die Nahrungsmittelherstellung so zu modernisieren, dass kleinere Flächen größere Erträge bringen, haben wir diesen so wichtigen Nährstoff aus unserer Nahrung entfernt, ohne das zu beabsichtigen. In diesem Kapitel werden Sie erfahren, wie Sie Menachinon wieder auf Ihren Teller holen können, welche Menge Sie für ein optimales Wohlbefinden brauchen und wie Sie zwischen den zahlreichen Ergänzungsmitteln unterscheiden können, die auf dem Markt sind.

Vitamin-K_2-Mangel in der Ernährung: Was ist schiefgegangen?

Vor 4000 bis 10 000 Jahren – je nachdem, welchen Bereich der Welt wir betrachten – begannen die Menschen, Tiere zu domestizieren. Bei der Entwicklung von der Lebensweise der Jäger und Sammler weg erkannten unsere Vorfahren, dass sie von einer zuverlässigen Nahrungsquelle profitieren konnten und nicht mehr ständig herumziehen mussten, wenn sie die Aufenthaltsorte ausgewählter gefügiger Tiere selbst bestimmten. Das Verfahren war einfach genug: Sie beschränkten das Herumstreifen der Tiere auf einen Teil ihres natürlichen Habitats, der eine vernünftige Größe hatte (sodass er den besagten Tieren reichlich Futter und Wasser bot), und schützten sie vor Raubtieren. Die Tiere lieferten ihnen dann über die Ernährung Proteine, essenzielle Fette, Vitamine und Mineralstoffe.

Der Grund dafür, Vieh zu züchten und zu jagen – der Grund dafür, dass wir überhaupt Nahrung tierischen Ursprungs zu uns nehmen –, ist, dass wir Menschen so, im Hinblick auf die Ernährung, von der Energie der Sonne und den Mineralstoffen des Bodens profitieren können. Diese Elemente werden von fotosynthetischen Pflanzen eingefangen und dann von Tieren verzehrt und metabolisiert, die das effizient können. Bei diesem Prozess wandeln die Tiere die Nährstoffe in den Pflanzen praktischerweise in Formen um, die unser Körper besser verwerten kann. Der Nährstoffgehalt von Fleisch, Eiern und Molkereiprodukten hängt direkt von der Zusammensetzung der Nahrung der Tiere ab. In einem sehr realen Sinn sind wir also nicht nur das, was wir essen, sondern auch das, was unsere Tiere fressen.

Wir haben eine tief verwurzelte – und jetzt größtenteils unzutreffende – Vorstellung davon, wie Viehzucht funktioniert: Kühe, die auf einer Wiese grasen. Wir brauchen auch nur hundert Jahre zurückzublicken, um festzustellen, dass die große Mehrheit des Viehs damals tatsächlich frei auf grünen Weiden herumlief. Die Zeiten haben sich aber geändert. Noch um 1800 lebte die nordamerikanische Bevölkerung zu 95 Prozent auf dem Land; fast alle arbeiteten in der Landwirtschaft, und die meisten Familien erzeugten ihre Nahrung selbst.

Bis 1920 war die bäuerliche Bevölkerung Nordamerikas auf rund 50 Prozent gefallen, und heute verdienen sich nicht einmal 5 Prozent der dortigen Bevölkerung ihren Lebensunterhalt in der Landwirtschaft. Die größte Veränderung ist, dass wir jetzt von weitgehend zentralisierter, industrialisierter Nahrung abhängig sind. Selbst die Menschen, die noch Ackerbau und Viehzucht betreiben, produzieren gewöhnlich nicht ihre eigene Nahrung. Das Hauptelement bei der Industrialisierung unserer Nahrungsherstellung war, dass das Vieh von den Weiden genommen und die Massentierhaltung erfunden wurde.

Die Entdeckung der Vitamine A und D in den frühen 1920er-Jahren ebnete den Weg dafür, das Vieh in großem Maßstab mit Getreide zu füttern, und das ist heute die fast ausschließliche kommerzielle Form der Viehzucht. Der Zusatz dieser spezifischen Nährstoffe zum Futter bedeutete, dass Rinder, Geflügel und Schweine ohne Sonnenlicht leben konnten, das eine Quelle für Vitamin D ist, und ohne Grünfutter, eine Quelle für Nährstoffe, aus denen die Tiere Vitamin A bilden können. Das bedeutete, dass man die Tiere dauerhaft in Ställen halten konnte. Obwohl die ausschließliche Fütterung mit Getreide damals technisch bereits möglich war, war sie aber nicht praktisch. Getreide war nämlich teuer, Weideland hingegen relativ billig. Im Zweiten Weltkrieg änderte sich das allerdings.

In den frühen 1940er-Jahren perfektionierten die Hersteller von landwirtschaftlichem Gerät den leichten Mähdrescher mit Eigenantrieb. Diese Maschine für die Getreideernte ermöglichte es den Bauern, viel mehr Getreide zu produzieren, als die Bevölkerung konsumieren konnte, sodass der Getreidepreis abstürzte. Obwohl schon lange bekannt gewesen war, dass man durch die Fütterung mit kohlehydratreichem Getreide, insbesondere mit Weizen, fetteres Vieh produzieren konnte als durch die Fütterung mit Grünpflanzen, war die Verfütterung von Getreide bis dahin eher die Ausnahme gewesen als die Regel. Nach der Einführung des Mähdreschers wurden Feedlots erschaffen, große Betriebe für die Mast von Schlachtvieh, und das war die Geburtsstunde der Massentierhaltung.

In Nordamerika begann dieser Trend in der Rindfleischindustrie. Texas, das reich an Weideland und auf der Viehzucht gegründet worden war, eröffnete 1950 sein erstes Feedlot. Noch im gleichen Jahrzehnt begann die Geflügelindustrie, die Vögel in Gebäuden unterzubringen. In den 1960er-Jahren zog die Milchwirtschaft nach, in den 1970er-Jahren schlossen sich auch die Produzenten von Schweinefleisch an. Heute wird die große Mehrheit an Geflügel, Eiern, Fleisch und Molkereiprodukten in Nordamerika mit diesem Verfahren und der Fütterung mit Getreide hergestellt. Die Fleisch- und Eiermärkte werben sogar mit zu 100 Prozent aus Getreidefutter hergestellten Produkten.

Denken Sie jetzt: »Na und?«? Nun – als wir die Tiere von den Weiden nahmen, entfernten wir unwissentlich Vitamin K2 aus unserer Nahrung. Sie wissen ja inzwischen, dass wir Menschen das Vitamin K1 aus den Pflanzen praktisch nicht in Vitamin K2 umwandeln können. Und dass die Tiere das können – vorausgesetzt, dass ihr Futter reichlich Vitamin K_1 enthält. Getreide beinhaltet den erforderlichen Vorläufer von Vitamin K_2, aber nur in einem Bruchteil der Menge, die in grünem Gras zu finden ist. Als die Tiere noch auf Weiden grasten, bekamen wir über unsere Nahrung reichlich Vitamin K_2. Die häufigsten Haupterzeugnisse wie Butter, Eier, Käse und Fleisch enthielten selbst dann genug Menachinon, wenn sie nur in relativ kleinen Mengen gegessen wurden. Heute verzehren wir die in Massenproduktion hergestellten Formen dieser Nahrungsmittel in großen Mengen, doch wir hungern nach den Nährstoffen, die sie nicht mehr enthalten.

Das Vitamin aus Grasfütterung

Dr. Weston Price, der Zahnarzt, der Vitamin K_2 entdeckte (das er »Aktivator X« nannte – siehe Kapitel 2), merkte, dass zwischen der Fütterung mit Gras und dem Gehalt an Vitamin K_2 ein Zusammenhang besteht. Das zeigte er dann auch eindeutig: Er sammelte alle zwei Wochen Proben von Molkereiprodukten aus verschiedenen Teilen der USA, Kanadas, Australiens und Neuseelands ein. Im Laufe mehrerer Jahre analysierte er über 20 000 Proben und bemerkte bei Butterproben einen ganz spezifischen Trend beim Gehalt an Aktivator X, der mit der Qualität des Viehfutters variierte. Er schrieb: »Als stärkster Faktor erwies sich das Weidefutter der Milchkühe. Schnell wachsendes Gras, grün oder schnell getrocknet [um die grüne Farbe zu erhalten], war« bei der Produktion von Aktivator X »am effizientesten«.[1] Price zeigte, dass der Gehalt der Butterproben an Aktivator X und Vitamin A in den wärmeren Monaten stieg – die Höchstwerte lagen gewöhnlich im Herbst und im Frühjahr, also in den Perioden eines schnellen Graswachstums – und im Winter stark sank, weil dann vor allem getrocknetes (nicht grünes) Futter verwendet wurde.

Der Grund für diese jahreszeitlichen Schwankungen und für den Vitamin-K_2-Mangel bei mit Getreide gefütterten Tieren liegt in der engen Beziehung zwischen Vitamin K und Chlorophyll (dem Farbstoff, der die grünen Pflanzen grün macht). In den Membranen des Chloroplasts, des Teils der Pflanzenzellen, der das Sonnenlicht für die Fotosynthese einfängt, ist Vitamin K_1 in reichem Maße vorhanden. Wenn Kühe, Hühner oder Schweine grüne, chlorophyllhaltige Pflanzen fressen, nehmen sie Phyllochinon (Vitamin K_1) auf, das dann in

Menachinon (Vitamin K_2) umgewandelt wird. Bei grasenden Tieren sammelt Vitamin K_2 sich im Gewebe an, und zwar in direktem Verhältnis zur Menge von Vitamin K_1 in ihrer Nahrung.[2] Der Mangel an Chlorophyll in Getreide bedeutet wenig Vitamin K_1 und wenig oder gar kein Vitamin K_2 bei Vieh, das mit Getreide gefüttert wird.

Der Zusammenhang zwischen Vitamin K_2 und Chlorophyll ist auch für ein einzigartiges Charakteristikum des Fetts aus Grasfütterung verantwortlich: eine deutlich sonnengelbe oder orange Färbung. In grünen Pflanzen ist Vitamin K_1 fast immer zusammen mit Betacarotin enthalten, einem anderen, aber völlig unterschiedlichen Chlorophyllnährstoff. Betacarotin ist das Pigment, das Obst und Gemüse eine orange Farbe verleiht. So sind Mohrrüben für ihren hohen Gehalt an Betacarotin bekannt. Auch grüne Pflanzen enthalten viel Betacarotin – die Gelbfärbung wird bei ihnen durch andere Pigmente überlagert. Wenn Tiere, die grüne Pflanzen fressen, Vitamin K_1 in Vitamin K_2 umwandeln, springt Betacarotin auf diesen Zug auf. Daher enthält das Fett grasgefütterter Tiere viel Menachinon und hat gewöhnlich eine intensivere Gelb- oder Orangetönung als das Fett von Tieren, die nicht mit Gras gefüttert werden. Das ergibt eine gute Faustregel für die generelle Auswahl von Nahrungsmitteln, die reich an Vitamin K_2 sind: Je stärker gelb oder orange das Fett ist, desto höher ist der Gehalt an Vitamin K_2.

Heute sind wir so sehr an das ultraweiße Fett bei Fleisch und Geflügel gewöhnt, dass es sogar über gelbes Fett gestellt wird, welches verdächtig oder unappetitlich wirkt. Dass wir die Goldtöne von Fett aus der Weidefütterung schätzen, ist ein wichtiger Schritt bei der Ernährungsrevolution, durch die wir wieder Vitamin K_2 auf den Teller bekommen werden. Dass manche Produzenten von grasgefüttertem Vieh es vor der Schlachtung durch ein paar Wochen Umstellung auf Getreidefutter fetter machen, vereitelt den Zweck des Weidens schnell.

So ist in Neuseeland, wo Getreide teurer ist als in Nordamerika, Fleisch von grasgefütterten Tieren immer noch die Norm, und daher sind die Tierfette gewöhnlich gelber. Mitte der 1990er-Jahre experimentierten die neuseeländischen Rindfleischproduzenten damit, das Vieh nach Art der Amerikaner von den Weiden zu nehmen und durch Getreidefutter fetter zu machen, um die Nachfrage der Japaner nach Fleisch mit sehr weißem Fett erfüllen zu können. Dieses Experiment war auf vielen Ebenen ein Fehlschlag. Sechs Wochen mit Getreidefutter reichten nicht aus, um die Gelbfärbung vollständig zu entfernen, sodass das Fleisch für den japanischen Markt immer noch ungeeignet war; sie reichten aber aus, um den Gehalt an Betacarotin (und vermutlich auch Vitamin K_2 und Omega-3) um etwa 97 Prozent zu senken.[3] Schon eine kurze Fütterung mit Getreide reduziert den Nährstoffgehalt von Fleisch drastisch.

Eine weitere Quelle von Proteinen aus Gras ist Wild. Enten, Fasane, Hasen, Kaninchen, Rotwild, Elche, Wildschweine, Wildtruthühner und so weiter ernähren sich von Natur aus von grüner Vegetation. Wild hat allerdings den Nachteil, dass die Tiere gewöhnlich sehr mager sind, sodass der Gesamtgehalt an dem für die Erzeugung fettlöslicher Vitamine erforderlichen Fett niedrig ist. Falls Sie das Glück haben, dass Ihnen der Reichtum der Natur auf diese Weise zugänglich ist, sollten Sie kein einziges Gramm des wertvollen menachinonreichen Fetts, das im Wild enthalten ist, verschwenden.

Die ausschließliche Fütterung von Tieren mit Gras würde unserem Fleisch, unserer Milch und den Eiern zwar wieder den maximalen Gehalt an Vitamin K_2 verleihen, doch es ist gar nicht viel Zeit auf der Weide erforderlich, um den Nährwert von Butter zu erhöhen. Frisches Gras im Futter der Kühe verbessert den Gehalt der Butter an Nährstoffen und ihren Geschmack direkt proportional zu der Menge Grünfutter, die sie zu fressen bekommen.[4] Ein paar Stunden auf der Weide am Tag sind besser als gar keine und führen zu messbaren Verbesserungen der Nährstoffqualität von Molkereiprodukten. Wir würden einen Schritt nach vorn machen, wenn die Fleischindustrie und die Milchwirtschaft dazu übergehen würden, den Kühen, Hühnern und Schweinen den Zugang zu altmodischem Gras oder zu Weiden zu ermöglichen.

Unterstützer der Massentierhaltung aus der Industrie könnten einwenden, dass weidendes Vieh zu viel Land verbrauchen würde und dass Butter aus Grasfütterung weich und daher schlecht zu transportieren ist, sodass sie sich nicht als Massenprodukt eigne. (Siehe »Wie streichfähig ist Ihre Butter?« in Kapitel 4.) Goldorangefarbene »Junibutter«, die zu 100 Prozent aus Grasfütterung stammt, mag ja das Nonplusultra unter den Produkten aus Weidefütterung sein, doch es ist schwer, sie zu bekommen. Lesern, die die Vorteile der Grasfütterung bei der Reinigung der Arterien und dem Aufbau der Knochen gleich genießen wollen, stehen andere Möglichkeiten offen. Es gibt insbesondere ein Produkt aus potenzieller Weidefütterung, das viel leichter erhältlich ist, da es sich auf relativ kleinen Flächen herstellen und sich auch leicht transportieren lässt und das voll von Menachinon ist, wenn es aus Grasfütterung stammt: das schlichte Ei! Es liegt bereits im Herzen der Grassroots-Bewegung (das soll kein Wortspiel sein!), die dazu beitragen wird, unseren schlechten Vitamin-K_2-Status wieder zu verbessern.

Die Suche nach Eiern aus Weidehaltung

Sollten Sie bisher nur Eier aus Massenproduktion gegessen haben, könnte dieses Konzept Ihnen fremd sein: Die Qualität von Eiern hängt stark davon ab, was das Huhn zu fressen bekommen hat. Wer schon einmal das Vergnügen hatte, Eier von Weidehühnern zu essen, wird wissen, was ich meine. Das Weiße eines Eis aus Grasfütterung ist fester und nicht so wässrig wie das eines industriellen Eis. Und das Dotter hat immer eine viel intensivere und dunklere Farbe. Zu bestimmten Jahreszeiten (es gibt da eine natürliche jahreszeitliche Variation) erreicht diese Farbe ein erstaunlich tiefes, goldenes Orange. Das ist wahres Nährstoffgold – und diese Eier enthalten gewöhnlich sehr viel herzgesundes Vitamin K_2.

Wenn Sie eine Vorstellung davon bekommen möchten, wie intensiv das Orange von Eigelb aus Grasfütterung werden kann, sollten Sie an Cheddarkäse denken – oder, noch besser, an das Makkaroni-und-Käse-Pulver von Kraft. Sein intensives, glühendes Orange wird oft als Sinnbild für synthetische Produkte verspottet – und ich möchte da gar nicht widersprechen –, doch seine instinktive Anziehungskraft für Kinder im Vorschulalter könnte einfach darauf beruhen, dass wir darauf programmiert worden sind, diese Farbe auf einer bestimmten Ebene zu schätzen. Vielleicht liegt das daran, dass diese Orangefärbung in der Natur mit nährstoffreicher Nahrung in Verbindung gebracht wird. In den wenigen Fällen, in denen ich der Bitte meines Sohns um »die orangen Nudeln« nachgab, mogelte ich ein ganzes Eigelb aus Grasfütterung in seine Portion. Bei der Farbe machte das keinen Unterschied, aber die unerwünschte Mahlzeit wurde in ein System verwandelt, das (geschickt maskiertes) Vitamin K_2 lieferte.

Die konventionelle Fütterung mit Getreide reduziert also den Menachinongehalt des Dotters. Was ist dann ein besseres Ei, zumindest von denen, die in Ihrem Supermarkt erhältlich sind? Sind Sie wie ich vom heutigen Angebot an Eiern überwältigt? Es gibt die regulären Eier, die, als ich sie mir das letzte Mal angesehen habe, nach der Größe, der Farbe und der Marke sortiert waren. Das sind die Standardeier aus der Massenproduktion, bei der die Hühner in Legebatterien gehalten werden und nie das Tageslicht erblicken, geschweige denn eine grüne Wiese. Und die »gesunden« Eier, die sich oft in einem eigenen Bereich des Markts befinden und eine verblüffende Auswahl bieten: »käfigfreie« Eier, Eier aus Bodenhaltung, von freilaufenden Hühnern, »organische«, »natürliche« und Eier »mit Omega-3«; oft werden auch Kombinationen aus mehreren dieser Begriffe verwendet. Welche sind die besten? Im Hinblick auf Vitamin K_2 gibt es da nicht den geringsten Unterschied. Wenn Ihr »freilaufendes« Huhn keine Zeit auf einer grünen Weide verbringt, werden die Eier nur minimale Mengen an Menachinon enthalten.

Das hört sich ja wirklich nicht ermutigend an – aber es ist noch nicht das Ende der Geschichte. Das vielschichtige Angebot an Eiern, die eine Alternative bieten, reflektiert die wachsende Nachfrage nach besseren Eiern. Und deutet auf ein Phänomen hin, das sich heute außerhalb der Lebensmittelgeschäfte geradezu explosionsartig entwickelt: eine starke Nachfrage nach Eiern frisch vom Bauernhof, wo die Hühner auf Weiden scharren und herumlaufen. Feinschmecker suchen seit ein paar Jahren wie verzweifelt nach Eiern von wirklich freilaufenden Hühnern – wegen des angeblich viel besseren Geschmacks. In manchen Gebieten haben alternative Eier Kultstatus erreicht, sodass die Bauern, die die Hühner halten, richtige Stars wurden. So ist sogar ein grauer Markt für das perfekte Ei entstanden, das stets von lokalen Bauern angeboten wird, deren kleine Herden den Vorschriften für die Industrie nicht unterliegen. Dazu kommt noch der schnell zunehmende Trend der Vorstädter, in ihrem Garten hinter dem Haus Hühner zu halten. Es herrscht also eine regelrechte Sucht nach Eiern von Hühnern, die mit Gras gefüttert werden. Ob die Fans lokaler Produkte das nun wissen oder nicht – diese Eier tragen dazu bei, unseren Vitamin-K_2-Status wieder zu verbessern.

Ich muss gestehen, dass ich meine Eier aus Grasfütterung auf dem grauen Markt kaufe, da die lokalen Verordnungen es mir hartnäckig verbieten, mir ein paar eigene Hühner zuzulegen. Was mache ich aber, wenn meine Eierfrau mal wieder kein einziges Ei mehr hat? Dann kaufe ich in meinem lokalen Reformhaus Vita-Eier, eine Marke, die aus Manitoba stammt und fast das ganze Jahr über die Eier mit der wundervollen Orangefarbe der Dotter anbietet. Diese Farbe beruht allerdings nicht auf Grasfütterung (seufz!), sondern auf dem Zusatz von Kräutern zum Futter dieser Hühner, die nicht in Käfigen gehalten werden. Dass das Futter dieser Hühner auch Grünes enthält, sollte den Vitamin-K_2-Gehalt der Dotter erhöhen; ihre aussagekräftige Orangetönung beweist das sogar. Vita-Eier sind ein ermutigendes Zeichen dafür, dass nährstoffreichere Eier auch in großen Mengen erzeugt werden können.

Gute Eier

Ein direkter Vergleich des Vitamin-K_2-Gehalts von konventionellen Eiern und Eiern aus Grasfütterung liegt noch nicht vor. Eier aus Weidehaltung haben jedoch im Hinblick auf die Nährstoffe viele andere erwiesene Vorteile. Im Vergleich zu den offiziellen Nährstoffdaten kommerzieller Eier haben Eier von Hühnern, die auf Weiden gehalten werden:[5]

- ein Drittel weniger Cholesterin,
- ein Viertel weniger gesättigte Fette,
- zwei Drittel mehr Vitamin A,
- zweimal mehr Omega-3-Fettsäuren,
- dreimal mehr Vitamin E,
- siebenmal mehr Betacarotin,
- 50 Prozent mehr Folsäure,
- 70 Prozent mehr Vitamin B_{12}[6],
- vier- bis sechsmal mehr Vitamin D.

Wie Sie in Kapitel 7 erfahren werden, ist es eine Ironie des Schicksals, dass die Entdeckung der Vitamine A und D aufgrund der engen Beziehung zwischen den fettlöslichen Vitaminen zur Eliminierung von Vitamin K_2 aus unserer Nahrung führte. Da wir zunächst gar nicht wussten, dass Vitamin K_2 überhaupt existierte, konnten wir aber auch nicht wissen, dass wir es aussperrten. Wieso schränkt der Verlust von Vitamin K_2 die Lebensdauer von in Batterien gehaltenen Tieren im Gegensatz zu einem Mangel an Vitamin A oder Vitamin D nicht ein? Lebensbedrohliche Probleme durch Vitamin-K_2-Mangel zeigen sich bei den Tieren wie bei den Menschen gewöhnlich erst im Laufe der Zeit. In dem künstlich kurz gehaltenen Leben der Tiere aus Massenhaltung kann es vorkommen, dass ein Menachinonmangel gar nicht bemerkt wird. Ein Beispiel: Ein Brathühnchen, das auf einer Weide aufwächst, wird erst nach mindestens drei Monaten schlachtreif, ein im Stall oder Käfig gehaltenes, mit Getreide (und gewöhnlich auch mit Hormonen und Antibiotika) gefüttertes Huhn bereits nach sieben Wochen. Die industrielle Landwirtschaft hat Fast Food auf eine neue Ebene gebracht, doch das mussten wir teuer bezahlen: mit dem Mangel an Nährstoffen.

Die Nachfrage nach Produkten von der Weide wurde nicht nur durch den Wunsch nach besserem Geschmack und mehr Nährstoffen hervorgerufen, sondern auch durch ein gestiegenes Bewusstsein für die oft erbärmlichen Lebensumstände der konventionell gezüchteten Tiere und die Auswirkungen der industriellen Landwirtschaft auf die Umwelt.

Eine Besprechung der zahlreichen ethischen, Umwelt- und Ernährungseffekte der Massentierhaltung würde den Rahmen dieses Buches ebenso sprengen wie eine Untersuchung der Logistik, durch die man einen Planeten mit sieben Milliarden Bewohnern mit Nahrungsmitteln von Weidetieren versorgen könnte. Eines steht aber fest: Was gut für unsere Tiere ist, ist auch gut für uns. Es bereitet zwar oft zusätzliche Mühe, Produkte aus Quellen mit Grasfütterung zu finden, doch das ist ein wichtiger Schritt, wenn wir Vitamin K_2 und viele andere Nährstoffe wieder zu einem festen Bestandteil unserer Ernährung machen wollen.

Wenn Sie Milchprodukte von kleineren, lokalen oder organischen Molkereien kaufen, ist das zwar keine Garantie dafür, dass die Kühe im Sommer auch Gras als Futter bekommen, doch es erhöht Ihre Chancen beträchtlich. Die Bezeichnung »organisch« selbst bedeutet im Hinblick auf Grasfutter gar nichts. Bei kleinen und organischen Molkereien besteht jedoch eine größere Wahrscheinlichkeit, dass sie ihre Milch bei unabhängigen Milchbauernhöfen kaufen, die ihre Kühe vielleicht auf die Weide lassen. In diesem Fall werden Sie in der Vollmilch, dem Joghurt und der Butter mit vollem Fettgehalt mehr Vitamin K_2 bekommen.

Falls Sie mehr über die Qualität Ihrer Molkereiprodukte wissen möchten, sollten Sie sich die Website der Molkerei ansehen oder sich

Rindfleisch aus Grasfütterung

Rindfleisch aus Grasfütterung hat nicht nur einen deutlich höheren Vitamin-K2-Gehalt als Rindfleisch aus Getreidefütterung, sondern ist der umfangreichsten derzeit vorliegenden Analyse zufolge bei zehn Aspekten für die menschliche Gesundheit vorteilhafter.[7] Im Vergleich zu Rindfleisch aus Getreidefütterung enthält Rindfleisch aus Weidefütterung:

- insgesamt weniger Fett,
- mehr Betacarotin (das mit dem Gehalt an Vitamin K2 im Zusammenhang steht),
- mehr Vitamin E (Gamma-Tocopherol),
- mehr B-Vitamine Thiamin und Riboflavin,
- mehr Calcium, Magnesium und Kalium,
- insgesamt mehr essenzielle Omega-3-Fettsäuren,
- mehr konjugierte Linolsäure (CLA), ein gesundes Fett, das möglicherweise Krebs bekämpft,
- mehr Vaccensäure (die in CLA umgewandelt werden kann),
- weniger gesättigte Fette.

Zudem besteht bei ihm ein gesünderes Verhältnis zwischen Omega-6- und Omega-3-Fettsäuren (1,65 zu 4,84).

über das Futter der Kühe informieren. Selbst wenn auf dem Logo des Unternehmens eine künstlerische Darstellung einer Kuh auf der Wiese prangt, sollten Sie nicht einmal davon ausgehen, dass die Kühe Weiden auch nur zu sehen bekommen.

Ghee und Butteröl von grasgefütterten Kühen

Ein Milchprodukt von Weidekühen kann sich jeder leicht im Reformhaus oder online besorgen: Ghee aus der Milch solcher Kühe. Ghee ist auch unter den Bezeichnungen indische geklärte oder geläuterte Butter, indisches Butterschmalz oder entwässertes Milchfett bekannt. Dieses traditionelle Nahrungsmittel wird hergestellt, indem man ungesalzene Butter bei niedriger Temperatur schmilzt und siedet, bis das darin enthaltene Wasser verdampft ist und die festen Bestandteile der Milch von dem Öl getrennt sind. Das so entstehende Öl ist halbfest und sehr stabil. Es lässt sich ohne Kühlung drei Monate lang lagern, im Kühlschrank sogar bis zu einem Jahr. Allerdings stammt nicht jedes Ghee von grasgefütterten Kühen – Sie sollten daher auf das typische Goldgelb achten und die Beschriftung sorgfältig lesen, damit Sie sicher sein können, dass Sie wirklich Ghee mit viel Menachinon bekommen.

Aus der Milch von grasgefütterten Kühen hergestelltes Ghee passt definitiv auf die Beschreibung des an Aktivator X reichen goldenen Butteröls, die Dr. Price in seinem Werk gab. Dank des Gehalts des Kuhfutters an Grünzeug und der behutsamen Konzentration des Fettanteils der Butter (und somit auch der fettlöslichen Vitamine) sollte Ghee von Weidekühen eine ergiebige Quelle von Vitamin K_2 sein. Ghee kann man überall da benutzen, wo man Butter verwenden würde; aufgrund seines hohen Rauchpunkts (252 Grad Celsius) eignet es sich besonders zum Braten und Sautieren.

Ein Unternehmen, das aus der Milch grasgefütterter Kühe hervorragendes Ghee produziert, ist Pure Indian Foods. Auf seinen Etiketten steht: »Dieses Ghee wurde aus Milch hergestellt, die nur im Frühjahr und im Herbst gewonnen wurde, wenn die Kühe auf der Weide sind und schnell wachsendes grünes Gras fressen.« Für die Anhänger der ayurvedischen (»ayurvedisch« ist ein Wort aus dem Sanskrit und bedeutet »das gesamte Wissen für ein langes Leben«) Medizin, eines traditionellen indischen Heilsystems, gibt es sogar noch einen Bonus: Das Produkt wird nach vedischen Prinzipien hergestellt. Auf den Etiketten steht außerdem: »Wir machen unser Ghee nur an den Tagen mit Vollmond oder zunehmendem Mond«, was für die Anhänger der ayurvedischen Medizin offenbar eine gute Nachricht ist.

Ich weiß nicht, in welchem Maße der zunehmende Mond zur Qualität des Endprodukts beiträgt, doch ich muss sagen, dass dieses Ghee einfach köstlich ist. Seinen Geschmack, der mich schlicht umwarf, kann ich nur mit einem Wort beschreiben: buttrig. Falls Sie jemals Popcorn mit künstlichem Butteraroma gegessen und sich gefragt haben, wer wohl beschlossen hatte, dass dieses Aroma wirkliche Butter repräsentierte, werden Sie ein Aha-Erlebnis haben, wenn Sie Ghee aus Grasfütterung essen! In ihm sind die besten Aromen von Butter eingefangen, aber ohne den unechten Geruch (oder die bedenkliche Strahlung) von Popcorn aus der Mikrowelle. Zudem sollte es prallvoll mit Vitamin K_2 sein. Leider ist es sehr teuer – 30 Gramm kosten etwa einen Dollar, und dazu kommen noch die Transportkosten, die – je nachdem, wo Sie leben – in der gleichen Höhe liegen können. Für die meisten Menschen ist Ghee aus Grasfütterung Luxus.

Butteröl gehört ebenfalls in die Kategorie der Butterkonzentrate aus Grasfütterung. Die bekannteste Marke ist X-Factor Gold High Vitamin Butter Oil, das von Green Pasture Products hergestellt und von mehreren Online-Händlern angeboten wird. Dem Etikett zufolge wird dieses Produkt, wie das Ghee aus Grasfütterung, aus Molkereiöl von Kühen hergestellt, die »zu 100 Prozent schnell wachsendes Gras« zu fressen bekommen. Das Produktetikett erklärt weiter: »Die Schnelligkeit des Graswachstums, das Timing der Weidezeit, die Grassorte, das Klima und die Gewinnungsmethode sind wichtige Faktoren« bei der Herstellung des Butteröls.

X-Factor-Butteröl wird zwar als Nahrungsergänzungsmittel vermarktet, doch ich würde es in die gleiche Kategorie der »funktionellen Nahrungsmittel« stellen wie das Ghee aus Grasfütterung, da der Nährstoffgehalt auf dem Etikett nicht aufgeführt wird. Da Butteröl siebenmal teurer ist als Ghee aus Grasfütterung, habe ich mich bemüht herauszufinden, wodurch es sich genau auszeichnet. Abgesehen von dem Verweis auf eine nicht angegebene Grassorte auf dem Etikett für das Butteröl scheinen die Beschreibungen der beiden Produkte auf den Etiketten identisch zu sein. Ich habe mit dem Eigentümer von Green Pasture Products gesprochen und auf meine spezifischen Fragen nur vage Antworten bekommen. Falls Sie sich dieses Produkt leisten können, können Sie sich auch Ghee aus Grasfütterung leisten, und dann werden Sie meinen Recherchen zufolge so ziemlich dasselbe Produkt bekommen.

Transfette vermeiden

Abgesehen davon, dass die Nahrungsmittel aus Grasfütterung allmählich verschwunden sind, versetzte das Erscheinen der Transfette unserem Vitamin-K_2-Status einen weiteren kollektiven Schlag. Einfach ausgedrückt: Der Verzehr von verarbeiteten Nahrungsmitteln und Fast Food steigert die Gefahr eines Vitamin-K_2-Mangels. Margarine und andere gehärtete Öle haben nicht nur die Butter – bei der auch ohne Grasfütterung zumindest die Chance besteht, dass sie Menachinon enthält – verdrängt, sondern auch unserer Aufnahme von Vitamin K_2 einen herben Schlag versetzt. Durch diese Butterersatzstoffe wurde eine abgewandelte Form von Vitamin K in unsere Nahrung eingeführt: Dihydrophyllochinon (DHP). Es entsteht, wenn Pflanzenöle, die viel Vitamin K_1 enthalten, synthetisch hydriert (gehärtet) werden. Hauptquellen für DHP sind gebackene und gebratene Waren; die Werte dieses Antinährstoffs im Blut werden bei wissenschaftlichen Studien als Marker für Ernährung von schlechter Qualität benutzt.

Was hat das aber mit Vitamin K_2 zu tun? Nun, selbst wenn Sie auf andere Marker der Ernährungsqualität wie die Aufnahme von Calcium achtgeben und relevante Faktoren bei der Lebensweise wie Alter, Körpergewicht, physische Bewegung und Einnahme von Östrogen berücksichtigen, steht die Aufnahme von mehr DHP bei Männern und Frauen im Zusammenhang mit einer geringeren Knochenmineraldichte.[8] Anders ausgedrückt: Die negativen Auswirkungen dieser synthetischen Form von Vitamin K_1 schlagen in die Knochendichte über, die ja eine Domäne von Vitamin K_2 ist. Das liegt wahrscheinlich daran, dass die ohnehin geringe Umwandlung von natürlichem Vitamin K_1 in Vitamin K_2 bei Vorhandensein von DHP noch weiter eingeschränkt wird. Studien haben ergeben, dass die Konzentration von Vitamin K_2 im Gewebe sogar viel niedriger ist, wenn DHP die einzige Quelle von Vitamin K_1 aus der Nahrung ist, als wenn sie natürliches Vitamin K_1 enthält.[9]

Wir wissen, dass der Vitamin-K_2-Wert und die Gesundheit der Knochen leiden, wenn wir öfters mit DHP überladene Muffins und Pommes frites verzehren. Wie steht es aber mit der Gesundheit des Herzens? Es ist gut belegt, dass die gehärteten Fette, die als Ersatz für die gesättigten Fette erfunden wurden, ironischerweise viel schlechter für die Herzgesundheit sind als die altmodische Butter. Die Standarderklärung für diesen Effekt lautet jedoch, dass Transfette die systemische Entzündung und das LDL steigern, das sogenannte schlechte Cholesterin. Tatsächlich ist hier aber ein weiterer, auf direktere Weise schädlicher Faktor im Spiel: Transfette erhöhen schon in kleinen Mengen die Einlagerung von Calcium in die arteriosklerotische Plaque.[10]

An den negativen Auswirkungen der Transfette auf die Herzgesundheit sind mehrere Mechanismen beteiligt, doch ihr Einfluss auf die Bildung von Calcium-Plaque beruht allein darauf, dass Transfette DHP enthalten, die abgewandelte Form von Vitamin K. Da DHP das Protein Osteocalcin nicht aktivieren kann, ist es mit großer Wahrscheinlichkeit auch nicht in der Lage, MGP (Matrix-Gla-Protein) zu aktivieren, das unsere Arterien ja von Calcium reinigt. Daher sind wir anfällig für Herzkrankheiten und auch für Falten, Krampfadern und die anderen Erkrankungen, mit denen ich mich in den Kapiteln 4 und 5 beschäftigen werde.

Falls Sie es nicht bereits tun, sollten Sie gehärteten Fetten aus dem Weg gehen. Lesen Sie nicht nur die Informationen über die Nährstoffe auf den Verpackungen von Lebensmitteln, sondern auch die Liste der Inhaltsstoffe. Im Augenblick erlauben die Gesetze in den USA und Kanada den Herstellern, Produkte, die weniger als ein halbes Gramm Transfette enthalten, als »frei von Transfetten« zu bezeichnen, was eine Irreführung der Verbraucher ist. Stehen die Wörter »hydriert« oder »teilhydriert«, »gehärtet« oder »teilgehärtet« auf der Verpackung oder dem Etikett, enthält der Inhalt Transfette. Auch die Begriffe »Monoglyceride« und »Diglyceride« sollten Sie abschrecken. Wenn Sie DHP aus dem Weg gehen, helfen Sie Vitamin K_2 auf die Beine.

Zwei Arten von Vitamin K_2

Ich weiß, was Sie jetzt denken: Gut, den Transfetten kann ich ja aus dem Weg gehen – aber was ist, wenn ich keine Eier und Molkereiprodukte aus Grasfütterung finden kann? Bin ich dann zu einem Leben voller Falten und Krampfadern verdammt? Nein. Solange wir noch darauf warten müssen, dass das Angebot an Nahrungsmitteln aus Grasfütterung die Nachfrage erfüllt, können wir auf andere Nahrungsquellen ausweichen, die uns helfen können, unseren Bedarf an Menachinon zu decken. Bevor wir uns eingehend mit diesen Quellen beschäftigen, sollten Sie wissen, dass Menachinon in der Nahrung in zwei Hauptformen vorkommt. Beide liefern die Vorteile, die wir uns von Vitamin K_2 erhoffen, doch sie sind in unterschiedlichen Nahrungsmitteln zu finden.

In Kapitel 2 habe ich darauf hingewiesen, dass wir aus zwei Quellen Vitamin K_2 bekommen: aus unserer Nahrung und durch Darmbakterien, dass die Bakterien aber nur eine ganz geringe Menge zu unserem Vitamin-K_2-Status beitragen. Mit anderen Worten: Die Menge des Vitamins K_2, das im menschlichen Darm von Bakterien synthetisiert wird, rettet uns nicht vor einem Mangel an diesem Vitamin. In der Natur gibt es jedoch andere Mikroorganismen, die Vitamin K_2 auf ganz effiziente Weise produzieren und uns Nahrungsmittel liefern, die sehr reich an Menachinon sind. Dabei handelt es sich vor allem um bestimmte Käsesorten und um Nattō, ein japanisches Sojaprodukt. Die beiden Hauptquellen für Vitamin K2 – die tierische und die bakterielle – liefern Menachinon in unterschiedlichen Formen.

Die Form, die von Säugetieren synthetisiert wird und in Fleisch, Eigelb und Butter aus Grasfütterung zu finden ist, wird Menachinon-4 (MK-4) genannt, weil ihre Molekularstruktur einen »Schwanz« (eine Kette) aus Kohlenwasserstoffgruppen aufweist, der vier Doppelbindungen enthält. Bei der bakteriellen Fermentation entstehen hingegen mehrere andere Menachinon-Formen, deren Namen von MK-5 bis MK-10 reichen, je nachdem, was für einen spezifischen Mikroorganismus die Nahrung enthält. Besonders wichtig ist MK-7, Menachinon-7, dessen struktureller Schwanz sieben Doppelbindungen enthält. Es ist das Menachinon, das primär in der Supernahrung Nattō vorhanden ist. Sie brauchen Ihren Kopf jetzt nicht damit zu quälen, sich an Ihren Chemieunterricht zu erinnern – Sie brauchen nur daran zu denken, wie wichtig Doppelbindungen sind. Und Sie müssen wissen, dass die Strukturen von MK-4 (tierischer Ursprung) und MK-7 (bakterieller Ursprung) sich ein wenig unterscheiden und dass diese strukturelle Variation den beiden Formen von Menachinon unterschiedliche Eigenschaften verleiht. Diese Eigenschaften werden wichtiger werden, wenn wir später in diesem Kapitel über die Auswahl eines Ersatzstoffs sprechen. Beide Typen bringen aber die gleichen gesundheitlichen Vorteile, sofern wir sie in angemessenen Dosen zu uns nehmen.

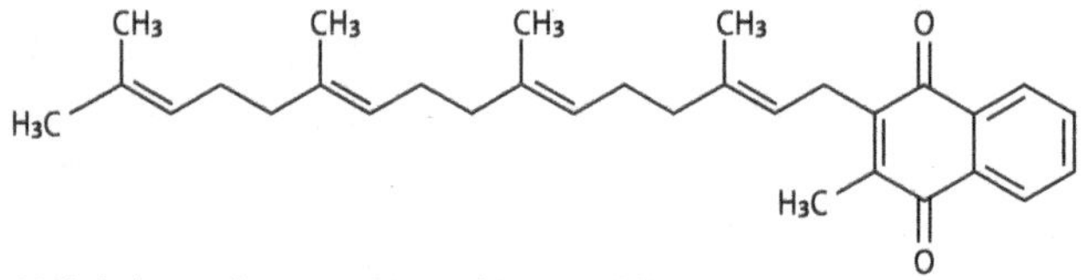

Molekularstruktur von Menachinon-4 (MK-4)

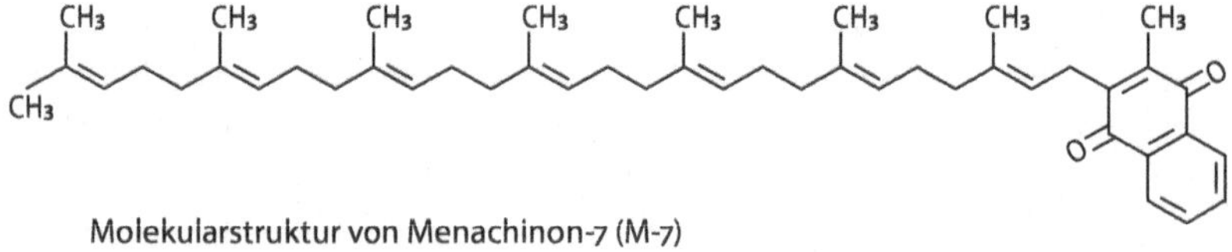

Molekularstruktur von Menachinon-7 (M-7)

Vitamin-K_2-Gehalt ausgewählter Nahrungsmittel

Nahrungsmittel (Portionen zu je 100 g)	µg	Anteile an K-Vitaminen
Nattō	1103,4	90 % MK-7, 10 % andere MKs
Gänseleberpastete	369	100 % MK-4
Hartkäse (wie holländischer Gouda)	76,3	6 % MK-4, 94 % andere MKs
Weichkäse (wie französischer Brie)	56,5	6,5 % MK-4, 93,5 % andere MKs
Eigelb (Niederlande)	32,1	98 % MK-4, 2 % andere MKs
Gänsekeule	31,0	100 % MK-4
Eigelb (USA)	15,5	100 % MK-4
Butter	15,0	100 % MK-4
Hühnerleber (roh)	14,1	100 % MK-4
Hühnerleber (in der Pfanne gebraten)	12,6	100 % MK-4
Cheddarkäse (USA)	10,2	6 % MK-4, 94 % andere MKs
Würstchen aus Fleisch	9,8	100 % MK-4
Hühnerbrust	8,9	100 % MK-4
Hühnerschenkel	8,5	100 % MK-4
Rinderhack (mittelfett)	8,1	100 % MK-4
Hühnerleber (geschmort)	6,7	100 % MK-4
Hotdog	5,7	100 % MK-4
Speck	5,6	100 % MK-4
Kalbsleber (in der Pfanne gebraten)	6,0	100 % MK-4
Sauerkraut	4,8	gemischte MKs
Vollmilch	1,0	100 % MK-4
Lachs (Alaska, Coho, Sockeye, Keta und King; wild, roh)	0,5	100 % MK-4
Rinderleber (in der Pfanne gebraten)	0,4	100 % MK-4
Eiweiß	0,4	100 % MK-4
Magermilch	0	

Quellen: Leon J. Schurgers, Cees Vermeer: »Determination of phylloquinone and menaquinones in food. Effect of food matrix on circulating vitamin K concentrations«, Haemostasis 2000, November bis Dezember, 30 (6), S. 298-307; Sonya J. Elder, David B. Haytowitz, Juliette Howe et al.: »Vitamin K Content of Meat, Dairy and Fast Food in the U.S. Diet«, *Journal of Agricultural and Food Chemistry*, 2006, 54: S. 463-467.

Da Sie jetzt über die verschiedenen Typen von Vitamin K_2 Bescheid wissen, ist Ihnen auch bewusst, dass manche Nahrungsmittel, beispielsweise Käse, erfreulicherweise mehr Menachinon enthalten, als man vielleicht erwarten würde. Vollmilch von durchschnittlichen mit Getreide gefütterten Kühen enthält mickrige 1,0 Mikrogramm Vitamin K_2 pro 100 Milliliter. Aus dieser Milch hergestellter Käse kann jedoch bis zu 76,3 Mikrogramm pro 100 Gramm enthalten. Die bakterielle Fermentation erhöht den Vitamin-K_2-Gehalt nämlich. In diesem Fall stammt der Menachinongehalt nur zu rund sechs Prozent aus der Milch, aus der der Käse hergestellt wurde; den Rest liefern Bakterien. Die »anderen MK« (anderen Menachinone) in der Liste sind MK-5 bis MK-10, die Formen von Vitamin K_2 mit langen Ketten, die von Bakterien produziert werden. Soweit wir bisher wissen, bringen sie alle die gleichen gesundheitlichen Vorteile.

Vielleicht ist Ihnen in der Tabelle aufgefallen, dass Eigelb in den Niederlanden mehr als doppelt so viel Vitamin K_2 enthält wie Eigelb in Amerika (und vermutlich auch in Kanada). Das reflektiert die Qualität des Futters und die Tatsache, dass die durchschnittlichen holländischen Hühner eher Zeit im Freien verbringen dürfen als die nordamerikanischen.

Ein weiterer unverkennbarer Trend ist der sehr hohe Vitamin-K_2-Gehalt von eigentlich verpönten Schlemmereien wie Gänseleber und fettreichem Käse. Das lässt den scheinbaren Widerspruch zwischen dem schwelgerischen Verzehr von reichhaltigem Essen in Europa und dem dort relativ niedrigen Prozentsatz der Herzkrankheiten verpuffen. Das französische Paradoxon ist demnach gar keines! Gerade die Pâté de foie gras, Camembert, Eigelb und die cremigen Buttersoßen, die wir fälschlich als »Herzinfarkt auf dem Teller« bezeichnet haben, liefern den wichtigsten Nährstoff, der die Herzgesundheit schützt, und zwar in reichlichem Maße. Gute Neuigkeiten für die Bonvivants unter uns!

Der Vitamin-K_2-Gehalt von Frankfurtern und Hotdogs interessiert die Feinschmecker natürlich weniger. Ich habe lange und hart darüber diskutiert, ob ich diese Sachen in meine Liste aufnehmen sollte. Ich versuche hier keineswegs, meine Leser dazu anzuregen, diese stark bearbeiteten, mit Nitrat überladenen Nahrungsmittel wegen ihres ja ohnehin geringen Gehalts an Vitamin K_2 zu essen oder das zu rechtfertigen. Schließlich habe ich sie in die Liste aufgenommen, weil der unerwartete höhere Gehalt an Menachinon die größeren Mengen von vitamin-K_2-reichen Organen reflektiert, die in diesen geheimnisvollen Fleischprodukten verarbeitet werden.

Nattō, der schleimige Star unter den Nahrungsmitteln

Der ungewöhnliche Superstar unter den menachinonhaltigen Nahrungsmitteln ist Nattō. Diese japanische Frühstücksleckerei riecht wie alte Turnschuhe, wird durch Schleimfäden zusammengehalten und enthält pro Portion genug Vitamin K_2, um Hüftbrüchen und der koronaren Herzkrankheit vorzubeugen. Nattō ist schwer zu bekommen und schmeckt einfach schlecht, doch wenn Sie Blauschimmelkäse mögen, sollten Sie auch Nattō mögen können. Außerdem gibt es hier endlich mal eine gute Nachricht für Veganer: In der westlichen Ernährung wurde Vitamin K_2 dem Körper zwar traditionell nur durch tierische Produkte zugeführt, doch die Einführung von Nattō liefert eine pflanzliche Quelle für diesen Nährstoff.

Wann und wie Nattō entdeckt wurde, ist nicht ganz geklärt, doch die Japaner genießen ihn schon seit Jahrhunderten, und im Hinblick auf seine Erfindung kursieren viele Theorien. Einer bekannten Legende zufolge erfanden japanische Soldaten Nattō um 1080 herum, und zwar unabsichtlich. Laut dieser Geschichte kochten die Soldaten gerade Sojabohnen für Pferdefutter, als plötzlich eine feindliche Armee angriff. Die Bohnen wurden hastig in Strohsäcke geschüttet und blieben dort, bis die Armee ein paar Tage später in das Lager zurückkehrte. Die Bohnen waren inzwischen verfault, doch die Soldaten waren so verzweifelt, dass sie sie trotzdem aßen und – das ist der schier unglaubliche Teil – den Geschmack mochten.[11] Man brachte dem regierenden Kaiser dann schnell Nattō, und er erklärte ebenfalls, er schmecke sehr gut. Von da an weitete die Beliebtheit der Bohnen sich aus.

Die hungrigen Soldaten und ihr Offizier wussten natürlich nicht, dass die Bakterien in den Strohsäcken, die zur Fäulnis der Sojabohnen führten, auch große Mengen Vitamin K_2 produzierten. Bis vor Kurzem wurde Nattō immer noch nach der traditionellen Methode zubereitet – man packte gekochte Sojabohnen in Reisstroh. Heute ist Stroh an der Produktion von Nattō nicht mehr direkt beteiligt, sondern die spezielle Mikrobe aus dem Stroh, die Vitamin K_2 erzeugt – *Bacillus subtilis natto* –, wird den Bohnen in Fabriken zugesetzt. Das so entstehende Produkt ist einheitlicher, enthält aber immer noch reichlich Menachinon.

Nicht überall in Japan wird Nattō geschätzt. In den östlichen Regionen (in der Umgebung von Tokio) isst man es häufig, im Westteil des Landes (um Hiroshima) aber nur selten. Es hat sich herausgestellt, dass die regionalen Unterschiede beim Verzehr von Nattō großen Einfluss auf den Anteil der Hüftbrüche haben. Studien zeigen einen statistisch relevanten umgekehrt proportionalen Zusammenhang zwischen den Hüftbrüchen bei Frauen und dem Verzehr von Nattō in den Präfekturen in ganz Japan: In den Regionen, in denen man Nattō isst, sind Hüftbrüche seltener.[12] Das liegt daran, dass schon bei Menschen, die nur gelegentlich Nattō essen, mehr MK-7 und auch mehr aktiviertes Osteocalcin vorhanden sind.[13] Eine Portion Nattō von rund 60 Gramm liefert eine Riesendosis des Knochen aufbauenden und Plaque bekämpfenden Vitamins K2 in Form von Menachinon-7: 550 Mikrogramm!

Abgesehen von seinem hohen Gehalt an Vitamin K2 hat Nattō auch noch andere Vorteile für die Gesundheit. Pyrazin, das Nattō seinen typischen Gestank verleiht, senkt die Wahrscheinlichkeit der Bildung von Blutklümpchen, was sich ebenfalls positiv auf die kardiovaskuläre Gesundheit auswirkt. Nattokinase, ein Proteine verdauendes Enzym, das nur in diesem fermentierten Nahrungsmittel vorkommt, weist ebenfalls eine gewisse Aktivität bei der Zerstörung von Blutklümpchen auf und hat das Potenzial, Alzheimer zu verhindern oder zumindest zu verlangsamen.[14] Zudem enthält Nattō Vitamin PQQ (Pyrrolochinolinchinon), einen Mikronährstoff mit positiven Einflüssen auf die Gesundheit der Haut, der in den nächsten Jahren bekannter werden dürfte. Wie andere Nahrungsmittel aus Soja ist Nattō eine Quelle von Daidzein, Genistein, Isoflavonen und Phytoöstrogenen, denen eine Wirksamkeit gegen Krebs zugeschrieben wird. Es gibt also viele Gründe, Nattō zu mögen, und als ich dieses Buch schrieb, beschloss ich, selbst auf den Geschmack zu kommen.

Im Gegensatz zu der Begeisterung für Eier aus Weidehaltung ist bei meiner Nation keine große Leidenschaft für Nattō erkennbar, was dessen Beschaffung noch wesentlich schwerer macht. Nachdem ich im Internet viel über dieses berüchtigte Nahrungsmittel gelesen und mir ein paar lustige YouTube-Videos von Leuten angesehen hatte, die zum ersten Mal Nattō aßen, zog ich los, um welches zu kaufen. Toronto ist eine multikulturelle Stadt mit einem hohen asiatischen Bevölkerungsanteil, zugegebenermaßen allerdings nicht mit einer starken japanischen Präsenz. Trotzdem dachte ich, ich würde ganz schnell Nattō finden. Da irrte ich mich aber. Ich besuchte mehrere große Reformhäuser im Gebiet von Toronto, zog aber nur Nieten – das Personal zuckte überall nur mit den Schultern. Dann probierte ich es bei mehreren gut bestückten asiatischen Supermärkten, aber dort erging es mir auch nicht besser. Nach einigen erfolglosen Wochen hatte ich dann doch Glück und fand ein japanisches Restaurant, das Nattō-Röllchen auf der Karte hatte.

Ich erkundigte mich nach dem Nattō und fragte, ob es möglich sei, welches zu bestellen und mitzunehmen. Der japanische Besitzer und Sushi-Koch des Restaurants, Simon, kam an meinen Tisch geeilt. Er strahlte über das ganze Gesicht – er freute sich offensichtlich sehr über mein Interesse an Nattō und erzählte mir begeistert, wie wunderbar es sei. Er betonte besonders, dass Nattō gesund sei, schien allerdings nicht so recht zu wissen, wieso genau. Und er räumte ein, dass er Nattō nicht schon immer gemocht habe. Nachdem er es ein paar Mal probiert habe, habe sich seine Einstellung jedoch gewandelt.

Von einigen Europäern hatte ich eine ähnliche Geschichte gehört, und es machte mir Mut, dass Nattō nicht einmal den Nachkommen seiner Erfinder auf Anhieb schmeckt. Da konnte ich ja sicher auch lernen, Nattō zu mögen! Das Restaurant konnte zwei Behälter mit Nattō entbehren, und ich bestellte für die folgende Woche noch ein paar. Dann ging ich mit meinen kleinen weißen Behältern nach Hause, für die ich, wie ich später erfuhr, viel zu viel bezahlt hatte: fünf Dollar pro Stück. Am folgenden Tag dünstete ich mir Reis und machte meinen ersten Behälter auf. So betrat ich die eher wundersame als wunderbare Welt des Nattōs.

Nattō erhält man in kleinen eckigen Behältern aus Styropor mit etwa 43 Gramm der schmierigen, klebrigen Bohnen. Sein Geruch erinnert stark an den einer Tonne für Bioabfall, die dringend mal wieder geleert werden müsste. Der Geruch nach schimmeligen Nahrungsmitteln ist zwar abstoßend, aber relativ schwach, insbesondere, wenn das Nattō kalt verzehrt wird. Den nussartigen, pikanten, leicht salzigen und modrigen Geschmack fand ich größtenteils auch erträglich. Nattō dürfte allerdings zu den Nahrungsmitteln gehören, die wir Menschen sehr unterschiedlich erleben. Mein Problem war seine Konsistenz. Ich halte mich eigentlich nicht für jemanden, der auf so etwas bei Nahrungsmitteln besonders empfindlich reagiert, aber das hier war einfach lächerlich.

Im Japanischen gibt es zur Beschreibung der Konsistenz von Nattō ein eigenes Wort: *neba-neba*. Das deutsche Wort, das dem am nächsten kommt, ist »schleimig«, obwohl ich *neba-neba* so verstehe, dass es ein gewisses Element der Klebrigkeit in der Schleimigkeit beinhaltet. Viele Nattō-Neulinge glauben wie ich, die Hauptschwierigkeit bestehe darin, die Bohnen so zuzubereiten, dass diese klebrige Schleimigkeit minimiert wird. Das funktioniert aber nicht. Nichts, was man mit Nattō machen kann, wird seine typische Beschaffenheit verändern oder maskieren. Es ist vielmehr so, dass alles, was Sie Nattō zusetzen, die gleiche zähe, schlüpfrige Konsistenz annehmen wird. Damit muss man sich einfach abfinden!

Es ist leicht, Nattō zuzubereiten. Man kann es eigentlich so essen, wie man es bekommt, muss es aber möglicherweise erst in dem handlichen Behälter, der eine Portion enthält, auftauen. Den meisten Marken liegen sogar winzige Packungen mit Gewürzen wie Sojasoße und japanischem Senf bei. Sie brauchen nichts anderes zu tun, als die Soßen hinzuzugeben, eine Minute lang zu rühren (damit sich, wie Simon sagte, »das Spinnennetz bildet«) und das Nattō dann auf Reis anzurichten. Zur Standardgarnierung gehören gehackter Schnittlauch oder grüne Zwiebeln und – jetzt müssen Sie tapfer sein! – ein rohes Ei. Ob Sie das Ei hinzugeben, liegt ganz bei Ihnen – aber es ist eine traditionelle und beliebte Ergänzung. Es handelt sich ja schließlich um eine Frühstücksspeise!

Nattō ist sehr vielseitig. Man kann die Bohnen auch auf zahlreiche andere Arten anrichten, die ich zum Teil ausprobiert habe. Es gibt Nattō auf Toast, Nattō-Spaghetti und gebratenen Reis mit Nattō. Und sogar Nattō-Eis, aber ich hatte nicht das Vergnügen, welches probieren zu können. Ich bereitete das Nattō alle paar Tage auf andere Weise zu, bis ich ein Rezept fand, das es mir ermöglichte, eine winzige Portion ganz aufzuessen. Dabei habe ich etwas Wichtiges gelernt: Beim Essen von Nattō dürfen Sie sich auf keinen Fall an der Stirn kratzen! Falls auch nur einer der klebrigen Fäden an Ihrer Hand hängen geblieben sein sollte, würden Sie dann nämlich das Gefühl bekommen, in ein Spinnennetz gelaufen zu sein.

Ich muss zugeben, dass ich die Beschaffenheit von Nattō trotz erheblicher Anstrengungen nicht ertragen konnte. Vielleicht habe ich zu schnell aufgegeben, aber der Verzehr der fermentierten Bohnen wurde bald eine gefürchtete Aufgabe. Ich würde Ihnen wirklich gern erzählen können, dass Nattō mir an einem gewissen Punkt plötzlich genauso zusagte wie Blauschimmelkäse. Aber das passierte einfach nicht. Ich erreichte einen Punkt, wo ich es ertragen konnte, ihn zu essen – aber weiter kam ich nicht. Selbst Nattō mit gebratenem Reis (das ist mein Lieblingsrezept; siehe unten) ist für mich nur gerade so essbar. Ich unternahm einen ernsthaften Versuch, Nattō zu mögen – und scheiterte. Das sollte Sie aber nicht davon abhalten, Nattō selbst zu probieren. Es ist wissenschaftlich erwiesen, dass Sie die mit Vitamin K_2 verbundenen Vorteile genießen können, wenn es Ihnen gelingt, es zu mögen – oder wenn Sie es zumindest alle zwei Wochen mal hinunterwürgen können. Und das werde ich weiterhin tun.

Nattō mit gebratenem Reis

1 Päckchen Nattō, aufgetaut
1 Esslöffel Pflanzenöl
2 Tassen gekochter Reis, weiß oder braun
Salz und Pfeffer nach Belieben
2 geschlagene Eier
1 TL Sesamöl
2 EL gehackte Schalotten
Sojasoße nach Belieben

Das Nattō eine Minute lang rühren, bis es eindickt. In einer Schüssel mit den Eiern zusammengeben und gut vermischen. Einen Wok oder eine Pfanne auf mittlerer Flamme erhitzen und das Pflanzenöl hinzugeben. Dann die Pfanne so kippen, dass das Öl die Oberfläche gleichmäßig bedeckt.

Das überschüssige Öl abgießen und aufbewahren. Das Sesamöl und dann das Nattō mit den Eiern hinzugeben. Unter häufigem Rühren sautieren, die Eier dabei stocken lassen. Das Nattō-Gemisch herausnehmen und beiseitestellen. Das restliche Pflanzenöl wieder in die Pfanne geben, dann den gekochten Reis hinzufügen.

Den Reis sautieren, bis er heiß ist, und eventuelle Klümpchen zerdrücken. Die Schalotten zum Reis geben und unter Rühren eine Minute lang kochen. Das Nattō-Gemisch wieder in die Pfanne geben und gut mit dem Reis verrühren. Nach Belieben mit Salz, Pfeffer und Sojasoße würzen. Vom Herd nehmen und sofort essen. Reicht für ein bis zwei Personen.

Wahrscheinlich würden Sie mich jetzt gern fragen, ob es denn unbedingt Nattō sein muss. Könnte man nicht stattdessen weniger extreme Formen von Sojabohnen essen, wie Tofu, Miso oder Sojamilch? Leider nicht. Zwar sind die meisten Nahrungsmittel aus Soja eine Quelle von Isoflavonen, östrogenartigen Verbindungen auf pflanzlicher Basis, und es gibt (allerdings umstrittene) Beweise dafür, dass diese Verbindungen den Knochenaufbau fördern. Diese Sojaprodukte enthalten jedoch kein Menachinon und werden sich daher nicht so positiv auf Ihr Herz und Ihre Blutgefäße auswirken wie Nattō. Studien haben bewiesen, dass der Verzehr von Nattō die Knochendichte viel stärker beeinflusst als der anderer sojahaltiger Nahrungsmittel wie Tofu.[15]

Die empfohlene Tagesdosis für Vitamin K_2

Sie wissen jetzt, welche uns vertrauten und fremden Nahrungsmittel Menachinon liefern. Nun fragen Sie sich wahrscheinlich, wie viel Sie denn für eine optimale Gesundheit Ihrer Knochen, Ihres Herzens und Ihres ganzen Körpers brauchen. Wenn Sie das wissen, haben Sie einen Rahmen für die Wahl von Ergänzungsmitteln, die Vitamin K_2 enthalten. Die offiziellen Angaben dafür, die auf der derzeit empfohlenen Tagesdosis (recommended daily intake, RDI) beruhen, sollten Sie ignorieren, da dabei nicht zwischen den beiden Hauptformen von Vitamin K unterschieden wird und sie auf dem Bedarf des Körpers an Vitamin K_1, nicht an Vitamin K_2, beruhen.

Der RDI für Vitamin K wird durch den Bedarf der Leber für die normale Aktivierung des Gerinnungsfaktors bestimmt; sie berücksichtigt nicht, wie viel Vitamin K_2 für eine optimale Gesundheit des Herzens und der Arterien benötigt wird. Aus Kapitel 1 wissen Sie ja, dass die für die Blutgerinnung erforderlichen Proteine bei den meisten gesunden Menschen vollständig aktiviert sind, dass bei ebendiesen Menschen aber ein variierender Teil der von Vitamin K_2 abhängigen Proteine inaktiv bleibt. Anders ausgedrückt: Die derzeit empfohlene Tagesdosis für »Vitamin K« führt dazu, dass es den von Vitamin K_2 abhängigen Proteinen an diesem Vitamin fehlt.

Europäische Experten, die 2004 zusammenkamen, um über diese Angelegenheit zu sprechen, gelangten aufgrund der vorliegenden wissenschaftlichen Daten zu dem Schluss, dass für eine optimale Gammacarboxylierung (das ist der Prozess, durch den die Vitamine K_1 und

K2 Proteine aktivieren) des Osteocalcins eine erheblich größere Menge von Vitamin K erforderlich ist.[16] Mit anderen Worten: Wir müssen neue Richtlinien festlegen, bei denen berücksichtigt wird, wie viel Vitamin K benötigt wird, um unseren Bedarf für die Blutgerinnung einerseits und den Schutz vor dem Calcium-Paradoxon andererseits zu decken.

Die derzeitigen Empfehlungen beruhen auf Mengen, die zwar für eine angemessene Blutgerinnung sorgen, aber nicht ausreichen, um auf lange Sicht optimale Vitamin-K2-Werte zu erzeugen. Folglich drohen uns dann immer noch Brüchigkeit der Knochen, Verkalkung der Arterien und der Nieren, kardiovaskuläre Krankheiten und möglicherweise auch Krebs.

Wissenschaftliche Forschungen haben ergeben, dass es zu einer erheblich höheren Aktivierung von Osteocalcin kommt, wenn die Aufnahme von Vitamin K weit über der derzeit empfohlenen Tagesdosis liegt.[17] In Kapitel 4 werde ich darüber sprechen, welchen Preis wir später im Leben zahlen müssen, wenn in unserem Körper heute ein leichter oder sogar schwerer Vitamin-K2-Mangel herrscht.

Wir können damit rechnen, dass wissenschaftliche Studien, irgendwann nachdem dieses Buch in den Druck gegangen ist, die für eine optimale langfristige Gesundheit erforderliche Vitamin-K2-Dosis bestätigen werden. Bis es so weit ist, können wir uns durch die Dosen, die bei klinischen Erprobungen benutzt werden, und durch Studien auf Populationsbasis, die die Aufnahme von Vitamin K2 verfolgen, Informationen aus der Praxis verschaffen. Die Forscher sehen schon bei nur 45 Mikrogramm Vitamin K2 am Tag eine Abnahme der Arterienverkalkung und der Sterblichkeit durch kardiovaskuläre Krankheiten.[18]

Wer häufig Nattō isst, kann sich dadurch jeden Tag über 300 Mikrogramm Menachinon verschaffen. Vitamin K2 hat keine bekannte Toxizität – wir müssen also eine minimale und eine nützliche maximale Tagesdosis ermitteln. Bis zu einem gewissen Grad wird eine optimale Dosis Vitamin K2 davon abhängen, in welchen Mengen Ihr Körper die Vitamine A und D bekommt, aber damit werden wir uns später befassen. Im Augenblick sollten Sie lediglich im Kopf behalten, dass die Zieldosis bei Vitamin K2 von dem Menachinon-Typ abhängt, den Sie in Betracht ziehen. Deshalb werde ich die verschiedenen Typen jetzt einzeln behandeln.

Vitamin K_2 aus Ergänzungsmitteln

Nehmen wir an, Sie verbringen das Wochenende zwar damit, die lokalen Bauernmärkte zu durchkämmen, doch es gelingt Ihnen nicht, die so seltenen Nahrungsmittel aus Grasfütterung zu bekommen (oder Sie können sie sich nicht leisten), auf die wir eigentlich von Geburt an ein Recht haben. Was jetzt? Was, wenn Sie Gänseleberpastete oder alten holländischen Gouda nur in kleinen Mengen essen können? Und wenn Sie Nattō einfach nicht hinunterkriegen? Dann ist es an der Zeit, über Ergänzungsmittel mit Menachinon zu sprechen. Bei Vitamin K_2 gibt es ja zwei Haupttypen – und daher gibt es auch bei den Vitamin-K_2-Ergänzungsmitteln zwei Hauptkategorien: MK-4- und MK-7-Produkte. Sie müssen unbedingt verstehen, wie sie sich unterscheiden, damit Sie dafür sorgen können, dass Sie das bekommen, was Sie bezahlt haben, und dass Sie mit dem von Ihnen gewählten Produkt eine angemessene Dosis einnehmen.

MK-4-Ergänzungsmittel

Diese Mittel sind in den USA schon seit vielen Jahren erhältlich und wurden bereits bei zahlreichen wissenschaftlichen Studien zu den Vorteilen von Vitamin K_2 verwendet. MK-4 ist zwar die natürliche Form dieses Vitamins in tierischen Nahrungsmitteln, doch es eignet sich nicht als Quelle für Ergänzungsmittel mit Vitamin K_2. Es wäre nämlich ungemein teuer, MK-4 aus Butter oder Eigelb aus Grasfütterung zu extrahieren.

Die Ergänzungsform von MK-4 wird synthetisch hergestellt, im typischen Fall aus einem Extrakt der Pflanze *Nicotiana tabacum*, des gewöhnlichen Tabaks. Das bedeutet aber keineswegs, dass die Nahrungsergänzung durch MK-4 mit dem Rauchen gleichzusetzen ist. MK-4 könnte als »Menatetrenon« auf dem Etikett stehen. 45 Milligramm MK-4 pro Tag sind eine typische therapeutische Dosis, die in der klinischen Forschung eingesetzt wird.

Widerstrebt es Ihnen, statt natürlicher Ergänzungsmittel synthetische einzunehmen? Klinische Tests haben gezeigt, dass diese Form von Menachinon im Hinblick auf die Knochenbildung und die Freihaltung der Arterien die gleichen Vorteile bietet. An sich würde ich nicht zögern, MK-4-Produkte zu empfehlen – sie haben allerdings zwei große Nachteile.

Zum einen hat MK-4 eine relativ kurze »Halbwertszeit«; dieser Begriff bezieht sich auf die Zeit, in der die Konzentration einer Substanz im Körper um die Hälfte reduziert wird. Das ist ein Maß dafür, wie lange eine gegebene Substanz im Körper bleibt. Wenn ein Nährstoff (oder ein Medikament oder was sonst untersucht wird) beispielsweise eine Halbwertszeit von einer Stunde hat, befindet sich eine Stunde nach der Einnahme nur noch die Hälfte der ursprünglichen Menge im Kreislaufsystem. Nach zwei Stunden werden drei Viertel verschwunden sein, nach drei Stunden wird nur noch ein Achtel der ursprünglichen Menge vorhanden sein, und so weiter. MK-4 bleibt nur wenige Stunden im Kreislaufsystem – dann fallen seine Werte im Blut unter eine therapeutische Menge.

Synthetisches MK-4 muss also den ganzen Tag über eingenommen werden, wenn eine nützliche Konzentration aufrechterhalten werden soll. Dass man es dreimal am Tag einnehmen muss, ist aber lästig und könnte dazu führen, dass die Betroffenen sich nicht die optimale Dosis zuführen, weil sie die Einnahme hin und wieder vergessen.

MK-7-Ergänzungsmittel

MK-7-Produkte sind auf dem Markt der Ergänzungsmittel mit Vitamin K2 relativ neu. Sie werden aus Nattō hergestellt, und die ersten Belege zeigen, dass sie beim Schutz des Herzens und der Knochen genauso effektiv wie MK-4-Produkte sind. Sie haben aber zumindest einen großen Vorteil: Sie sind bequemer. MK-7 hat im Körper eine längere Halbwertszeit, sodass schon eine einzige Tagesdosis ständigen Schutz durch Vitamin K2 gewährleistet.[19] Ergänzungsmittel mit MK-7 liefern einen höheren und stabileren Menachinon-Gehalt im Blut als MK-4-Produkte.

Ein weiterer Vorteil der MK-7-Produkte besteht darin, dass eine effektive Tagesdosis bei etwa 120 Mikrogramm liegt. Bei Vitamin K2 ist keine Toxizität bekannt – Sie können Ihre Dosis also ohne Bedenken verdoppeln. Wenn Sie jeden Tag eine einzige 40-Gramm-Portion Nattō essen, führen Sie sich damit schon jeweils über 400 Mikrogramm Vitamin K2 zu – vorausgesetzt, Sie können sich dazu überwinden! In Kapitel 4 werde ich außerdem erklären, dass Frauen in der Menopause und danach Studien zufolge mehr Vitamin K2 brauchen. Täglich mindestens 240 Mikrogramm MK-7 zu sich zu nehmen ist bei Frauen in den Wechseljahren also besonders angeraten.

Falls auf dem Etikett nicht angegeben wird – nicht einmal im Kleingedruckten –, welchen Typ von Vitamin K das Mittel enthält, sollten Sie es nicht kaufen. Wenn Sie den Vitamin-K-Typ nicht kennen, können Sie nämlich nicht wissen, ob die Dosis angemessen ist; Sie dürfen nicht einfach davon ausgehen, dass der Hersteller das schon richtig hinbekommen haben wird. Und mit einem Produkt, das Vitamin K_1 enthält, sollten Sie sich gar nicht erst abgeben. Vitamin K_1 lässt sich leicht in die Ernährung einbauen, es durchläuft im Körper einen Zyklus, und zu einem Mangel kommt es nur selten – weshalb sollten Sie also dafür bezahlen, dass es in Ihrem Ergänzungsmittel enthalten ist, und dadurch die Ihnen zugestandene Dosis an wertvollem Vitamin K_2 opfern?

Noch eine Warnung im Zusammenhang mit der Auswahl dieser Ergänzungsmittel: Da MK-7 aus Nattō extrahiert wird, könnte es für Menschen, die gegen Soja allergisch sind, ein Problem darstellen; in solchen Fällen ist MK-4 die beste Wahl.

Wie einnehmen und wie viel?

Noch eine letzte Bemerkung zu den Ergänzungsmitteln, die Vitamin K_2 enthalten: Da Menachinon fettlöslich ist, sollten Sie sich ein Produkt suchen, bei dem der Wirkstoff in weichen Gelatinekapseln oder einer flüssigen Suspension auf Ölbasis dargeboten wird, nicht in einer harten Kapsel oder in einer Tablette. Dann befindet sich das Vitamin K_2 nämlich in einem Darbietungssystem auf Lipidbasis (also auf Fettbasis), was die Verfügbarkeit für den Körper erhöht. Wie bei anderen fettlöslichen Nährstoffen wird die Absorption stark gesteigert, wenn Sie Ihr Vitamin-K_2-Ergänzungsmittel während des Essens einnehmen.

Menachinon-4 vs. Menachinon-7

	Menachinon-4 (MK-4)	Menachinon-7 (MK-7)
Quelle	synthetisch	natürlich (Nattō)
empfohlene Dosierung	45 mg (45 000 µg)	mindestens 120 µg
Häufigkeit der Einnahme	Geteilte Dosis, 3 x täglich	1 x täglich
Halbwertszeit im Körper	einige Stunden, daher mehrmals täglich einnehmen	einige Tage, daher reicht 1 x täglich

Vitamin K_2 – Freund oder Feind von Blutverdünnern?

Orale Antikoagulanzien (OACs oder OAKs) werden Millionen von Nordamerikanern zur Vorbeugung gegen Herzinfarkt und Schlaganfall verschrieben. In Kapitel 2 habe ich ja den Zyklus von Vitamin K_1 besprochen. Blutverdünnende Mittel vom Warfarin-Typ (Warfarin ist unter dem Markennamen Coumadin® bekannter) blockieren die Wiederherstellung von Vitamin K_1 im Körper.

Dadurch wird effektiv ein Mangel an Vitamin K_1 erzeugt, sodass die von diesem Vitamin abhängigen Blutgerinnungsfaktoren nur zum Teil aktiviert werden können. Und das verringert die Wahrscheinlichkeit, dass es zur Bildung von Blutgerinnseln kommt, die die Arterien verstopfen könnten.

Patienten unter einer OAC-Therapie werden dazu angehalten, möglichst kein grünes Blattgemüse zu essen und auch auf eine Reihe anderer gesunder Nahrungsmittel mit viel Vitamin K_1 zu verzichten. Diese Nahrungsmittel können nämlich die Wirksamkeit der Medikamente verringern, indem sie Vitamin K_1 liefern. Bei Patienten, die Blutverdünner einnehmen, wird die Gerinnungsfähigkeit des Blutes (der »INR-Wert«) genau überwacht, damit man sicher sein kann, dass die Aufnahme von Vitamin K_1 über die Nahrung die Wirksamkeit ihrer Medikamente nicht verändert hat. Bei Patienten unter einer OAC-Therapie kann die Ernährung zu großen Schwankungen bei der Gerinnungsfähigkeit des Blutes führen.

Obwohl ein Hauptziel der Blutverdünnungsmittel die Verhinderung von kardiovaskulären Krankheitserscheinungen wie Herzinfarkt und Schlaganfall ist, sind die langfristigen Nebenwirkungen dieser Medikamente überraschenderweise ein gefährlicher Aufbau von Plaque in den Arterien und eine Verringerung der Knochendichte.

Die Nebenwirkungen einer Behandlung mit Warfarin schwappen tatsächlich in die Domäne von Vitamin K_2 über; bei Menschen, die solche Medikamente über einen längeren Zeitraum einnehmen, steigt die Wahrscheinlichkeit, dass es zu Arteriosklerose und Osteoporose kommt.

Blutverdünner hemmen also nicht nur die Aktivierung des von Vitamin K_1 abhängigen Gerinnungsproteins, sondern scheinen auch die Aktivierung von MGP und Osteocalcin – die für uns ja lebenswichtig sind – zu behindern.

Warfarin-Therapien und das Calcium-Paradoxon

Die Therapie mit Warfarin, das in Deutschland unter dem Handelsnamen Coumadin erhältlich ist, liefert ein beschleunigtes Modell für die Entwicklung des tödlichen Calcium-Paradoxons. Sie zeigt ganz genau, was mit dem Körper geschieht, wenn (unabhängig davon, ob der Patient Calcium-Ergänzungsmittel einnimmt) man den wichtigsten Nährstoff darin hindert, die Ablagerung von Calcium zu regulieren. Das ist ein weiterer Faktor, der Vitamin K_2 absolut einzigartig macht – wir können die Folgen eines Mangels auf eine Weise bestimmen, die bei keinem anderen Nährstoff möglich ist.

Da der Mechanismus von Warfarin darin besteht, Vitamin K zu blockieren, scheint es auf der Hand zu liegen, dass man sowohl auf Nahrungsergänzungsmittel mit Vitamin K_1 verzichten sollte als auch auf die mit Vitamin K_2, solange man diese Medikamente einnimmt. Jetzt kommt aber der Teil, bei dem Ihr Hämatologe die Augen verdrehen wird: Bei Patienten unter einer oralen Antikoagulationstherapie, die am Tag bis zu 50 Mikrogramm MK-7 einnehmen, kommt es zu einer vollständigeren Carboxylierung des Osteocalcins, ohne dass die Wirkung des Blutverdünners beeinträchtigt wird. Anders ausgedrückt: Die Einnahme einer kleinen Menge MK-7 ermöglicht es den Patienten, den Nebenwirkungen jener Medikamente zu entgehen, ohne ihre beabsichtigten Vorteile zu schmälern. Eine instabile Kontrolle über die Blutgerinnungsfähigkeit steht sogar mit einer geringen Aufnahme von Vitamin K im Zusammenhang.[20] Durch die Einnahme einer geringen Menge (weniger als 50 Mikrogramm) Menachinon lassen sich die ernährungsbedingten Schwankungen bei der Gerinnungsfähigkeit auf ein Minimum reduzieren. Eine besser vorhersagbare Blutgerinnung mit weniger Nebenwirkungen – wenn das keine echte Win-win-Situation ist!

Das Rennen um die Entdeckung oder Entwicklung oraler Antikoagulanzien, die über einen anderen Mechanismus als die Hemmung von Vitamin K arbeiten, hat bereits begonnen, da dieser Blutverdünnertyp so viele Probleme mit sich bringt. Bis dahin sollten Sie, falls Sie einen konventionellen Blutverdünner einnehmen, Ihren Arzt konsultieren, bevor Sie zu einem Ergänzungsmittel mit Vitamin K_2 greifen.

In einer Dosis von mehr als 50 Mikrogramm kann dieses Vitamin nämlich die Wirksamkeit Ihres Medikaments beeinflussen. Bevor Ihr Arzt sich dagegen sperrt, dass Sie Vitamin K_2 einnehmen, sollten Sie sich davon überzeugen, dass sein Wissen über die K-Vitamine auf dem neuesten Stand ist.

Während die Einführung verarbeiteter Nahrungsmittel in unsere Ernährung die verminderte Aufnahme von Vitamin K_2 in unseren Körper in Gang setzte, hat die Industrialisierung der Nahrungsmittel im letzten Jahrhundert uns in den Vitamin-K_2-Mangel geschleudert. Die Hauptmanifestationen des Calcium-Paradoxons, Osteoporose und die koronare Herzkrankheit, sind das teuflische Erbe dieser Veränderung. Auch andere verbreitete mit dem Alter zusammenhängende Beschwerden und Erkrankungen lassen sich direkt einem Mangel an Vitamin K_2 zuschreiben. In Kapitel 4 werde ich mich damit befassen, dass dieser Mangel genau im Kern unseres Alterns liegt, und mich eingehend damit beschäftigen, welche Anti-Aging-Vorteile uns die Maximierung der Aufnahme von Vitamin K_2 bringt.

4

Vitamin K_2 – das beste Anti-Aging-Vitamin

DER BEGRIFF »ANTI-AGING« BEGEGNET uns heute auf Schritt und Tritt. Die Suche nach dem Jungbrunnen scheint sich in den letzten Jahren zu einer wahren Besessenheit ausgewachsen zu haben. Wir würden alle gern länger und gesünder leben – und es gibt ein paar Nährstoffe, die einen erheblichen Beitrag dazu leisten können, dass wir dieses Ziel erreichen. Wir werden uns jetzt ansehen, wie Vitamin K_2 uns dabei helfen kann, den Alterungsprozess hinauszuschieben und Leiden wie Osteoporose, die koronare Herzkrankheit, Alzheimer, Krampfadern und Falten sogar ein Stück weit rückgängig zu machen.

Zuerst wollen wir uns jedoch die praktischen Aspekte des Alterungsprozesses selbst anschauen und uns damit beschäftigen, wie man durch eine optimale Aufnahme von Vitamin K_2 maximale Langlebigkeit erreichen kann.

Die Triage-Theorie des Alterns

Wieso werden wir irgendwann alt und erliegen chronischen Krankheiten? Am Alterungsprozess sind viele Faktoren beteiligt. Letztlich führen die Ansammlung von Schäden an unserem genetischen Material (der DNA) und ein Verfall der Zentren, die unseren Zellen Energie liefern (der Mitochondrien), zum Absterben unserer Zellen und zum körperlichen Verfall. Zu Schäden an der DNA kommt es während unseres ganzen Lebens, doch unser Körper verfügt über Mechanismen, durch die er solche Schäden sofort beseitigen und dafür sorgen kann, dass unsere Zellen stets gesund funktionieren. Wieso wird die

DNA irgendwann nicht mehr repariert, sodass es zu einer physischen Degeneration und zum Altern kommt? Das ist der Gegenstand der Triage-Theorie des Alterns, der aktuellsten Auffassung der Faktoren, die zu unserer Seneszenz beitragen, unserem biologischen Altern.

Der Begriff »Triage« bedeutet an sich, den Patienten einen Dringlichkeitsgrad zuzuweisen, von dem dann die Reihenfolge bei der Behandlung abhängt. Falls Sie schon einmal in einer Notaufnahme waren, wurden Sie vielleicht von einer Triage-Schwester untersucht, die eine schnelle Beurteilung Ihres Zustands abgab. Sie sagte dann, ob Ihr gebrochener Arm vor oder nach den Bauchschmerzen eines anderen Patienten behandelt werden würde. Die Triage regelt die Reihenfolge der Behandlungen auf rationale Weise, wenn die Ressourcen nicht dafür ausreichen, alle Patienten gleichzeitig zu behandeln. Die nicht so dringenden Fälle werden aufgeschoben, um die dringendsten Fälle kümmert man sich hingegen sofort.

Die Triage-Theorie des Alterns bezieht sich darauf, wie der Körper mit Mängeln bei der Ernährung umgeht. »Die Natur sorgt insbesondere dafür, dass bei unzureichender Verfügbarkeit eines Mikronährstoffs die von diesem Mikronährstoff abhängigen Funktionen, die für das kurzfristige Überleben erforderlich sind, auf Kosten derjenigen Funktionen geschützt werden, deren Fehlen nur Konsequenzen auf längere Sicht hat, wie die Krankheiten, die mit dem Alterungsprozess im Zusammenhang stehen.«[1] Anders ausgedrückt: Wenn die Nahrung nicht genug Vitamine und Mineralstoffe enthält, werden die vorhandenen vorzugsweise für den sofortigen Erhalt der Gesundheit und der Fortpflanzungsfähigkeit verwendet. Das hat aber natürlich den Nachteil, dass die Reparatur der DNA außer Funktion gesetzt wird, was zu einer stärkeren Anhäufung von Schäden an der DNA, zu mehr degenerativen Erkrankungen und langfristig zu einem früheren Tod führt. Kurz gesagt: Mängel bei der Ernährung beschleunigen den Alterungsprozess.

Die Triage-Theorie des Alterns wurde von Dr. Bruce Ames entwickelt, einem Professor für Biochemie und Molekularbiologie an der University of California in Berkeley.[2] Ihm war aufgefallen, dass viele Formen des Mangels an Vitaminen und Mineralstoffen zwar auf lange Sicht Schäden an der DNA verursachen, aber keine merklichen kurzfristigen Auswirkungen haben. Wie konnte das sein? Wie konnte die Natur es uns erlauben, mit einer unzureichenden Nährstoffaufnahme durchzukommen, ohne uns durch Warnzeichen oder Symptome darauf hinzuweisen? Die Natur regelt unser Überleben offenbar durch Triage. Die vorhandenen Nährstoffe werden unseren sofortigen Bedürfnissen zugewiesen, um die Chancen für das kurzfristige Überleben und die Fortpflanzung zu verbessern. Langlebigkeit und langfristige Vitalität werden dafür geopfert, falls das nötig ist.

Eine hübsche Theorie – aber hält sie im wirklichen Leben stand? Gibt es Beweise dafür, dass unzureichende Mengen eines Nährstoffs unbemerkt bleiben können, obwohl sie auf lange Sicht zu Krankheiten führen? Es ergab sich, dass der erste Nährstoff, auf den die Forschung sich konzentrierte, um die Validität der Triage-Theorie des Alterns zu überprüfen, Vitamin K war. Die Familie der K-Vitamine ist für diese Analyse besonders gut geeignet, da diese Vitamine im Gegensatz zu anderen Nährstoffen nur eine einzige Funktion haben: von Vitamin K abhängige Proteine zu carboxylieren (aktivieren). Die gesundheitlichen Auswirkungen dieser Nährstoffe oder eines Mangels an ihnen sind aufgrund der Aktionen dieser speziellen Proteine weitreichend. Dabei lässt sich relativ leicht bestimmen, ob wir genug K-Vitamine aufnehmen, um unsere gesundheitlichen Bedürfnisse erfüllen zu können. Man braucht nämlich nur zu messen, ob die von Vitamin K abhängigen Proteine vollständig aktiviert sind. Um die Triage-Theorie überprüfen zu können, müssen wir insbesondere verstehen, was bei einem leichten Mangel an K-Vitaminen in unserem Körper geschieht.

Wenn Menschen bei Experimenten auf eine Ernährung gesetzt werden, die nicht genug Vitamin K enthält, steigt das untercarboxylierte Osteocalcin schon Wochen vor den untercarboxylierten Koagulationsfaktoren.[3] Der Körper weist der Blutgerinnung größere Dringlichkeit zu und leitet die beschränkten Vitamin-K-Mengen auf diese Funktion um; dadurch leidet die Knochendichte – ohne dass das für uns erkennbar ist. Das ist ein perfektes Beispiel für die Triage-Theorie: Probleme bei der Blutgerinnung zeigen sich erst, wenn der Körper verzweifelt nach Vitamin K_1 schreit, doch schon ein leichter Mangel an Vitamin K_2 ermöglicht es Osteoporose und Arteriosklerose, über Jahrzehnte hinweg still fortzuschreiten, bevor irgendwelche Symptome auftreten.

Inzwischen sind die Wissenschaftler zu dem Schluss gekommen, dass ein langfristiger Mangel an Vitamin K_2 »ein unabhängiger, aber beeinflussbarer Risikofaktor für die Entwicklung der degenerativen Alterskrankheiten ist, einschließlich Osteoporose und Arteriosklerose«.[4]

Das heißt: Neben anderen Faktoren für chronische Krankheiten wird es Ihr Krankheitsrisiko langfristig erhöhen, wenn Sie Ihr ganzes Leben lang nicht genug Vitamin K_2 im Blut haben, um alle Ihre von diesem Vitamin abhängigen Proteine vollständig zu carboxylieren. Die gute Nachricht ist aber, dass Sie Ihre Aufnahme von Vitamin K_2 stark erhöhen und dadurch Ihr Risiko für durch den Alterungsprozess bedingte Krankheiten wie Brüchigkeit der Knochen, Verkalkung der Arterien und der Nieren, kardiovaskuläre Krankheiten und Krebs senken können.[5]

Die Triage-Theorie des Alterns könnte man auch als Triage-Theorie des Nährstoffbedarfs bezeichnen. Dieses Konzept deckt die Tatsache auf, dass wir die Festlegung der empfohlenen Tagesdosen (recommended daily intake, RDI) bisher auf die falsche Weise angegangen sind. Diese Dosen beziehen sich nämlich auf die allerkleinste Menge eines gegebenen Nährstoffs, die erforderlich ist, um einen akuten (kurzfristigen) Mangel zu verhindern. Der Triage-Theorie zufolge werden wir aber den Preis in Form von langfristigen Schäden schon zahlen müssen, wenn wir auch nur an einem einzigen Tag nicht die optimale Menge eines Nährstoffs im Blut haben. Das erklärt, dass so viele scheinbar gesunde Menschen mit einem Mangel an Vitamin K_2 zurechtkommen: Sie werden später dafür zahlen müssen. Wir wollen uns jetzt die größeren mit dem Alter im Zusammenhang stehenden Probleme bei einem Mangel an Vitamin K_2 ansehen – und die gesundheitlichen Vorteile, mit denen wir bei einer optimalen Aufnahme von Menachinon rechnen können.

Vitamin K_2 für ein gesundes Herz

Haben Sie nach Ihrer letzten Vorsorgeuntersuchung einen Seufzer der Erleichterung ausgestoßen, weil man Ihnen sagte, Ihre Cholesterinwerte lägen im Normalbereich? Hat man Ihnen versichert, bei Ihnen bestehe kein Risiko für die koronare Herzkrankheit? Dann habe ich schlechte Neuigkeiten für Sie: Der Cholesterinwert ist bei 50 Prozent der Menschen, die einen Herzinfarkt erleiden, normal![6] Es hat sich erwiesen, dass die Jagd nach den Lipiden im Blut uns beim Kampf gegen die koronare Herzkrankheit, die in Nordamerika die Haupttodesursache ist, in die Irre geführt hat. Ihr Cholesterinwert mag niedrig oder hoch sein – in Wirklichkeit kommt es darauf an, ob sich in Ihren Arterien calciumreiche Plaque aufbaut, die dann zu möglicherweise tödlichen Verstopfungen führen kann. Die Forschung hat jetzt bestätigt, dass Vitamin K2 der wichtigste Ernährungsfaktor für die Vorbeugung gegen die Verstopfung der Arterien ist und sie sogar rückgängig machen kann. Für eine angemessene Aufnahme von Vitamin K2 (Menachinon) zu sorgen könnte sogar das Wichtigste sein, was Sie tun können, um Ihr Leben zu verlängern. Bevor ich mich näher mit der entscheidenden Bedeutung von Vitamin K2 für die Herzgesundheit befasse, möchte ich mich aber mit dem Paradigmenwechsel beschäftigen, der beim wissenschaftlichen Verständnis der Ursprünge der kardiovaskulären Krankheiten stattgefunden hat.

Das Umdenken beim Cholesterin

Sie können jeden fragen, weshalb ein hoher Cholesterinwert schlecht ist – die Antwort wird wahrscheinlich lauten: »Weil das Herzkrankheiten hervorruft.« Medikamente zur Senkung des Cholesterinspiegels werden häufiger als alle anderen verschrieben. Viele Ärzte haben bisher das Cholesterin selbst als die Krankheit betrachtet und behandelt und dabei offensichtlich die Tatsache aus dem Blick verloren, dass Cholesterin an sich gar keine Herzkrankheiten verursacht und das auch nie getan hat. Ein hoher Cholesterinwert ist lediglich ein Risikofaktor für die Entwicklung der Arterienverstopfung, die zu Herzinfarkten und Schlaganfällen führen kann. Irgendwann wurden der Zusammenhang und die Verursachung miteinander vermischt, und das Cholesterin wurde ohne fairen Prozess zum Schuldigen bei Herzinfarkten und Schlaganfällen erklärt. (Ich möchte hier nachdrücklich ein faszinierendes Buch empfehlen, in dem die Geschichte der falschen Theorie der gesättigten Fette und der Herzgesundheit beschrieben wird, das bisher aber leider nicht auf Deutsch erschienen ist: *Good Calories, Bad Calories* von Gary Taubes.)

Wenn man Cholesterin für die koronare Herzkrankheit verantwortlich macht, ist das etwa so, als würde man den Feuerwehrmännern die Schuld an Bränden geben. Auch wenn erhöhte Werte bestimmter Lipide (Fette) im Blut irgendwie mit einer größeren Gefahr von Herzkrankheiten in Zusammenhang gebracht werden, bedeutet das noch nicht notwendigerweise, dass sie das Problem verursachen. Zudem ist Cholesterin neben seinen anderen wesentlichen Funktionen im Körper, wie der Herstellung von Vitamin D aus Sonnenlicht, eine entzündungshemmende Substanz. Eine hohe Aufnahme von Zucker und weißem Mehl wird mehr als alles andere Entzündungen im Körper hervorrufen, sodass der Cholesterinwert in dem Bemühen, die Entzündung abzumildern, steigt. Wenn die Erhöhung des Cholesterins eine schlechte Ernährung auf die Dauer nicht ausgleichen kann, kommt es zur koronaren Herzkrankheit, und die Schuld schiebt man dem guten alten Cholesterin in die Schuhe. Das Cholesterin hat das Problem aber gar nicht verursacht – es hat vielmehr versucht zu helfen! Sein wirklicher Beitrag zur koronaren Herzkrankheit wurde maßlos aufgebauscht, und viele Experten scheinen Scheuklappen zu tragen, wenn es um diesen Nährstoff geht.

Im Widerspruch zu der Art und Weise, auf die wir gewöhnlich über Cholesterin reden, gibt es gar keine unterschiedlichen Typen (»gutes« und »schlechtes« Cholesterin). Es gibt nur einen Cholesterintyp, doch er reist in verschiedenen Fahrzeugen durch unser Blut – Sie sind ja auch nur eine Person, können aber in unterschiedlichen Fahrzeugen reisen. HDL (*high-density lipoprotein*), das das Cholesterin aus dem Körpergewebe wieder in die Leber transportiert, ist wie ein effizientes Elektroauto, das keine Umweltverschmutzung verursacht. Hohe HDL-Werte sind eine gute Sache: Sie schützen vor der koronaren Herzkrankheit.

LDL (*low-densitiy lipoprotein*) ist das andere Haupttransportmittel, doch es bringt das Cholesterin aus der Leber in den übrigen Körper. LDL wird zwar als »schlechtes« Cholesterin bezeichnet, wird aber nur zum Problem, wenn es oxidiert (beschädigt) wurde. Wenn man viel oxidiertes LDL im Blut hat, ist das so, als würde man in einer alten Rostlaube herumfahren, die Abgaswolken ausstößt und von der unterwegs Teile abfallen, was natürlich nicht gut für die Umwelt ist.

Wenn die Blutlipidwerte auf die richtige Weise benutzt werden, können sie ein nützlicher Indikator für das Risiko der koronaren Herzkrankheit sein. Der Gesamtcholesterinwert (HDL und LDL zusammen) ist nicht nützlich. Ist es denn verwerflich, wenn man 100 Autos besitzt? Das hängt zum Teil davon ab, ob das alles effiziente Hybridautos oder Rostlauben sind. Ein hoher HDL-Wert (über 1,0) ist gut – je höher, desto besser. Falls Sie aber einen hohen LDL-Wert (über 2,6) haben, sollten Sie einen Test auf Lipoprotein (a) machen lassen, um herauszufinden, ob das LDL oxidiert ist.

Wir dürfen das Cholesterin aber mit Sicherheit nicht völlig ignorieren. Wenn die LDL-Werte turmhoch sind, ist das ein Zeichen dafür, dass im Körper eine zu starke Cholesterinproduktion ausgelöst wird oder dass er das Cholesterin nicht effizient nutzt, oder für beides. Damit muss man sich befassen, aber nicht, indem man die Cholesterinproduktion im Körper einfach abstellt. Den Cholesterinwert durch ein Statin-Medikament zu drücken (diese Substanzen halten die Cholesterinsynthese in der Leber an) ist kurzsichtig, als würde man die Feuerwehr nach Hause schicken, wenn die Flammen noch lodern. Wenn wir gegen die Faktoren vorgehen, die den Anstieg des Cholesterinwerts ausgelöst haben, wie Insulinresistenz, Entzündungen und oxidative Belastung, können wir die eigentlichen Ursachen für anomale Cholesterinwerte angehen. Anders ausgedrückt: Wenn die Feuerwehr angefahren kommt, müssen wir Maßnahmen zum Löschen des Brandes ergreifen.

Normale Cholesterinwerte sind allerdings auch noch nicht das Ende der Geschichte. Wenn wir uns ganz auf das Cholesterin konzentrieren und die anderen Risikofaktoren vernachlässigen, werden uns 50 Prozent der stillen koronaren Herzkrankheit entgehen. Wir müssen daran denken, dass Calcium-Ablagerungen unsere Arterien, die das Herz mit Blut versorgen, selbst bei völlig normalen Cholesterinwerten verengen können, ohne dass wir davon etwas merken.

Arteriosklerose: Die Anhäufung von Plaque

Das im Deutschen weniger gebräuchliche Wort für Arteriosklerose, Atherosklerose, geht auf die griechischen Wörter *athero* (»Schleim« oder »Brei«) und *sclerosis* (»Härte«) zurück. Es bezieht sich auf die Ablagerungen von Calcium, fettigen Substanzen und Narbengewebe (kollektiv als »Plaque« bezeichnet), die sich in der inneren Auskleidung der Arterien bilden. Ein erheblicher Aufbau von Plaque kann den Blutfluss durch eine Arterie so stark reduzieren, dass das ein Problem für den Körper wird. Die Arterien können aber auch brüchig werden und reißen, und dann entstehen Blutgerinnsel, die den Blutfluss unterbrechen oder in andere Teile des Körpers gelangen können. Wenn ein Gerinnsel ein Blutgefäß verstopft, das zum Herzen führt, kommt es zum Herzinfarkt. Wird hingegen ein Blutgefäß verstopft, das zum Gehirn führt, kommt es zu einem Schlaganfall.

Arteriosklerose verursacht die koronare Herzkrankheit, die das Ergebnis einer Anhäufung von Plaque in den Wänden der Koronararterien ist, die die Herzmuskeln mit Sauerstoff und Nährstoffen versorgen. Die Verkalkung der Koronararterien ist Bestandteil der Arteriosklerose und bezieht sich auf das Auftreten von Calcium-Ablagerungen in der arteriosklerotischen Plaque, die durch einen Prozess entsteht, der die Knochenbildung widerspiegelt. Calcium-Plaque kann sich bereits im zweiten Lebensjahrzehnt entwickeln, doch im höheren Alter tritt sie häufiger auf. Ihr Vorhandensein ist ein viel besserer Indikator für das Herzinfarktrisiko als Cholesterin, und heutzutage gibt es auch Tests, durch die man dieses Risiko messen kann.

Wie streichfähig ist Ihre Butter?

Wahrscheinlich sind alle Hausfrauen mit dem niedrigen Schmelzpunkt der Butter vertraut, die im Frühsommer produziert wird, nachdem die Kühe auf die grüne Weide gelassen wurden. Das gilt besonders für Butter, die das Aroma von Gras und das tiefe Gelb oder Orange aufweist.[7]

— WESTON A. PRICE (1939)

Weiche, orangefarbene Butter? Kaum zu glauben, dass man vor nur zwei Generationen noch allgemein über die jahreszeitlichen Schwankungen bei der Qualität von Butter Bescheid wusste! Heutzutage ist kalte Butter das ganze Jahr über blass und fest und schlecht zu verstreichen, und weiche Butter ist noch schwerer zu bekommen als Hausfrauen.

Lässt Butter, die Sie gerade aus Ihrem Kühlschrank genommen haben, sich gleichmäßig verstreichen? Oder verklumpt sie und zerreißt das Brot? Die Streichfähigkeit von Butter steht in direktem Zusammenhang mit der Ernährung der Kuh. Da weiche Butter sich nicht gut transportieren lässt, setzten die Hersteller von Milchprodukten dem Kuhfutter in den 1930er-Jahren Baumwollsamemehl und Getreide zu, damit festere Butter entstand, die leichter zu transportieren war. Als die Milchwirtschaft in den 1960er-Jahren dazu überging, die Kühe überwiegend mit Getreide und Soja zu füttern, löste das »Problem« mit der Weichheit sich von selbst, und Butter, die sich leicht streichen ließ, wenn man sie gerade erst aus dem Kühlschrank genommen hatte, gehörte der Vergangenheit an.

Heute sind wissenschaftliche Studien erforderlich, damit wir das wieder lernen können, was einst Allgemeinwissen war: Durch Grasfütterung entsteht bessere Butter. Der neueren Forschung zufolge verbessert frisches

Gras im Kuhfutter die Beschaffenheit der Butter, ihren Geschmack und ihre Eigenschaften im Hinblick auf Nährstoffe.[8] Insbesondere ist der Atherogenitätsindex der Milch einer Kuh umso niedriger, je grasreicher ihr Futter ist. Dieser Index bietet ein Ranking der Nährstoffe im Essen und im Futter, die mit der koronaren Herzkrankheit in Zusammenhang gebracht werden. Weiche, streichfähige Butter von Kühen, die Gras fressen, enthält weniger gesättigte Fette, mehr ungesättigte Fettsäuren und mehr Vitamin K_2 als konventionelle Butter. Diese Butter gehört nicht nur zu einer herzgesunden Ernährung, sondern könnte sehr gut deren Grundlage sein. Die Auswirkungen der Grasfütterung auf die Qualität von Molkereiprodukten sind ungemein wichtig – und sie sind real! Wenn Butter, Schmalz und Eigelb als »Verstopfer der Arterien« bezeichnet werden, spiegelt das eher die Herstellung dieser Produkte wider als ihren essenziellen Charakter. Wir sind eben nicht nur das, was wir essen, sondern auch das, was unsere Tiere fressen.

Unabhängig von Ihren Cholesterinwerten sollten Sie Ihrem Arzt unbedingt eine wichtige Frage stellen: »Habe ich Calcium-Ablagerungen in meinen Arterien?« Bis vor Kurzem erforderte die Antwort viele Vermutungen und die Einstellung: »Da müssen wir erst mal abwarten.« Jetzt können Sie einen sicheren Wert bekommen, denn die alten Cholesterinwerte, die bisher ja als Goldstandard für die Beurteilung des Herzinfarktrisikos galten, werden derzeit schnell durch einen neuen Test verdrängt. Den Calcium-Wert für die Koronararterien, der auch als Herz-Calcium-Wert oder schlicht als Calcium-Wert bezeichnet wird, erhält man durch eine besondere Form des Röntgens, durch die man überprüfen kann, ob sich in den Koronararterien Calcium abgelagert hat; in Kapitel 6 werden Sie alles erfahren, was Sie darüber wissen müssen.

Die wahren Ursachen der koronaren Herzkrankheit

Die Cholesterinwerte sind bei der koronaren Herzkrankheit also offenbar nicht das beste Warnzeichen – das eigentliche Problem ist die Bildung von Calcium-Plaque in den Arterien. Da erhebt sich natürlich die Frage, was die Arterienverkalkung hervorruft. Der Forschung zufolge ist das völlig klar: Ein Mangel an Vitamin K_2 ist beim Risiko für kardiovaskuläre Krankheiten der größte einzelne Ernährungsfaktor. Bei diesem Nährstoff laufen viele Belege zusammen.

Populationsbasierte Studien stellen einen definitiven Zusammenhang zwischen einem niedrigen Vitamin-K_2-Spiegel und dem Risiko für die koronare Herzkrankheit her. So wurden bei der Rotterdam-Studie 4600 Männer im Alter von mehr als 54 Jahren in den Niederlanden untersucht. Bei den Männern mit der höchsten Aufnahme von Vitamin K_2 war das Risiko für eine schwere Aortenverkalkung um 52 Prozent geringer, das Risiko für die koronare Herzkrankheit um 41 Prozent und das Risiko, an der koronaren Herzkrankheit zu sterben, um 51 Prozent; das Risiko im Hinblick auf die Gesamtsterblichkeit war um 26 Prozent reduziert. Die Forscher kamen zu dem Schluss, dass eine angemessene Aufnahme von Vitamin K_2 zur Vorbeugung gegen die koronare Herzkrankheit ungemein wichtig sein könnte. Zwei andere Studien, die 2009 veröffentlicht wurden, reflektierten diese Ergebnisse: Die Wissenschaftler stellten fest, dass eine adäquate Zufuhr von Vitamin K_2 sowohl die Verkalkung der Koronararterien als auch das Risiko für die koronare Herzkrankheit reduziert.[9]

Forschungen im Labor haben ebenfalls gezeigt, dass Vitamin K_2 der Verkalkung von Gewebe stärker entgegenwirkt als alle anderen bekannten Substanzen und dass die Herzgesundheit leidet, wenn der Körper nicht genug Vitamin K_2 bekommt. Als ich in Kapitel 1 darüber schrieb, wie Vitamin K_2 arbeitet, habe ich den Prozess der Carboxylierung erwähnt. Eine vereinfachte Definition dieses kompliziert klingenden Prozesses lautet: Durch die Carboxylierung werden Proteine so aktiviert, dass sie arbeiten können. Vitamin K_2 aktiviert viele wichtige Proteine, auch das Matrix-Gla-Protein (MGP), welches verhindert, dass Calcium sich in den Blutgefäßen und anderem weichem Gewebe ablagert. Gesunde, plaquefreie Arterien enthalten viel durch Vitamin K_2 aktiviertes MGP. Geschädigte, mit Calcium überladene arteriosklerotische Blutgefäße hingegen sind voll von inaktivem MGP, da kein Vitamin K_2 für seine Aktivierung vorhanden war.

Vitamin K_2 bestimmt die Gesundheit des Herzens so stark, dass inaktives MGP in einem direkten Zusammenhang zum Schweregrad der Verkalkung der Koronararterien steht. Anders ausgedrückt: Je mehr es Ihnen an Vitamin K_2 fehlt, desto weniger MGP wird dafür aktiviert, Calcium zu binden, das sich daraufhin einfach in den Arterien ablagert und dort zur Verstopfung führt. Da nur Vitamin K_2 MGP aktiviert, ist seine regelmäßige Zufuhr eine der wichtigsten Vorbeugungsmaßnahmen, die Sie ergreifen können, um sich vor der koronaren Herzkrankheit zu schützen.

Vitamin K_2 verhindert die koronare Herzkrankheit aber nicht nur durch die Aktivierung von MGP. Beim Schutz vor Arteriosklerose spielen auch mehrere andere von Vitamin K_2 abhängige Proteine eine Rolle. Das Protein Growth-arrest-specific gene-6 (Gas6) beispielsweise fördert die schnelle Entfernung abgestorbener glatter Muskelzellen, die als Anker für in den Arterien zirkulierende Fette wirken können. Zudem regt das von Vitamin K_2 abhängige Protein S das Immunsystem zu einer sanften Beseitigung des arteriellen Mülls an, sodass es nicht mit einer Entzündung einen großen Angriff darauf startet, der die Bildung von Plaque fördern könnte. Sie brauchen sich nicht mit den komplexen Details des Prozesses zu belasten, durch den Menachinon für Sauberkeit und Gesundheit in Ihren Arterien sorgt – behalten Sie einfach im Kopf, dass Vitamin K_2 kardiovaskuläre Krankheiten auf vielfältige Weise verhindert.

Für die Herzgesundheit ist Vitamin K_2 wichtiger als Vitamin K_1

Die populationsbasierten Studien, die zeigen, dass Vitamin K_2 von entscheidender Bedeutung für die Verhinderung von Herzanfällen ist, machen auch deutlich, dass die Aufnahme von Vitamin K_1 (Phyllochinon) in keinem Zusammenhang mit der Herzgesundheit steht.[10] Weshalb das wichtig ist? Weil es zeigt, dass Obst und Gemüse zwar das Risiko im Hinblick auf die kardiovaskulären Krankheiten senken können, da sie Faserstoffe und Antioxidanzien liefern, dass man sich aber nicht darauf verlassen kann, dass der in diesen Nahrungsmitteln vorhandene Typ von Vitamin K Arteriosklerose verhindern wird. Die besten Nahrungsquellen für das herzgesunde Menachinon sind Nattō und Eigelb sowie Butter und Fett von mit Gras gefütterten Tieren. Nanu – sind das nicht gerade die Nahrungsmittel, bei denen man uns seit Jahren zum Verzicht geraten hat, um die Aufnahme der gesättigten Fette zu minimieren, die angeblich die Arterien verstopfen? Ja, das stimmt leider, und dieser Rat war schlicht und einfach falsch. Es gab nie viele überzeugende Beweise dafür, dass die gesättigten Fette mit der koronaren Herzkrankheit im Zusammenhang stehen – allerdings ließ sich aufgrund dieses Gedankens viel Margarine verkaufen. Eine im Jahr 2010 im *American Journal of Clinical Nutrition* veröffentlichte Metastudie kam zu dem Ergebnis, dass es nicht genug Beweise für eine Verbindung zwischen den gesättigten Fetten und der koronaren Herzkrankheit gibt.[11]

Der Wechsel zu den pflanzlichen Ölen half uns beim Kampf gegen die koronare Herzkrankheit ironischerweise nicht, verschlechterte unseren Vitamin-K_2-Status aber weiter. Wären wir stattdessen bei unseren altmodischen Gewohnheiten bei der Landwirtschaft und beim Essen geblieben, wären wir besser dran gewesen.

Die koronare Herzkrankheit lässt sich durchaus rückgängig machen

Viele Veränderungen in unserem Lebensstil können uns dabei helfen, die koronare Herzkrankheit zu verhindern: abnehmen, weniger Zucker, körperliche Betätigung. Gibt es aber eine Substanz, die Calcium-Plaque entfernen kann, wenn sie sich einmal gebildet hat? Ja, aber nur eine: Vitamin K_2. Studien haben gezeigt, dass der Zusatz von Menachinon zur Nahrung MGP dazu aktiviert, den Calcium-Gehalt in den Arterien schon innerhalb von nur sechs Wochen um 50 Prozent zu verringern. Die kardiovaskulären Neuigkeiten werden schlicht immer besser, denn dieselben Studien zeigen, dass die Blutgefäße durch die Plaque nicht, wie man ja erwarten könnte, unwiderruflich geschädigt werden. Vitamin K_2 trägt offenbar auch dazu bei, den Arterien wieder Flexibilität zu verleihen, nachdem das Calcium entfernt wurde.[12] Falls Sie einen hohen Koronararterien-Calcium-Wert oder erhöhte Mengen inaktives Osteocalcin im Blut haben, können Sie wieder Mut fassen: Da kann Vitamin K_2 Ihnen helfen!

Die Koronararterien sind nicht die einzigen Blutgefäße im Herzen und in seiner Umgebung, die von einer gefährlichen Verkalkung betroffen sein können. Plaque kann sich auch in der Aorta bilden – dem großen Blutgefäß, das frisches, sauerstoffreiches Blut vom Herzen aus durch den Körper transportiert –, und das ist sehr gefährlich. Dann wird die Aorta nämlich steif und verliert ihre Flexibilität, sodass das Herzinfarktrisiko steigt. Steifheit der Aorta geht auch Nierenerkrankungen voraus, die ebenso schwerwiegend sind (damit werde ich mich im nächsten Kapitel beschäftigen). Vitamin K_2 entfernt Calcium genauso gut aus der Aorta wie aus den Koronararterien. Das zeigt die Geschichte von Sam K., einem 69 Jahre alten Zahnarzt mit einem Herzgeräusch.

Sams Hausarzt entdeckte das anomale Herzgeräusch bei einer Routineuntersuchung. Er ließ bei Sam dann ein Echokardiogramm machen, einen einfachen Test, durch den man Störungen bei den Herzklappen entdecken kann. Das Echokardiogramm zeigte, dass Sam eine Aortenklappenstenose hatte; dabei führen Calcium und andere auf der Aortenklappe abgelagerte Stoffe dazu, dass die Klappe sich versteift. Eine versteifte Aortenklappe muss bei jedem Herzschlag darum kämpfen, sich zu öffnen, und kann den Fluss des Blutes, das vom Herzen kommt, blockieren. Das verursacht Schmerzen in der Brust, Atemnot, Schwindel und Herzversagen. Zunächst treten die Symptome nur bei intensiver körperlicher Aktivität auf, doch wenn die Klappe im Laufe der Zeit steifer wird, auch schon bei den kleinsten Anstrengungen. Den Schweregrad einer Aortenklappenstenose beurteilt man, indem man misst, wie weit die Klappe sich öffnet. Normal sind 3 cm^2; bei Sam war der Klappenbereich auf 1,6 cm^2 reduziert – also nur noch halb so groß, wie er hätte sein sollen.

Eine Aortenklappenstenose führt letztlich zum Tod. Daher macht man nach ihrer Entdeckung alle sechs bis zwölf Monate ein Echokardiogramm. Wenn die Klappenöffnung nur noch einen Quadratzentimeter groß oder sogar noch kleiner ist, wird ein Ersatz der Klappe empfohlen. Das ist eine Operation am offenen Herzen, die in jedem Alter ein schwerwiegender Eingriff ist. Da die meisten Menschen mit einer Aortenklappenstenose in ihren Siebzigern oder Achtzigern sind, ist eine Operation am offenen Herzen bei ihnen mit einem erheblichen Risiko verbunden. Im Laufe der Zeit hat man sich bemüht, Behandlungsformen zu entwickeln, die das Fortschreiten der Krankheit verlangsamen. Die einzige Substanz, die in solchen Fällen überhaupt zu wirken scheint, ist Crestor, ein hochwirksamer Cholesterinhemmer, in hoher Dosis. Die bei der Studie verwendete Dosis, 40 Milligramm am Tag, hat aber bei den meisten Menschen schwere Nebenwirkungen.

Sam hatte das Glück, dass er an einen Kardiologen überwiesen wurde, der für alles Neue sehr aufgeschlossen war. Dr. William Davis hatte seinen Patienten schon seit 2006 geraten, Ergänzungsmittel mit Vitamin D zu nehmen, um eine fortschreitende Schädigung der Aortenklappe zu verhindern.[13] Ein therapeutischer Blutwert dieses Vitamins bedeutete für den durchschnittlich großen Sam eine Tagesdosis von 8000 Internationalen Einheiten (IE). Der Spezialist fand heraus, dass hochdosiertes Vitamin D schon allein bei über 90 Prozent seiner Patienten das weitere Schrumpfen des Aortenklappenbereichs verhinderte, den aktuellen Bereich aber nicht wieder größer werden ließ.

Sam ist von Natur aus ein Fan von Nahrungsergänzungsmitteln. Als sein Arzt ihm von den positiven Auswirkungen von Vitamin D bei seiner Krankheit erzählte, war er sofort Feuer und Flamme. Sein Kardiologe dachte sich damals schon, dass eine Ergänzung durch Vitamin K_2 weitere Vorteile bringen würde. Zu den Beobachtungen, die auf Vitamin K_2 als Faktor bei der Aortenklappenstenose hinwiesen, gehörte folgender Punkt: Wenn Patienten das blutverdünnende Medikament Warfarin – oder Coumadin – einnehmen, das einen Mangel an Vitamin K_1 (Verbindung zur Blutverdünnung) und auch an Vitamin K_2 (Verbindung zum Calcium-Metabolismus) auslöst, kommt es bei ihnen zu einer allmählichen Verkalkung und Verengung (Stenose) der Aortenklappe. Sam, der von dem Gedanken an die gut begründete, gezielte Anwendung eines Nahrungsergänzungsmittels begeistert war, nahm dann zusätzlich zu seinem Vitamin D auch regelmäßig 900 Mikrogramm der schnell aktiven MK-4-Form von Vitamin K_2 und 100 Mikrogramm der über längere Zeit aktiven MK-7-Form sowie 1000 Mikrogramm Vitamin K_1, um alle seine Vitamin-K-Basen abzudecken. Die MK-4-Dosis war wahrscheinlich nicht therapeutisch wirksam, und das Vitamin K_1 war eigentlich nicht erforderlich, doch die 100 Mikrogramm MK-7 lieferten eine effektive Behandlung.

Zehn Monate später zeigte ein neues Echokardiogramm, dass Sams Aortenklappenbereich jetzt 2,9 Quadratzentimeter groß war, sich also nahezu verdoppelt hatte. Dieses Ergebnis war so bemerkenswert, dass Sams Arzt den Echokardiografietechniker bat, es in allen Einzelheiten zu bestätigen. Tatsächlich – durch die Verwendung einer Kombination der Vitamine D und K war es Sam gelungen, seine Aortenklappe wieder bis zu einer im Wesentlichen normalen, gesunden Größe zu öffnen!

Wie viel reicht aus?

Sams Geschichte ist ein Beispiel für die Verwendung von Vitamin K_2 bei der Behandlung einer fortgeschrittenen Herzkrankheit. Den meisten von uns geht es allerdings eher darum, gefährlichen Calcium-

Ablagerungen vorzubeugen. Woher weiß man aber, ob man genügend Vitamin K_2 im Blut hat, um sein gesamtes MGP für die Verhinderung der koronaren Herzkrankheit zu aktivieren? Es gibt zwar Bluttests für die Messung des inaktiven MGP, doch sie werden fast ausschließlich in der Forschung eingesetzt und sind für Patienten und behandelnde Ärzte nur schwer zu bekommen.

Zum Glück werden jetzt aber bald schnelle, zuverlässige Tests für Untersuchungen zur Verfügung stehen. Neue Belege deuten sogar darauf hin, dass dieser einfache Bluttest ein so guter Indikator für Calcium-Ablagerungen in den Arterien ist, dass er den Calcium-Wert der Koronararterien demnächst ersetzen und den Patienten so die ohnehin geringfügige Mühe ersparen dürfte, ein CT von ihrem Herzen machen zu lassen. Da Vitamin K_2 keinerlei toxische Auswirkungen gezeigt hat, sollten Sie bis dahin reichlich Nahrungsmittel essen, die viel von diesem Vitamin enthalten, und auch ein entsprechendes Ergänzungsmittel nehmen.

Noch mehr Belege dafür, dass Vitamin K_2 zur Herzgesundheit beiträgt

Weston Price wusste schon vor über siebzig Jahren, dass ein Mangel an Vitamin K_2 Herzkrankheiten verursacht. Er untersuchte das ganze Jahr über Proben mit dem Ernährungsaktivator X (bei dem es sich, wie man heute weiß, ja um Vitamin K_2 handelte) aus vielen verschiedenen Regionen in Nordamerika. So konnte er zeigen, dass das Vitamin K_2 im Sommer (wenn die Kühe mehr Gras zu fressen bekamen) zunahm, während die Sterblichkeit durch Herzinfarkte sich verringerte. Und dass diese Entwicklung sich im Winter umkehrte: Da die Zufuhr von Vitamin K_2 in den Wintermonaten von Natur aus sank, stieg die Zahl der Todesfälle aufgrund von Herzinfarkten. Solche Untersuchungen führte Price auch mit Proben aus Australien, Neuseeland und anderen Ländern auf der Südhalbkugel durch, bei denen er die gleichen jahreszeitlichen Schwankungen beobachtete.[14]

Studien aus dem Jahr 2010 bestätigen diese jahreszeitlichen Schwankungen bei der Verkalkung der Blutgefäße. Auf der Nordhalbkugel sind die verkalkten Ablagerungen in den Koronararterien im Januar und Februar am dicksten und im August am dünnsten.[15] Die Veränderungen bei der Verkalkung der Blutgefäße sind zu bis zu 3 Prozent auf den Wechsel der Jahreszeiten zurückzuführen. Das hört sich vielleicht nicht nach besonders viel an, doch es reflektiert einen Jahreszyklus bei der Sterblichkeit durch Herzinfarkte, den schon Price aufzeichnete. Das deutet auf die ungemein wichtige Rolle der fettlöslichen Vitamine – bei denen die über die Nahrung aufgenommenen Mengen natürlich von der Zahl der Stunden mit Tageslicht abhängen – bei der Vorbeugung gegen die koronare Herzkrankheit hin. Zum Glück haben wir jetzt Nahrungsergänzungsmittel mit diesen Vitaminen zur Verfügung und sind bei unserer Aufnahme der fettlöslichen Vitamine nicht allein darauf angewiesen, dass die Zyklen der Jahreszeiten uns genug fettlösliche Nährstoffe liefern.

Die moderne Forschung bestätigt zwar den Jahreszyklus bei den kardiovaskulären Krankheiten, doch die Arbeit von Price ist einzigartig, denn er verglich diesen Effekt in einem Dutzend unterschiedlicher Regionen. Wäre der Herztod nur von Vitamin D abhängig, würde sich in allen Regionen auf der Nordhalbkugel mehr oder weniger das gleiche Muster zeigen. Die Tage sind dort ja überall im Juni am längsten und im Dezember am kürzesten, und die Konzentration von Vitamin D im Blut variiert entsprechend. Die Zahl der Stunden mit Tageslicht ist jedoch nicht der bedeutendste Einflussfaktor – da ist noch etwas anderes im Spiel. Der Herztod ist in etwa parallel zu den Vitamin-D-Werten im Verlauf des Jahres, aber genau parallel zu den Vitamin-K_2-Werten.

Vitamin-D-Mangel: Ein weiterer Risikofaktor für kardiovaskuläre Krankheiten

Bei Ihrer jährlichen Vorsorgeuntersuchung wird ja vieles überprüft (HDL, LDL, Triglyceride, Gewicht etc.), um vermeintlich Ihr Herztodrisiko zu ermitteln – ich wette jedoch, dass Ihr Vitamin-D-Wert nicht dazugehört! Sollte er aber. Auch wenn dieses Vitamin nicht der Nährstoff sein dürfte, der im Zusammenhang mit der koronaren Herzkrankheit am wichtigsten ist, besteht bei Menschen mit Vitamin-D-Mangel im Vergleich zu Menschen mit genug Vitamin D im Körper ein signifikant größeres Herzinfarktrisiko.[16] Vitamin-D-Mangel scheint die kardiovaskulären Krankheiten auf mehreren Ebenen zu beeinflussen, und einer der Schlüsselmechanismen ist die enge Verbindung von Vitamin D zu Vitamin K_2. Vitamin D ist nämlich für die Bildung von MGP erforderlich, dem wichtigsten Protein, das die Verkalkung der Arterien verhindern kann. Vitamin K_2 aktiviert das von Vitamin D produzierte MGP – die beiden Nährstoffe bilden also sozusagen ein Team, das die Arterien von Calcium-Plaque frei hält.

Vitamin K_2: Aufbau besserer Knochen

Gehören Sie auch zu jenen Millionen von Menschen, die seit Jahren pflichtgemäß Ergänzungsmittel mit Calcium einnehmen, ohne dass die Knochendichte bei Ihnen den Normalwert erreichen würde? Mehr als die Hälfte der Nordamerikaner ab fünfzig hat Osteoporose. Diese Krankheit ist jedes Jahr für Millionen von Knochenbrüchen verantwortlich, vor allem am Rückgrat, an den Handgelenken, den Rippen und – was am schwersten wiegt – den Hüften. Bei Menschen mit Osteoporose kommt es häufig schon bei relativ leichten Stürzen zu einem Hüftbruch, dessen Heilung dann Monate dauern und mit vielen Komplikationen verbunden sein kann, die sogar zum Tod führen können.

Obwohl wir heute sehr viel mehr Calcium-Ergänzungsmittel und mit Calcium angereicherte Nahrung der unterschiedlichsten Art zu uns nehmen, ist das Auftreten von Osteoporose und Hüftbrüchen nicht zurückgegangen. Woran liegt das? Die Zufuhr von Calcium allein ist keine Garantie dafür, dass es an die richtigen Stellen gelangen wird. Wir brauchen auch Vitamin K_2, das dazu beiträgt, dass das Calcium in unsere Knochen transportiert wird.

Was ist mit Vitamin D? Die gleichzeitige Nahrungsergänzung durch Vitamin D und Calcium reduziert das Hüftbruchrisiko tatsächlich etwas, doch bei vielen Menschen reicht sie immer noch nicht aus, um die Knochendichte stark genug zu verbessern. Auch hier ist Vitamin K_2 das fehlende Glied in der Kette. Studien haben gezeigt, dass die Kombination von Vitamin D und Vitamin K_2 die Knochendichte stärker verbessert und das Risiko von Brüchen stärker senkt als jeder dieser Nährstoffe allein. Die meisten positiven Auswirkungen von Vitamin D auf unsere Knochen, über die so viel berichtet wird, sind in Wirklichkeit von Vitamin K_2 abhängig. Sollten Sie Calcium und Vitamin D bisher ohne Vitamin K_2 eingenommen haben, ist Ihnen – und Ihren Knochen – etwas entgangen.

Die Erneuerung des Körpers

Wir halten unser Skelett ja für etwas Festes, was sich nicht verändert, doch das Knochengewebe wird durch einen Prozess, der als Remodellierung bezeichnet wird, ständig modifiziert und in gutem Zustand gehalten. Das verdanken wir bestimmten Zellen – den Osteoblasten und Osteoklasten.

Osteoblasten sind die Zellen, die Knochen aufbauen (das »b« in ihrem Namen steht für »build«, aufbauen). Sie entstehen im Knochenmark und spielen eine Rolle bei der Mineralisierung (Calcium-Ablagerung) der Knochenmatrix, des strukturellen Lagerbereichs, der das Calcium im Knochen hält. Sie sind nicht nur für den Knochenaufbau von entscheidender Bedeutung, sondern auch für die Erhaltung und Stärkung der bereits vorhandenen Knochen.

Die Osteoklasten sind hingegen Zellen, die zum Knochenabbau beitragen. Der Name geht auf die griechischen Wörter *osteon* (»Knochen«) und *klastos* (»zerbrochen«) zurück. Der »Abbruchprozess« wird als Knochenresorption bezeichnet. »Osteoklasten« hört sich zwar an, als wären das gefährliche Zellen, doch sie helfen bei der Beseitigung von beschädigtem Knochen.

Zusammen mit den Osteoblasten entfernen die Osteoklasten schwache Bereiche und reparieren Risse und Brüche, damit die Knochen stark und gesund bleiben. Zur Verhinderung von Osteoporose ist ein gesundes Gleichgewicht zwischen den Aktionen der Osteoklasten und der Osteoblasten erforderlich.

Das Gleichgewicht zwischen der Resorption und der Ablagerung von Calcium in den Knochen verändert sich mit dem Alter. Bei Kindern im Wachstum übersteigt die Knochenbildung den Abbau, sodass die Knochen länger und stärker werden.

Bei jungen Erwachsenen und in den mittleren Jahren halten die beiden Prozesse sich ungefähr die Waage, sodass die Knochendichte auf einem beständigen Niveau bleibt.

Wenn wir dann älter werden, kann der Knochenabbau den Aufbau aber aufgrund von Faktoren wie der Genetik, nicht genug Bewegung oder einem Mangel an entscheidenden Nährstoffen übersteigen, was zu einer Verringerung der Knochenmineraldichte führt – zu Osteopenie (milder Knochenverlust) oder Osteoporose (mäßiger bis schwerer Knochenverlust).

Calcium allein reicht nicht

Da unsere Knochen primär aus Calcium bestehen, wird Menschen mit Osteoporose standardmäßig empfohlen, Calcium-Ergänzungsmittel einzunehmen. Funktioniert das nicht, bekommen die Patienten oft den Rat, ihrem Körper immer mehr Calcium zuzuführen. Derzeit schlagen die meisten Ärzte ihren Patienten mit niedriger Knochendichte 1500 Milligramm Calcium am Tag vor – eine Riesendosis! Die Einnahme von Calcium-Ergänzungsmitteln garantiert aber keineswegs, dass das Calcium dorthin gelangt, wo es benötigt wird. Ich habe ja schon erwähnt, dass Calcium-Ergänzungsmittel Studien zufolge sogar Ablagerungen in den Koronararterien verursachen können. Wie können Sie sicher sein, dass das Calcium, das Sie einnehmen, wirklich Ihren Knochen hilft und nicht Ihr Herz schädigt? Indem Sie auch den Partner von Calcium beim Knochenaufbau einnehmen, Vitamin K_2, sowie die Vitamine D und A.

Fettlösliche Vitamine spielen bei der Entwicklung starker Knochen eine wichtige Rolle: Vitamin D_3 (Cholecalciferol) wird in unserer Haut aus Cholesterin gebildet, wenn sie der UVB-Strahlung des Sonnenlichts ausgesetzt wird. Eine Schlüsselrolle von Vitamin D besteht darin, die Calcium-Absorption durch den Körper zu steigern. Ist nicht genug Vitamin D vorhanden, kann unser Körper nicht genug Calcium absorbieren, und darunter leidet die Knochendichte. Außerdem wird Vitamin D, zusammen mit Vitamin A, für die Bildung von Osteocalcin benötigt, einem Protein, das die Knochen mineralisiert (darüber gleich noch mehr). Man muss bedenken, dass Vitamin D zwar bei der Calcium-Absorption eine entscheidende Rolle spielt, aber keinerlei Einfluss darauf hat, was mit dem Calcium geschieht, nachdem es absorbiert wurde. Diese Aufgabe fällt Vitamin K_2 zu.

Vitamin-D-Mangel kommt häufig vor. Unsere Haut stellt durch eine Kombination von Cholesterin und UVB-Strahlen von der Sonne Vitamin D_3 her, doch ebendiese Strahlen sind auch für Sonnenbrand verantwortlich. Die Vitamin-D-Herstellung durch UVB-Strahlen erreicht ihren Höhepunkt in Gegenden mit hohen Breitengraden in der Mittagszeit. Die beste Zeit für die Herstellung von Vitamin D_3 liegt also zwischen 10 und 14 Uhr in den Sommermonaten – aber gerade zu dieser Zeit sollten wir uns den Hautkrebsexperten zufolge unbedingt im Schatten aufhalten oder sehr starke Sonnenschutzmittel benutzen.

Die Empfehlung, sich vor der Sonne »in Sicherheit zu bringen«, hat zusammen mit unserer auf die Räume in Häusern konzentrierten Lebensweise eine entscheidende Rolle beim Vitamin-D-Mangel gespielt. Erfreulicherweise ist das Wissen über Vitamin D in den letzten Jahren aber geradezu dramatisch gestiegen; die meisten Gesundheitsexperten empfehlen jetzt die tägliche Einnahme von 1000 bis 5000 Internationalen Einheiten dieses Vitamins.

Eine Warnung vor Vitamin D

Trotz all der Befürchtungen im Hinblick auf Vitamin-D-Mangel müssen wir uns bewusst sein, dass zu viel Vitamin D allein die Knochen demineralisieren kann. Vitamin D erhöht nämlich sowohl den Bedarf an Vitamin K2 als auch die möglichen Vorteile der von Vitamin K2 abhängigen Proteine wie MGP und Osteocalcin.[17] Um toxische Nebenwirkungen von Vitamin D zu verhindern, sollte man es immer nur zusammen mit den Vitaminen A und K2 einnehmen. Viele Gesundheitsexperten glauben noch immer, dass Vitamin A die Knochen schädigt, doch auch diese überholte Vorstellung beruht auf alten Studien, bei denen Vitamin A in großen Mengen und ohne Vitamin D oder Vitamin K2 verabreicht wurde. In Kapitel 7 werde ich mich mit speziellen Empfehlungen dafür befassen, wie man alle fettlöslichen Vitamine in ein für die Gesundheit optimales Gleichgewicht bringen kann.

Vitamin K2 – das fehlende Glied bei der Knochengesundheit

Obwohl wir nun schon seit einer Ewigkeit von der Bedeutung von Calcium für die Knochengesundheit wissen und die Funktion von Vitamin D jetzt besser verstehen, haben sich bisher sowohl die Ärzte als auch die Patienten mit Osteoporose herumschlagen müssen. Jetzt haben wir endlich das letzte fehlende Puzzleteil: Seine Rolle beim Knochenaufbau macht Vitamin K2 zum unbesungenen Helden bei der Bewahrung der Knochengesundheit.

Wie bei der Herzgesundheit besteht die primäre Rolle von Vitamin K2 auch bei der Knochengesundheit in der Carboxylierung (Aktivierung) bestimmter Proteine, die dann Calcium binden können. In unseren Knochen gibt es mehrere von Vitamin K2 abhängige Proteine;

das am reichlichsten vorhandene und bekannteste ist Osteocalcin. Es ist das Hauptprotein, das an der Ablagerung von Calcium in den Knochen und Zähnen beteiligt ist. Osteocalcin kann das Calcium aber nur packen und in die Knochenmatrix einlagern, wenn es durch Vitamin K2 aktiviert wurde. Ist nicht genug Vitamin K2 für seine Aktivierung vorhanden, bleibt das Osteocalcin nutzlos, das Calcium wird nicht in die Knochen eingelagert, und Osteoporose beginnt. Demzufolge hängen die positiven Auswirkungen von Vitamin D größtenteils von Vitamin K2 ab: Vitamin D regt zusammen mit Vitamin A die Bildung von Osteocalcin an, Vitamin K2 aktiviert es. Auch hier arbeiten die fettlöslichen Nährstoffe zusammen, um eine optimale Gesundheit zu erreichen.

Es ist offensichtlich: Aktiviertes Osteocalcin verhindert, dass die Knochen brüchig werden, doch Vitamin K2 hat auch noch andere Vorteile für die Knochen. Forschungen haben gezeigt, dass Vitamin K2 zusammen mit Vitamin D3 die Entstehung der Osteoklasten verhindert, die Knochen zerstören.[18] Außerdem verursacht Vitamin K2 bei den Osteoklasten eine Apoptose (einen programmierten Zelltod), was ihre Zahl reduziert.[19] Werden die Osteoklasten auf diese Weise behindert, hilft das den Osteoblasten, die ja Knochen aufbauen, aufzuholen und jenes gesunde Gleichgewicht aufrechtzuerhalten.

Die Knochengesundheit in der Menopause

Nach der Menopause wird Osteoporose bei den Frauen zu einem großen Problem, da ihr Körper dann weniger Östrogen produziert. Östrogen wirkt sich gleich mehrfach auf den Calcium-Metabolismus aus. Es fördert beispielsweise die Umwandlung von Vitamin D in seine aktive Form, die Knochen abbaut, sodass sinkende Östrogenwerte die Aktivität von Vitamin D beeinträchtigen. Bei weniger Östrogen im Blut steigt die osteoklastische Aktivität.

Das ist aber noch nicht alles: Die Abnahme des Östrogens verursacht eine Zunahme bei einer Verbindung, die als Interleukin-6 bezeichnet wird und die Produktion von mehr Osteoklasten anregt.[20] Heißt das, dass die Frauen dazu verdammt sind, mit bröckelnden Knochen zu leben, sobald sie in die Menopause kommen? Nein – zum Glück wirkt Vitamin K2 allen diesen Problemen entgegen; die Einnahme von Menachinon-7 (MK-7) gleicht die Veränderungen bei der Knochendichte aus, die durch die Menopause verursacht werden.[21]

Knochengesundheit und Nattō

»Für starke Knochen sollte man Milch trinken!« Das wurde uns schon in der Grundschule eingebläut. Doch die Japaner nehmen viel weniger Milchprodukte und andere calciumhaltige Lebensmittel zu sich als die Nordamerikaner, leiden aber trotzdem nicht mal annähernd im gleichen Ausmaß an Osteoporose. Das liegt daran, dass Calcium nicht der wichtigste Faktor für die Knochengesundheit ist. Was machen die Japaner anders? Sie essen Nattō, das stinkende Supernahrungsmittel, das eine reichhaltige Quelle von Vitamin K_2 ist.

Nattō wird nicht überall in Japan in großen Mengen gegessen – im Ostteil des Landes ist es beliebter. Studien haben gezeigt, dass zwischen den Hüftbrüchen bei den Japanerinnen und dem Verzehr von Nattō in den einzelnen Präfekturen ein statistisch signifikanter umgekehrter Zusammenhang besteht. Anders ausgedrückt: Bei den Japanerinnen, die mehr Nattō aßen, kam es zu weniger Brüchen.[22] Anderen Studien zufolge haben Männer, deren Nahrung hin und wieder oder häufig Nattō enthält, signifikant höhere Konzentrationen von Vitamin K_2 und aktiviertem Osteocalcin im Blut als diejenigen, die nie Nattō essen. Sollten all diese guten Neuigkeiten es Ihnen nicht leichter machen, zum Frühstück fermentierte Sojabohnen hinunterzuwürgen, brauchen Sie nicht den Kopf hängen zu lassen: Ergänzungsmittel mit Vitamin K_2 haben die gleichen positiven Auswirkungen.[23]

Knochengesundheit und Organtransplantationen

Osteoporose ist auch nach Organtransplantationen ein großes Problem. Im ersten Jahr nach einer Transplantation von fast allen Organen kommt es zu einer starken und schnellen Abnahme der Knochenmineraldichte. Bei Organtransplantierten ist das Knochenbruchrisiko bis zu 34-mal so hoch wie bei Personen des entsprechenden Alters, denen kein neues Organ eingesetzt wurde.[24] Das Problem beruht auf mehreren Faktoren: Der Krankheitsprozess oder das erkrankte Organ selbst kann den Verlust von Knochen fördern, und viele der Medikamente, die häufig vor oder nach Transplantationen verabreicht werden, vermindern die Knochenstärke weiter. Zudem kann man an keinem der Faktoren vor der Transplantation ablesen, wie hoch das Knochenbruchrisiko nach der Transplantation sein wird, und bei den Patienten kann es selbst dann zu einem Bruch kommen, wenn die Mineraldichte ihrer Knochen vor der Transplantation im Normalbereich lag. Das müssen Organempfänger daher mit auf die Liste ihrer eventuellen gesundheitlichen Probleme setzen, und das in einer Zeit, in der sie ohnehin sehr anfällig sind. Oder doch nicht?

Im Jahr 2010 berichteten norwegische Forscher, dass Vitamin K2 die Knochengesundheit von Transplantierten günstig beeinflusst. Die Studie umfasste 35 Lungen- und 59 Herztransplantierte. Die Teilnehmer bekamen nach dem Zufallsprinzip für ein Jahr nach der Transplantation 180 Mikrogramm MK-7-Ergänzung oder ein Placebo ohne Menachinon. Am Ende der Studie waren die Mineraldichte in der Lendenwirbelsäule und der Mineralgehalt der Knochen bei der Gruppe, die MK-7 bekommen hatte, im Vergleich zu der Placebogruppe gestiegen.[25] Zu diesen positiven Auswirkungen kam es bei den Teilnehmern an der Studie bemerkenswerterweise sogar, obwohl viele an Vitamin-D-Mangel litten.

Da die Patienten vor der Transplantation oft zwei oder mehr Jahre warten müssen, bietet sich hier die Chance, weiteren Knochenverlust zu verhindern und zur Wiederherstellung von dem beizutragen, was bereits verloren gegangen ist.

Was trägt mehr zur Knochengesundheit bei: Vitamin K2 oder K1?

Wir sind von irreführenden Informationen über Vitamin K geradezu umgeben. Viele Artikel in Zeitschriften preisen grünes Blattgemüse geradezu aufdringlich als »großartige Quelle des die Knochen aufbauenden Vitamins K« an. Ja, solche Gemüsearten sind tatsächlich eine Quelle von Vitamin K – aber nicht von der Form, die am effektivsten gegen Osteoporose wirkt. Forschungen haben gezeigt, dass täglich 1000 Mikrogramm eines sehr gut absorbierbaren pharmakologischen Vitamin-K1-Präparats erforderlich sind, um das Osteocalcin zu aktivieren. Leider sind wir Menschen nicht in der Lage, auch nur ein Fünftel dieser Menge aus der Nahrung zu absorbieren. Andererseits können wir Vitamin K2 in großen Mengen aus der Nahrung aufnehmen. In den Niederlanden durchgeführte Studien haben gezeigt, dass Vitamin K2 in einem Zeitraum von vierzig Tagen bei der Erhöhung des aktivierten Osteocalcins dreimal effektiver war als Vitamin K1. Besonders interessant war, dass die Auswirkungen von Vitamin K1 sich schon nach drei Tagen abschwächten, die Auswirkungen von Vitamin K2 bei der Studie aber jeden Tag stiegen.[26]

Ermittlung der Vitamin-K_2-Werte

Falls Ihr Blut nicht genug Vitamin K_2 enthält, um die von diesem Vitamin abhängigen Proteine zu aktivieren, zirkulieren die nicht aktivierten Proteine im Blut, bis sie zerstört werden. Wie viel inaktives Osteocalcin im Körper vorhanden ist, lässt sich durch einen einfachen Bluttest messen. So können Sie erfahren, ob Ihre Knochenzellen genug Menachinon bekommen. Forschungen haben gezeigt, dass das Hüftbruchrisiko bei den Menschen, die den höchsten Prozentsatz an inaktivem Osteocalcin aufwiesen, fünfmal höher war. Eine Messung der Knochendichte wird zeigen, ob Sie Osteoporose haben. Ein Test auf untercarboxyliertes Osteocalcin wird Aufschluss darüber geben, ob Sie zur Behandlung mehr Vitamin K_2 einnehmen sollten. (In Kapitel 6 erhalten Sie weitere Informationen dazu, wie Sie Ihre Vitamin-K_2-Werte überprüfen lassen können.)

Seit den 1980er-Jahren haben mehrere Studien gezeigt, dass zwischen Vitamin K_2 und der Knochengesundheit ein Zusammenhang besteht, und eine neue Studie mit fast 900 Erwachsenen hat ergeben, dass das Hüftbruchrisiko bei den Teilnehmern mit den niedrigsten Vitamin-K_2-Werten um 65 Prozent höher war als bei den Teilnehmern mit den höchsten Vitamin-K_2-Werten. Vitamin K_2 könnte zwar der für die Knochengesundheit wichtigste und am stärksten vernachlässigte Nährstoff sein, doch für eine optimale Nutzung von Calcium durch den Körper sind auch noch andere Vitamine und Mineralien erforderlich. Vitamin D, Vitamin A, Magnesium, Phosphor, Zink, Bor und B-Vitamine arbeiten zusammen, um die Knochendichte zu erhöhen und das Risiko von Brüchen zu senken.

Mit Vitamin K_2 gegen Alzheimer

Den meisten Menschen ist vor allem wichtig, dass sie auch im Alter einen klaren Kopf behalten. Was für einen Sinn hat es denn auch, länger zu leben, wenn man seine Liebsten gar nicht mehr erkennen kann und vielleicht sogar eine Belastung für sie wird? Vitamin-K_2-Mangel steht auch mit der Alzheimerkrankheit im Zusammenhang, der Hirnstörung, mit der sich alle intensiv beschäftigen – vielleicht mit Ausnahme von denen, die sie haben. Es handelt sich dabei um eine degenerative Hirnkrankheit, die heute die häufigste Ursache von Demenz ist, einem allmählichen Verlust des Gedächtnisses, des Urteilsvermögens und der funktionalen Fähigkeiten. Man rechnet damit, dass die Zahl der an Alzheimer Erkrankten sich bis 2050 vervierfachen wird, auf einen von 85 Menschen, und dass mehr als 40 Prozent der Betroffenen intensive Pflege brauchen werden, mit einer starken Belastung des Pflegepersonals. Schätzungen von Experten haben ergeben: »Es würde 2050 fast 9,2 Millionen weniger Fälle geben, wenn man den Ausbruch und das Fortschreiten der Krankheit um nur ein Jahr hinauszögern könnte, wobei fast der gesamte Rückgang darauf zurückzuführen wäre, dass dann weniger Personen Intensivpflege benötigen.«[27]

Die Altersdemenz vom Alzheimertyp steht in engem Zusammenhang mit einer anderen Krankheit, die erwiesenermaßen durch einen Mangel an Vitamin K2 verursacht wird: Osteoporose. Alzheimer ist so stark mit einem beschleunigten Knochenverlust verbunden, dass die Knochenmineraldichte im Frühstadium dieser Krankheit gleichzeitig mit allmählich schrumpfenden Hirnbereichen abnimmt.[28] Die Forscher, die diesen Zusammenhang entdeckten, brachten die Hypothese vor, dass die Degeneration des Gehirns den zentralen Mechanismus der Knochenremodellierung irgendwie unterbrechen könnte. Ebenso wahrscheinlich ist, dass es einen Faktor gibt, der für Defizite bei Knochen und Gehirn verantwortlich ist. Bei der anderen Seite des Calcium-Paradoxons scheint das der Fall zu sein: Auch die koronare Herzkrankheit steht in so engem Zusammenhang mit der Alzheimerkrankheit, dass sie als deren Vorläufer gelten kann. Dieser Zusammenhang blieb lange unentdeckt, da viele Patienten an der koronaren Herzkrankheit sterben, bevor kognitive Veränderungen erkennbar sind.[29]

Alzheimerpatienten nehmen nicht einmal halb so viel Vitamin K aus der Nahrung auf wie ihre geistig gesunden Altersgenossen.[30] Im Vergleich zu Gleichaltrigen ohne Verfall der kognitiven Fähigkeiten nehmen sie weniger Vitamin K über die Nahrung zu sich, ihre Knochendichte ist niedriger, und bei ihnen treten mehr Hüftbrüche und ein stärkerer Mangel an Vitamin K2 auf.[31] Das klingt zwar vielsagend, könnte aber auch einfach nur reflektieren, dass die Ernährung von Alzheimerpatienten generell schlechter ist. Welche Beweise gibt es dafür, dass Vitamin-K2-Mangel in direktem Zusammenhang mit Alzheimer steht oder dass die Ergänzung durch Mittel mit Vitamin K2 bei der Vorbeugung oder Behandlung von Alzheimer helfen könnte? Diese Frage können wir nur beantworten, wenn wir uns die bekannten Faktoren, die zu dieser Krankheit beitragen, genauer ansehen.

Was verursacht die häufigste Form der Demenz und ihr Fortschreiten? Darüber wissen wir leider noch gar nicht viel. Bei der Autopsie findet man im Gehirn von Alzheimerpatienten charakteristische »Plaques und Tangles«, die unterschiedliche Typen anomaler Proteinablagerungen im Hirngewebe sind. Wie die Plaques dorthin gelangen, ist noch nicht genau bekannt, aber mindestens zwei der Faktoren, die zu ihrem Vorhandensein beitragen, stehen mit Vitamin K2 im Zusammenhang: Schäden durch freie Radikale und die Insulinempfindlichkeit im Gehirn. Es gibt mehrere Beweisketten dafür, dass oxidativer Stress am Ausbruch von Alzheimer und an der Entwicklung der charakteristischen Hirnläsionen in signifikantem Maße beteiligt ist.[32] Auch wenn nicht bekannt ist, dass Vitamin K2 an anderen Stellen im Körper als Antioxidans wirkt, hat es eine ausgeprägte Fähigkeit, die Entstehung freier Radikale im Gehirn zu verhindern.

Freie Radikale sind ausgesprochen instabile, hochreaktive Moleküle, die unserem Gewebe und unseren Zellen Elektronen entreißen, um Stabilität zu erlangen. Dabei verursachen sie bei unseren Zellen oxidative Schäden; dieser Prozess ähnelt stark dem Rosten von Metallen. Eine Anhäufung der durch freie Radikale verursachten Schäden ist der Mechanismus, der vielen degenerativen Krankheiten zugrunde liegt, und der zentrale Aspekt der mit dem Altern verbundenen DNA-Schäden, über die ich schon gesprochen habe.

Uns vor Schäden durch freie Radikale zu schützen ist normalerweise die Aufgabe der Antioxidanzien. Dabei handelt es sich um oft aus der Nahrung stammende Moleküle, die freie Radikale einfangen, die im Körper umherstreifen und dort auf zellulärer Ebene Zerstörung herbeiführen. Das gelingt ihnen, indem sie reichlich Elektronen abgeben, um die freien Radikale zu stabilisieren. Vitamin K2 ist kein klassisches Antioxidans, denn es gibt keine Elektronen ab, doch laut Laborstudien gelingt es ihm irgendwie, die Anhäufung freier Radikale und das Absterben von Gehirnzellen vollständig zu blockieren.[33] Statt die freien Radikale im Gehirn einfach »aufzuwischen«, verhindert Vitamin K2, dass sie überhaupt entstehen.[34] Außerdem schützt es die Gehirnzellen vor dem Verlust von Glutathion, einem wichtigen Antioxidans im Körper.

Welches unserer beiden wichtigsten von Vitamin K2 abhängigen Proteine ist für diesen bemerkenswerten gesundheitlichen Vorteil verantwortlich – Osteocalcin oder MGP? Weder das eine noch das andere!

Vitamin K_2 blockiert die Anhäufung freier Radikale und den Zelltod völlig, und zwar durch einen Mechanismus, der von seiner einzigen bekannten Aktion, der Gammacarboxylierung, unabhängig ist. Für die Opfer von Schlaganfällen und von TIAs (transitorischen ischämischen Attacken, immer wieder auftretenden Minischlaganfällen), die mit Blutverdünnern behandelt werden, sind das wunderbare Neuigkeiten. Wenn Vitamin K_2 nur durch seinen üblichen proteinabhängigen Mechanismus vor Schäden im Gehirn schützen würde, würden orale Antikoagulanzien diesen Prozess nämlich stören – was aber nicht der Fall ist. Vitamin K_2 schützt die Gehirnzellen sogar in Anwesenheit des Blutverdünners Warfarin vor der Beschädigung durch freie Radikale.[35]

Vitamin-K_2-Mangel steht auch auf eine weitere interessante Weise mit Alzheimer im Zusammenhang: durch die Produktion von Insulin und die Empfindlichkeit ihm gegenüber im Gehirn. Im Gegensatz zu allen anderen Zellen im Körper benötigen die Gehirnzellen nämlich kein Insulin, um den Blutzucker zu absorbieren. Zucker ist für das Funktionieren der Gehirnzellen so wichtig, dass er in die Neuronen eintritt, ohne dass, wie im Rest des Körpers, Insulin erforderlich ist, um die Tür aufzuschließen. Daher glaubten die Wissenschaftler lange, zwischen Insulin und dem Gehirn bestehe überhaupt keine Verbindung – das Gehirn sei insulinunempfindlich. Heute wissen wir, dass das nicht stimmt. Insulin ist im Gegenteil sehr wichtig für die Gehirnfunktionen, beim Lernen und bei der Bildung des Gedächtnisses.

Bei Alzheimerpatienten weist das Gehirn große Ähnlichkeit mit dem diabetischen Körper auf. Es produziert entweder nicht genug Insulin (wie bei Typ-I-Diabetes), oder seine Zellen entwickeln eine Insulinresistenz (wie bei Typ-II-Diabetes). Das Gehirn von Alzheimerpatienten nutzt die Glukose nicht effektiv; diese Krankheit wird jetzt sogar als Typ-III-Diabetes bezeichnet. Durch die Gabe von Insulin verbessern sich die kognitiven Leistungen von Alzheimerpatienten signifikant, und es steht zu erwarten, dass eine Verbesserung der Insulinempfindlichkeit und der Insulinproduktion im Gehirn dazu beitragen wird, die Symptome von Alzheimer zu verhindern, hinauszuzögern oder sogar rückgängig zu machen.[36]

In Kapitel 5 werden Sie sehen, dass Vitamin-K_2-Mangel das Diabetesrisiko erhöht, und schon das könnte uns für Alzheimer anfällig machen. Bei Diabetikern ist das Risiko, an Alzheimer zu erkranken, um 30 bis 65 Prozent höher als bei Nichtdiabetikern. Zwischen dieser

Form der Demenz und Vitamin K_2 dürfte es sogar einen noch unmittelbareren Zusammenhang geben. Menachinon könnte die Produktion von Insulin im Gehirn und dessen Empfindlichkeit gegenüber Insulin steigern – was es ja anderswo im Körper macht – und die Entstehung freier Radikale verhindern, die zu den altersbedingten Plaques und Tangles beitragen. Der aktuellsten medizinischen Hypothese zufolge trägt Vitamin-K_2-Mangel direkt zur Entstehung und Entwicklung von Alzheimer bei, und die Ergänzung durch Menachinon wird sich bei der Verhinderung und der Behandlung dieser Krankheit positiv auswirken.[37] Wenn Vitamin K_2 die Entwicklung von Alzheimer nur um ein einziges Jahr verlangsamen würde, könnte das einen erheblichen Fortschritt beim Wohlergehen unserer ganzen Gesellschaft bedeuten.

Vitamin K_2 zur Vorbeugung gegen Falten

Lachfältchen, Krähenfüße, feine Linien – egal, wie wir sie nennen, niemand mag sie. Und sie sind keineswegs nur eine gutartige, unvermeidliche Begleiterscheinung des Alterns. Es gibt immer mehr Belege dafür, dass zwischen dem Ausmaß der Faltenbildung und dem Schweregrad von Krankheiten wie Osteoporose, der koronaren Herzkrankheit, Diabetes und einer schlechten Nierenfunktion ein Zusammenhang besteht. Alle diese Krankheiten sind zudem mit einem Mangel an Vitamin K_2 verbunden. So haben neue Forschungen gezeigt, dass das Ausmaß der Faltenbildung im Gesicht Aufschluss über die Mineraldichte der Knochen gibt. Insbesondere lässt der Schweregrad der Faltenbildung im Gesicht bei Frauen nach der Menopause ihr Osteoporoserisiko erkennen. Bei Frauen mit starker Faltenbildung besteht eine viel größere Wahrscheinlichkeit als bei ihren Altersgenossinnen, an einer niedrigen Knochenmasse zu leiden, während Frauen mit glatterer Haut gewöhnlich unabhängig von ihrem Alter und Körpergewicht dichtere Knochen haben.[38]

Koreanische Forscher, deren Ergebnisse 2008 in der Zeitschrift *Nephrology* veröffentlicht wurden, entdeckten ein ähnliches Beispiel: Verstärkte Faltenbildung im Gesicht steht mit einer niedrigeren Filtrationsrate der Nieren (einem Maß für die Nierenfunktion) im Zusammenhang, und zwar unabhängig vom Alter und vom Geschlecht.[39] Im folgenden Jahr zeigten amerikanische Forscher, dass eine reduzierte Nierenfiltration auf eine Erhöhung des inaktiven MGP schließen lässt – also auf einen Mangel an Vitamin K_2.[40] Bei der Haut scheint es möglich, dass ein Vitamin-K_2-Mangel über das ganze Gesicht geschrieben steht.

Epidemiologische Belege zeigen, dass Japanerinnen weniger Falten und weniger erschlaffte Haut bekommen als gleichaltrige Nordamerikanerinnen. Angesichts der großen Unterschiede bei der Ernährung und beim Lebensstil ist das vielleicht kein fairer Vergleich. Doch selbst wenn man sich auf die asiatischen Städte beschränkt, haben Tokioterinnen im Vergleich zu gleichaltrigen Bewohnerinnen von Schanghai und Bangkok die wenigsten sichtbaren Zeichen des Alterns.[41]

Es stimmt – viele japanische Damen vermeiden es sorgfältig, sich der Sonne auszusetzen, und tragen einen Sonnenschirm oder einen Gesichtsschutz, wenn sie ins Freie gehen. Abgesehen davon sind die verschiedenen asiatischen Gruppen aber im Hinblick auf viele Faktoren bei der Ernährung und der Lebensweise vergleichbar. Nur bei einem nicht: dem Verzehr von Nattō. Die Tokioter verspeisen die stechend riechenden, fermentierten Sojabohnen gern zum Frühstück und haben die hohen Menachinonwerte, die das beweisen.[42] Bei der Ernährung der anderen asiatischen Kulturen fehlt diese Quelle von Vitamin K_2 jedoch. Diese neuen Daten dazu, was die Haut schlaffer werden lässt, zeigen, dass Vitamin K_2 bei der Erhaltung einer glatten, geschmeidigen Gesichtshaut eine große Rolle spielt.

Wie wir einmal waren

Fotos, die Weston Price auf seinen ausgedehnten Reisen machte, zeigen deutlich, dass Menschen, die sich an die nährstoffreiche Ernährung ihrer Vorfahren hielten, viel würdevoller alterten als wir heute. Auf dem folgenden Foto ist eine neunzigjährige Polynesierin abgebildet; es stammt aus der Zeit um 1930. Price schrieb, diese Frau habe »wundervolle Zähne und einen großartigen Gesichts- und Körperbau«. Obwohl sie ihr ganzes Leben unter der südpazifischen Sonne verbracht hatte, wirkte sie mindestens zwanzig Jahre jünger als Menschen des gleichen Alters aus der heutigen Zeit, die sich nicht traditionell ernähren. Hat Vitamin K_2 dabei eine Rolle gespielt? Die modernen Forscher bejahen das – Menachinon bekämpfe die Alterung der Haut und die Bildung von Falten, denn es schütze die Elastizität der Haut auf genau die gleiche Weise wie die Elastizität der Arterien und Venen.[43]

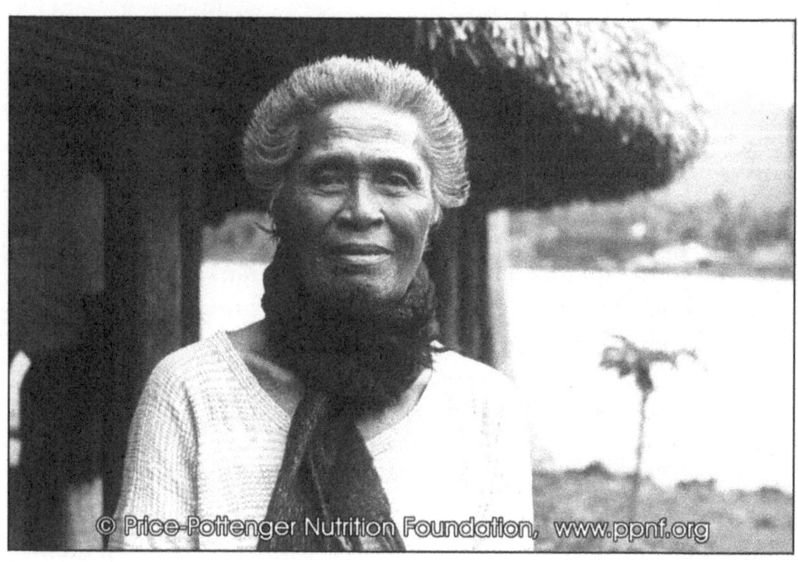

Pseudoxanthoma elasticum (PXE) ist eine Erbkrankheit, die schon in den frühen Jahren zu starker Faltenbildung im Gesicht und am Körper führt. Wie bei den Altersfalten verkalken die elastischen Fasern im Hautgewebe von PXE-Patienten, sodass die Haut erschlafft und die Linien nicht mehr so fein geschnitten sind. 2007 entdeckten Forscher den pathologischen Mechanismus hinter dieser Krankheit: Die elastischen Fasern in den Gewebeproben von PXE-Patienten enthalten große Mengen von inaktivem MGP. Das enthüllt eine weitere Anti-Aging-Funktion von Vitamin K2: Es verhindert die Mineralisierung des Hautgewebes, sodass die Haut für lange Zeit fest und elastisch bleibt.

Die Verfasser der Studie waren zudem sehr spezifisch: Die hohe Konzentration von MGP, das nicht aktiviert wurde, ist der Faktor, der zur Faltenbildung beiträgt.[44]

Was könnte die zelluläre Produktion von MGP erhöhen, es aber inaktiv lassen? Die Einnahme großer Mengen von Vitamin D (das ja die MGP-Produktion steigert) ohne begleitende Einnahme von Vitamin K2. Falls Sie, wie Millionen andere auch, mit der Einnahme eines entsprechenden Ergänzungsmittels auf die guten Neuigkeiten über Vitamin D reagiert haben, müssen Sie zum Ausgleich also zusätzlich die Vitamine K2 und A einnehmen.

Vitamin K2 für gesunde Venen

Nichts verrät das Alter von Beinen so stark wie Krampfadern. Unter diesen lästigen, unansehnlichen Blutgefäßen leiden rund 50 Prozent der nordamerikanischen Frauen und bis zu 40 Prozent der Männer. Die verdickten, knubbeligen Adern können fleischfarben, dunkelpurpurn oder blau aussehen und wie verdrillte Stricke wirken, die aus der Hautoberfläche hervortreten. Krampfadern sind zwar am Schienbein und am Oberschenkel am auffälligsten, da sie dort besonders dicht unter der Hautoberfläche liegen, können sich aber durchaus auch in anderen Körperteilen bilden – wo sie vielleicht nicht so gut zu sehen sind.

Entzündungen der tief liegenden Adern können zur Bildung von Blutgerinnseln führen, die sich dann lösen und die Arterie zur Lunge verstopfen können. Das wird als Lungenembolie bezeichnet und kann lebensgefährlich sein. Wenn im Rektum oder im After ein verdicktes Blutgefäß auftritt, spricht man von einer Hämorrhoide. Das ist zwar nicht unbedingt lebensgefährlich, aber eine echte Plage.

Krampfadern gelten nicht nur als unansehnlich, sondern können auch Schmerzen verursachen, die zunehmen, wenn der Betroffene über längere Zeit sitzt oder steht. Ein Schweregefühl in den Beinen, Brennen, Pochen, Muskelkrämpfe und das Anschwellen der Unterschenkel sind ebenfalls häufig. Auch ein Jucken um die Ader(n) herum ist nicht ungewöhnlich. Falls in der Nähe Ihrer Knöchel Hautgeschwüre auftreten, sollten Sie einen Arzt aufsuchen, denn das ist ein Zeichen für eine schwere Form einer vaskulären Erkrankung.

Krampfadern sind per definitionem ein Problem mit dem kardiovaskulären System. An sich zirkuliert sauerstoffhaltiges Blut durch den ganzen Körper, und das sauerstoffarme Blut wird danach von den Venen zum Herzen zurückgebracht, wo es wieder Sauerstoff aufnehmen kann. Im Inneren gesunder Venen verhindern Klappen, die nur in einer Richtung arbeiten, dass die Schwerkraft unser ganzes Blut in die Füße zieht. Wenn die Venen aber geschädigt sind oder nicht richtig funktionieren, sammelt sich Blut in ihnen, was dann zu den sichtbaren Ausbuchtungen und Knoten führt. Wieso passiert das? Das ist ganz einfach: Wenn wir altern, verlieren unsere Venen ihre Elastizität und erschlaffen, wie unsere Haut, die ja ebenfalls ihre Elastizität verliert und schlaff wird.

Zu den traditionellen Faktoren, die mit Krampfadern in Zusammenhang gebracht werden, gehören das Altern, der familiäre Hintergrund, hormonelle Veränderungen (Pubertät, Schwangerschaft, Menopause, die Benutzung oraler Verhütungsmittel, Hormonersatztherapie), Fettleibigkeit, Beinverletzungen und langes Stehen. Jetzt müssen wir dieser Liste noch einen weiteren Risikofaktor hinzufügen, gegen den man aber wirklich etwas machen kann: Ja, auch Vitamin-K_2-Mangel trägt zur Entstehung von Krampfadern bei!

Wie bei arteriosklerotischen Arterien und faltiger Haut ist auch in Krampfadern viel MGP ohne genug Vitamin K_2 vorhanden. Glatte Muskelzellen aus Krampfadern weisen im Vergleich zu denen aus gesunden Adern mehr und dickere Calcium-Ablagerungen auf. Studien haben gezeigt, dass – aufgrund suboptimaler Vitamin-K_2-Werte – nicht aktiviertes MGP zur Remodellierung der Venenwände beiträgt, sodass es zu Ausbuchtungen und zur Erschlaffung kommt.[45] Vitamin K_2 könnte beim Kampf gegen die schmerzhaften, unansehnlichen Krampfadern unser bester Verbündeter sein.

Mehr Hilfe für gesunde Venen

Zu den effektiven Maßnahmen gegen Krampfadern, die Sie selbst ergreifen können, gehören neben der Aufnahme einer ausreichenden Menge Menachinon auch das Abnehmen (sofern erforderlich), regelmäßige körperliche Bewegung und das Hochlagern der Beine im Sitzen, um die Symptome abzuschwächen. Auch Kompressionsstrümpfe sind nützlich, da sie die Beine einem ständigen Druck aussetzen und es den Venen und den Beinmuskeln erleichtern, das Blut effektiver zu transportieren. Man bekommt sie in den meisten Apotheken.

Andere Nährstoffe, die die Wände der Blutgefäße stärken, sind die Flavonoide. Dabei handelt es sich um Verbindungen auf pflanzlicher Basis, die in vielen Obst- und Gemüsearten vorkommen, insbesondere in Kirschen, Brombeeren, Zwiebeln und Knoblauch sowie auch in der weißen Außenmembran von Zitrusfrüchten. Sie sollten sich bemühen, möglichst viel davon in Ihre Nahrung aufzunehmen, und sich ein Flavonoidergänzungsmitttel kaufen, das Hesperidin und Diosmin enthält.

Rosskastanienextrakt ist ein hervorragendes Mittel gegen die Symptome einer Veneninsuffizienz, einschließlich der Schmerzen und des

Anschwellens der Beine. Er wird die Grundursachen für die Schwäche der Blutgefäßwände zwar nicht beseitigen, aber vorübergehend die Gesundheit der Venen fördern.

Mit Vitamin K_2 gut altern

Wir sind zwar nicht dazu bestimmt, ewig zu leben, aber vielleicht auch nicht zu einer Degeneration im Alter verdammt. Eine Ernährung, die reich mit Nährstoffen bestückt ist und die nötigen fettlöslichen Vitamine enthält, ist ein ganz entscheidender Faktor, um bis über die Lebensmitte hinaus gesund und vital zu bleiben und den Alterungsprozess so stark wie möglich zu verlangsamen. Die Aufnahme von Vitamin K_2 könnte der wichtigste Schritt sein, durch den wir uns ein längeres Leben sichern können, und seine Bedeutung beginnt schon vor unserer Geburt. Im nächsten Kapitel werden wir uns die mit Menachinon verbundenen positiven Veränderungen im Laufe unseres Lebens ansehen.

5

Noch mehr gesundheitliche Vorteile von Vitamin K_2

VITAMIN K_2 HILFT BEI DER Verhinderung und Behandlung der meisten großen und scheinbar kleinen gesundheitlichen Probleme, an denen unsere moderne Welt leidet. Die Vorteile von Menachinon beginnen schon vor der Empfängnis und erstrecken sich durch unser ganzes Leben. Bei der Erforschung der großen Rolle, die dieses Vitamin in allen Phasen unseres Lebens für eine optimale Gesundheit spielt, hat sich herausgestellt, dass zwischen scheinbar gutartigen und schwerwiegenderen Gesundheitsproblemen ein überraschender Zusammenhang besteht.

Vitamin K_2 gegen Diabetes

Ich habe bereits erwähnt, dass es bei Vitamin K_2 einen Zusammenhang gibt, der sich als der aufregendste und unerwartetste Vorteil dieses Nährstoffs erweisen könnte, der so lange falsch verstanden wurde: Vorbeugung gegen Diabetes. Im Jahre 2007 wurde die wissenschaftliche Gemeinschaft von revolutionären Forschungsergebnissen erschüttert: Unser Skelett hat über das von Vitamin K_2 abhängige Protein Osteocalcin signifikante Auswirkungen auf die Produktion von Insulin durch unseren Körper und auf dessen Empfindlichkeit gegenüber diesem Hormon.[1] Diese Entdeckung bedeutete einen Quantensprung bei unserer Wahrnehmung des Skeletts: War es bis dahin als inertes Gerüst betrachtet worden, hatte es sich jetzt als dynamische endokrine Drüse entpuppt. Die Forscher erklärten in dem angesehenen Journal

Cell, dass Osteocalcin, welches ja in unseren Knochen produziert wird, die Glukosetoleranz des Körpers verbessern kann. Und das heißt, dass Vitamin K_2 von enormer Bedeutung für die Vorbeugung gegen eine Krankheit von epidemischen Ausmaßen ist: den insulinresistenten Diabetes.

Unempfindlichkeit gegenüber Insulin, auch als Insulinresistenz bezeichnet, ist die Ursache für Typ-II-Diabetes. Typ-I-Diabetes, der auch als juveniler Diabetes bekannt ist, wird oft schon in der Kindheit diagnostiziert und bedeutet, dass die Bauchspeicheldrüse kein Insulin herstellt. Zu diesem Typ gehören nur rund 10 Prozent der Diabetiker; wir wissen bisher nichts von einem Zusammenhang zwischen ihm und Vitamin K_2. 90 Prozent der Diabetiker haben Typ-II-Diabetes (auch Erwachsenen- oder insulinunabhängiger Diabetes). Diese durch unsere mit Fettleibigkeit verbundene Lebensweise bedingte Krankheit wird in Nordamerika noch in diesem Jahrzehnt die größte Krankheits- und Todesursache werden und die Krankheit sein, die das meiste Geld verschlingt.

Insulin ist ein Hormon, das immer, wenn wir etwas essen, von der Bauchspeicheldrüse abgesondert wird, aber in viel größerem Ausmaß, wenn wir Nahrungsmittel mit einem hohen glykämischen Index verzehren. Solche Nahrungsmittel führen dazu, dass der Blutzucker in die Höhe schießt; es handelt sich dabei beispielsweise um Zucker, weißes Mehl, Brot, Nudeln und Backwaren. Insulin fungiert als der Schlüssel, der unsere Körperzellen aufschließt, sodass Zucker aus dem Blut in die Zellen strömen, uns mit Energie versorgen und unseren Blutzucker senken kann.

Wenn unser Blutzucker und damit auch unser Insulin aber zu oft zu hoch ist, weil wir zu viele Dinge essen, die reich an Zucker, Stärke oder verarbeiteten Nahrungsmitteln sind, werden die »Schlösser« der Zellen blockiert, und der Insulinschlüssel funktioniert nicht mehr so gut. Im Laufe der Zeit kann das Insulin die Zelltüren dann immer schlechter öffnen, um Zucker hineinzulassen: Da die Zellen zu viel Insulin ausgesetzt sind, werden sie ihm gegenüber resistent (unempfindlich). Schließlich bleiben die Blutzuckerwerte auch dann hoch, wenn der Körper reichlich Insulin produziert. Diesen Zustand bezeichnet man als »inmitten der Fülle verhungern«, weil die Zellen nach der Energie hungern, die ihnen der Zucker liefern könnte, der im Blut zirkuliert – aber nicht hinein kann.

Die zweithöchste Konzentration von Vitamin K_2 im Körper finden wir in der Bauchspeicheldrüse, dem Organ, das Insulin produziert und den Blutzuckerwert regelt. Es scheint, dass Vitamin-K-Mangel die Insulinproduktion durch die Bauchspeicheldrüse bei Menschen und Tieren negativ beeinflusst. Tierstudien haben beispielsweise gezeigt, dass Vitamin-K-Mangel die Glukosetoleranz beeinträchtigt, indem er die Insulinreaktion verlangsamt. So bleibt der Zucker länger im Blut, und die Insulinwerte sind letztlich höher – das ungünstigste Ergebnis bei Typ-II-Diabetes –, wenn nicht genug Vitamin K vorhanden ist. Wenn die Forscher einen Vitamin-K-Mangel herbeiführten, entwickelten die Testtiere Typ-II-Diabetes.[2] Zu ähnlichen Auswirkungen kommt es auch beim Menschen; aus ethischen Gründen hat man sich bei den Studien mit Menschen allerdings auf die Aufnahme von Vitamin K konzentriert, statt einen entsprechenden Mangel herbeizuführen. Die akute Insulinreaktion, die Insulinmenge, die in den ersten 30 Minuten nach der Aufnahme von Glukose produziert wird, war bei den Studienteilnehmern mit einer niedrigen Aufnahme von Vitamin K schlechter.[3]

Schon eine einzige Woche mit einem Vitamin-K_2-Ergänzungsmittel reduzierte die Insulinproduktion in den ersten zwei Stunden nach dem Essen bei den gesunden, nicht diabetischen Testteilnehmern signifikant, nämlich um die Hälfte.[4] Stundenlang erhöhte Insulinwerte nach einer Mahlzeit sind für Diabetiker schlecht, da sie die Insulinresistenz fördern. Wenn das Insulin normal funktioniert, steigt es als Reaktion auf die Aufnahme von Kohlehydraten gerade genug, um die Blutzuckerwerte in den Normalbereich zurückzubringen, und sinkt dann wieder, damit es nicht zu einer Überlastung der Zellen kommt. Dass Ergänzungsmittel mit Vitamin K_2 die späten (zwei Stunden nach der Mahlzeit) Insulinwerte senken, deutet darauf hin, dass Menachinon dazu führt, dass das Insulin effizienter arbeitet. Das steht offenkundig im Einklang mit den revolutionären Ergebnissen der Studie, die 2007 in der Zeitschrift *Cell* veröffentlicht wurden – dass Osteocalcin die Insulinaktivität beeinflusst. Da Osteocalcin die Insulinempfindlichkeit verbessert und Vitamin K_2 Osteocalcin aktiviert, ist ja zu erwarten, dass die Nahrungsergänzung durch Vitamin K_2 die Insulinempfindlichkeit verbessert.

Veränderungen bei der Insulinkonzentration nach den Mahlzeiten sind natürlich nur ein indirektes Maß für die Insulinresistenz; es gibt aber spezifischere Marker, die den Verlauf dieser epidemischen Krankheit anzeigen. Neue Forschungen aus Japan haben gezeigt, dass der Vitamin-K_2-Status in einem umgekehrt proportionalen Zusammenhang mit dem insulinresistenten Diabetes steht.[5] Je größer der Vitamin-K_2-Mangel bei Diabetikern ist, desto schlechter sind ihre Ergebnisse bei mehreren spezifischen Tests zur Bestimmung der Blutzuckerregulierung und der Insulinempfindlichkeit. Dazu gehören der Hämoglobin-A1c-Test, ein Maß für die langfristige Regulierung des Blutzuckers, und der HOMA-IR-Test, durch den man sowohl die Insulinresistenz als auch die Funktion der insulinproduzierenden Zellen der Bauchspeicheldrüse quantifizieren kann. Patienten mit mehr durch Vitamin K_2 aktiviertem Osteocalcin weisen bei diesen Tests bessere Ergebnisse und eine bessere Glukosetoleranz auf. Andere Studien haben gezeigt, dass zwar erhöhte Konzentrationen an carboxylierten und untercarboxylierten Osteocalcinformen mit einer besseren Glukosetoleranz im Zusammenhang stehen, dass aber nur die durch Vitamin K_2 aktivierte Form die Insulinempfindlichkeit erhöht.[6]

Verbessert die Einnahme von Vitamin K_2 die Insulinempfindlichkeit? Bei der Interventionsforschung, die die Auswirkungen der Zufuhr eines Ergänzungsmittels mit Vitamin K untersucht, statt einfach die Konzentration von Vitamin K zu messen, wurde bisher nur Vitamin K_1 benutzt, nicht aber Vitamin K_2. Dabei handelte es sich um eine nordamerikanische Studie, bei der man – im Gegensatz zur japanischen und europäischen Forschung, die jetzt primär auf Vitamin K_2 fokussiert ist – immer noch mit Vitamin K_1 herumspielte. Die Ergebnisse sind trotzdem interessant. Vor allem verlangsamte die Einnahme von Ergänzungsmitteln mit Vitamin K_1 über 36 Monate bei Menschen zwischen sechzig und achtzig Jahren das Voranschreiten der Insulinresistenz, konnte es aber nicht unterbinden oder gar umkehren.[7] Dieses positive Ergebnis ist durchaus bemerkenswert – eine erwiesene Verlangsamung des Voranschreitens einer so schweren Krankheit ist schon an sich ein guter Grund für die Einnahme von Vitamin K. Da aber das carboxylierte Osteocalcin bei der Insulinempfindlichkeit eine so große Rolle spielt, würde man ein besseres Ergebnis erwarten. Allerdings wissen Sie ja, dass Vitamin K_1 bei der Aktivierung von Osteocalcin nicht annähernd so effizient ist wie Vitamin K_2. Daher ist es nicht überraschend, dass die Nahrungsergänzung durch Vitamin K_1 in diesem Fall nur recht schwache Auswirkungen hatte. Die Forscher hätten sich auch mit Vitamin K_2 befassen müssen; immerhin ist jetzt der Weg für weitere Studien mit Menachinon bereitet.

Das merkwürdigere Ergebnis dieser Studie war, dass drei Jahre mit einer Nahrungsergänzung durch Vitamin K zwar bei älteren Männern positive Auswirkungen auf die Insulinresistenz hatten, aber nicht bei älteren Frauen. Woran könnte das liegen? In Kapitel 4 haben Sie ja erfahren, dass die Menge des untercarboxylierten Osteocalcins bei Frauen nach der Menopause steigt, sodass sie in dieser Zeit mehr Vitamin K_2 benötigen. Sehr wahrscheinlich reichte die Behandlungsdosis bei dieser Studie für Männer, aber nicht für ältere Frauen mit ihrem erhöhten Bedarf an Vitamin K_2. Bei Krebsstudien wurde ein ähnlicher Trend beobachtet. Ich möchte noch einmal betonen, dass Frauen durchaus alle Vorteile von Vitamin K_2 erleben können, in deren Genuss die Männer kommen. Wir brauchen einfach mehr Vitamin K_2, um den höheren Bedarf unserer Knochengesundheit decken sowie Krebs und Diabetes vorbeugen zu können.

Typ-II-Diabetes hat zwei berüchtigte Genossen: die koronare Herzkrankheit und Osteoporose. Insulinresistente Diabetiker werden mit großer Wahrscheinlichkeit diese durch einen Mangel an Vitamin K_2 bedingten Krankheiten bekommen. Angesichts neuer Befunde aus vielen wissenschaftlichen Bereichen und der Tatsache, dass bei Typ-II-Diabetikern das höchste Risiko für zwei gut bekannte, durch einen Mangel an Menachinon bedingte Krankheiten – Osteoporose und Arteriosklerose – besteht, empfehle ich allen meinen diabetischen, prädiabetischen und übergewichtigen Patientinnen und Patienten, täglich 240 Mikrogramm MK-7 einzunehmen.

Vitamin K_2 gegen Arthritis

Chronische Polyarthritis ist eine degenerative Krankheit, zu der es sowohl bei Kindern als auch bei Erwachsenen kommen kann. Charakteristisch für sie sind zerstörerische Entzündungen der Gelenke und des Gewebes in ihrer Umgebung, einschließlich der Knochen. Die genaue Ursache für diese Form der Arthritis ist nicht bekannt, doch man hält sie für eine Autoimmunkrankheit (bei der der Körper sich selbst angreift). Könnte sich hier erneut das Calcium-Paradoxon manifestieren? Bei Erwachsenen mit chronischer Polyarthritis ist das Risiko, Osteoporose und kardiovaskuläre Krankheiten zu bekommen, viel höher, und das lässt sich durch die traditionellen Risikofaktoren nicht vollständig erklären.[8] Das könnte daran liegen, dass Vitamin-K_2-Mangel bisher noch nicht offiziell zu einem Risikofaktor erklärt wurde.

Die klassische Knochen- und Gelenkzerstörung, die bei chronischer Polyarthritis auftritt, wird durch die Aktivierung der Osteoklasten verursacht. Der mit Flüssigkeit gefüllte Raum zwischen den Gelenken enthält gerade die Zellen, die Knochen im Rahmen des Remodellierungsprozesses auflösen. Bei chronischer Polyarthritis verursachen die Zellen eine größere Zerstörung, als der Körper reparieren kann. Und das führt zum Verfall der Gelenke. Bei klinischen Versuchen hat sich gezeigt, dass Vitamin K_2, allein oder in Kombination mit Osteoporosemedikamenten, aufsässige Osteoklasten unter Kontrolle hält und dadurch bei Patienten mit chronischer Polyarthritis Gelenkschäden verhindert.[9] Laborexperimente haben ergeben, dass Vitamin K_2 die Wucherung anderer kranker Zellen hemmt, zu der es bei chronischer Polyarthritis kommt.[10] Menachinon ist also ein vielversprechendes neues Mittel für die Behandlung der chronischen Polyarthritis, sowohl allein als auch in Kombination mit anderen entzündungshemmenden Medikamenten.

Vitamin K_2 für die Gesundheit von Gehirn und Nerven

Vitamin K_2 spielt bei den Krankheiten eine Rolle, die die Kognition und das Zentralnervensystem beeinträchtigen, zum Beispiel bei Alzheimer. Das Gehirn enthält eine der höchsten Vitamin-K_2-Konzentrationen im Körper – nach der Bauchspeicheldrüse, den Speicheldrüsen und dem Brustbein (dem Knorpel, der die Rippen zusammenhält und ein gutes Vitamin-K_2-Reservoir für das Herz und die großen Arterien bildet). Die starke Wirksamkeit von Menachinon gegen die Schädigung der Neuronen durch freie Radikale ist einer der Gründe dafür, dass das Gehirn es ansammelt.

Oxidativer Stress verursacht bei vielen akuten und chronischen Störungen des Gehirns ein Absterben der Gehirnzellen, beispielsweise bei Schlaganfällen, transitorischen ischämischen Attacken (TIAs, Minischlaganfällen) und bei allen Erkrankungen, bei denen das Gehirn nicht genug Sauerstoff oder Blut erhält, wie Schlafapnoe. Eine neurologische Erkrankung, die durch schwere oxidative Schäden an den Gehirnzellen verursacht wird, ist die Zerebralparese (CP). Das ist ein

Oberbegriff, unter dem viele Störungen der Gehirnfunktionen und des Nervensystems zusammengefasst werden. Bei manchen Menschen mit CP wurden Teile des Gehirns durch Sauerstoffmangel im Fetalstadium oder in der Kindheit geschädigt. Wird die Sauerstoff- oder Blutzufuhr zum Gehirn an irgendeinem Punkt der frühen Entwicklung auch nur für ein paar kurze Augenblicke unterbrochen, kann das zu einer dauerhaften Hirnschädigung aufgrund von Zelltod führen. Nach Ansicht von Experten für die fettlöslichen Vitamine könnte die Einnahme von K-Vitaminen während der Schwangerschaft dazu beitragen, CP bei Neugeborenen zu verhindern.[11] Auch das können wir in die Liste der Vorteile von Vitamin K2 für die Gesundheit von Babys vor und nach der Geburt aufnehmen, über die wir in Kürze sprechen werden.

Neben dieser bemerkenswerten Funktion als Antioxidans trägt Vitamin K2 im Gehirn auch zur Produktion von Myelin bei.[12] Das ist das Isolierungsmaterial, das einen Schutzschild um die Gehirnzellen und die Nerven bildet, ganz ähnlich wie die äußere Kunststoffummantelung von Stromleitungen. Myelin ist nötig, damit das Nervensystem richtig funktionieren kann, sodass die neurologischen Signale korrekt und effizient übermittelt werden. Bei multipler Sklerose (MS) werden Myelinflecken auf dem Gehirn und dem Rückenmark beschädigt. Das kann schließlich zu Symptomen führen, die den ganzen Körper beeinträchtigen – Verlust der Koordination und der Kontrolle über die Muskeln, Taubheit von Körperbereichen, Empfindungsstörungen, verschwommenem Sehen, Inkontinenz und anderem.

MS wird schon lange mit Vitamin D in Verbindung gebracht, dem fettlöslichen Freund von Vitamin K2. Studien zufolge ist beim Auftreten von MS ein geografisches Muster zu erkennen. In sonnenscheinärmeren Regionen wie Kanada und Nordeuropa kommt sie häufiger vor. Außerdem werden im November weniger Menschen mit MS geboren, im Mai hingegen mehr; das deutet darauf hin, dass auch weniger Zeit in der Sonne, was die Vitamin-D-Konzentration der Mutter nach unten drückt, während der Schwangerschaft eine Rolle spielt. Vor Kurzem konnte gezeigt werden, dass die DNA mancher MS-Patienten eine Variation aufweist, die schon früh im Leben dazu führt, dass Vitamin-D-Mangel einen Autoimmunangriff auf das Myelin verursacht.[13] Woraus sich schließen lässt, dass man MS bei Menschen mit dieser genetischen Variante verhindern kann, wenn man dafür sorgt, dass sie schon als Kinder genug Vitamin D bekommen.

Wird die Zufuhr von Vitamin K_2 denn dazu beitragen, MS zu verhindern? Laborstudien mit Tieren sind eine Vorstufe von klinischen Studien mit Menschen, die Aufschluss darüber geben sollen, ob eine bestimmte Behandlung vielversprechend ist. Tiere bekommen zwar keine MS, doch die Forschung konzentriert sich auf eine ähnliche Krankheit bei ihnen, die als experimentelle Autoimmun-Encephalomyelitis (EAE) bezeichnet wird. Diese Krankheit wird weithin als tierisches Modell für MS akzeptiert. Wird Vitamin K_2 vor dem Ausbruch der Symptome eingenommen, reduziert es den Schweregrad dieses Vertreters der multiplen Sklerose signifikant.[14]

Die Forschung zum Zusammenhang zwischen Vitamin K_2 und der Gesundheit des Gehirns steckt noch in den Kinderschuhen. Viele dieser frühen Studien differenzieren nicht zwischen Vitamin K_1 und K_2 oder befassen sich nur mit Vitamin K_1, sodass wir nicht wissen, ob Vitamin K_2 hier tatsächlich eine Wirkung hat. Anders ausgedrückt: Können wir schon allein dadurch einen maximalen Schutz der Hirngesundheit erreichen, dass wir grünes Blattgemüse essen? Wahrscheinlich nicht. Vitamin K_2, nicht Vitamin K_1 ist die vorherrschende Form von Vitamin K im Gehirn. Unser Gehirngewebe enthält Menachinon und Phyllochinon im Verhältnis 6:1.[15] Mit anderen Worten: Unser Gehirn sammelt über sechsmal so viel Vitamin K_2 an wie Vitamin K_1. Angesichts der Vorherrschaft von Vitamin K_2 im Gehirn und der Tatsache, dass viele geistige und neurologische Erkrankungen heute mit einem Mangel an Vitamin K_2 in Verbindung gebracht werden, sollten wir uns für die Deckung des Menachinonbedarfs unseres Gehirns nicht auf die zweifelhafte Umwandlung von Vitamin K_1 in Vitamin K_2 verlassen. Die wichtigste Botschaft der Forscher zu den Vorteilen von Vitamin K_2 für das Gehirn lautet, dass der entscheidende Punkt die Vorbeugung ist: Vitamin K_2 muss schon vorhanden sein, bevor die freien Radikale angreifen. Deshalb sollten Sie Ihr Gehirn mit vitamin-K_2-reichen Nahrungsmitteln aus Grasfütterung, fermentierten Molkereiprodukten, Nattō oder Ergänzungsmitteln versorgen.

Vitamin K_2 zur Vorbeugung gegen Krebs

Man könnte sagen, dass die hervorstechendsten Ergebnisse der neueren Forschung zum Nutzen von Menachinon die Vorbeugung gegen Krebs betreffen. Da sowohl bei Tierstudien als auch bei Laborstudien von menschlichem Gewebe beobachtet worden war, dass Vitamin K antikarzinogen wirken kann, wollten die Forscher gern herausfinden, ob die Zufuhr von Vitamin K tatsächlich praktische Auswirkungen auf die Entwicklung von Krebs hat. Erste Beweise lassen sich bei epidemiologischen Studien finden. Ist die Gefahr, Krebs zu entwickeln oder an Krebs zu sterben, bei denjenigen Menschen in einer gegebenen Population, die mehr Vitamin K2 zu sich nehmen, geringer als bei den Menschen, die weniger Vitamin K2 aufnehmen?

Die Ergebnisse der ersten großen Studie zum Zusammenhang zwischen der Vitamin-K-Aufnahme über die Nahrung und dem Gesamtrisiko, an Krebs zu erkranken, wurden 2010 veröffentlicht. Die European Prospective Investigation into Cancer and Nutrition (EPIC) kam zu folgendem Ergebnis: Die Aufnahme der höchsten Vitamin-K2-Dosen steht im Zusammenhang mit einer Verringerung des Krebsrisikos und der Todesfälle durch Krebs; Letztere nahmen um etwa 30 Prozent ab.[16] Bei dieser Studie waren über 24000 Männer und Frauen im Alter von 35 bis 64 über zehn Jahre lang beobachtet worden. In dieser Zeit wurden 1755 Krebsfälle dokumentiert; 458 verliefen tödlich. Die Ergebnisse zeigten, dass die Menschen mit der höchsten durchschnittlichen Aufnahme von Vitamin K2 unabhängig von den anderen Risikofaktoren für Krebs mit um fast 30 Prozent geringerer Wahrscheinlichkeit an Krebs erkrankten als die Personen mit der niedrigsten durchschnittlichen Aufnahme. Die Zufuhr von Vitamin K2 über die Nahrung stand in einem engeren umgekehrten Zusammenhang mit den tödlichen als generell mit den Krebsfällen. Das reflektiert ein Muster, das wir bei vielen Krebsformen sehen werden: Ein Mangel an Vitamin K2 verursacht zwar nicht per se Krebs, steht aber mit einer aggressiveren und tödlicheren Bösartigkeit im Zusammenhang.

Auf Grundlage der Ergebnisse bei den Laboruntersuchungen stellten die Forscher die Hypothese auf, dass die Zufuhr der Vitamine K1 und K2 im Zusammenhang mit dem generellen Auftreten von Krebs und der Sterblichkeit steht. Sie fanden dann aber heraus, dass zwischen Phyllochinon und dem Krebsrisiko kein Zusammenhang besteht. Nur die Aufnahme von Vitamin K2, nicht die von Vitamin K1, steht mit dem Krebsrisiko in Verbindung. Das ist insofern bemerkenswert, als wir wissen, dass viel Obst und Gemüse zum Schutz vor Krebs beitragen – dafür gibt es zahlreiche Belege. Da Obst und Gemüse viel Vitamin K1 enthalten und wir wissen, dass Menschen, die fünf bis zehn Portionen am Tag zu sich nehmen, seltener an Krebs erkranken als diejenigen, die nicht so viele Portionen am Tag verspeisen, wäre zu erwarten, dass die Aufnahme von viel Vitamin K_1 mit einem geringeren Krebsrisiko im Zusammenhang steht – doch das ist nicht der Fall. Das heißt nicht, dass Sie Obst und Gemüse aus Ihrer Nahrung verbannen sollten, doch diesen Forschungen zufolge schützt uns das in ihnen enthaltene Vitamin K_1 nicht vor Krebs – das kann nur Vitamin K_2.

Können Sie erraten, was für die Gruppe von EPIC die Hauptquelle des krebsverhindernden Vitamins K_2 war? Ich gebe Ihnen einen Anhaltspunkt: Sie erinnern sich doch an die Liste mit den ausgewählten Nahrungsmitteln und ihrem Vitamin-K_2-Gehalt in Kapitel 3. Da es sich um eine europäische Studie handelte, kam der Spitzenreiter beim Menachinon, Nattō, in der Gleichung nicht vor. Die Nummer zwei, Gänseleberpastete, ist in dem Bereich von Europa, in dem diese große Studie durchgeführt wurde, keine verbreitete Delikatesse. Was steht als Nächstes auf der Liste? Käse. Den Forschern zufolge wurde die vor Krebs schützende Aufnahme von Menachinon bei dieser Gruppe »stark vom Verzehr von Käse bestimmt«. Ja – Käse könnte unsere Geheimwaffe im Krieg gegen den Krebs sein!

Prostatakrebs

Die an der EPIC-Studie beteiligten Forscher wiesen schnell darauf hin, dass die Verringerung des Krebsrisikos durch die steigende Aufnahme von Menachinon bei den Männern ausgeprägter war als bei den Frauen. Dabei ist der Hauptfaktor ein umgekehrter Zusammenhang zwischen Vitamin K_2 und den beiden Krebsarten, die bei den Männern die größten Killer sind: Lungenkrebs und Prostatakrebs. Beim Prostatakrebs wächst die Zahl der Befunde für die positive Wirkung von Vitamin K_2 bei Krebs am schnellsten. Die ersten Studien, die sich mit diesem Zusammenhang befassten, wurden 2008 veröffentlicht. Dabei ergab sich, dass Menachinon, nicht aber Phyllochinon, auch bei Prostatakrebs einen wichtigen Einfluss auf das Fortschreiten der Krankheit hat.

Bei diesen Studien wurde zwar festgestellt, dass bei den Männern mit der höchsten Aufnahme von Menachinon insgesamt ein geringeres Risiko besteht, an Prostatakrebs zu erkranken, doch dieser Effekt wird nicht als statistisch signifikant betrachtet. Anders ausgedrückt: Menachinon scheint die Gefahr, Prostatakrebs zu bekommen, nicht wirklich zu verringern. Das klingt natürlich entmutigend, ist aber angesichts des Wesens dieser Krebsform keine große Überraschung. Bei den meisten Männern werden sich nämlich, wenn sie lange genug leben, in der Prostata kanzeröse Zellen entwickeln.[17] In der Mehrheit sind diese Fälle jedoch mit einem langsamen Wachstum verbunden und kommen nie über die relativ verkapselte Prostatadrüse hinaus. Vitamin K2 hat aber tatsächlich einen bedeutsamen Effekt: Es senkt das Risiko dafür, dass der Prostatakrebs lebensgefährlich wird. Weiter fortgeschrittener, hochgradiger Prostatakrebs wird mit Menachinonmangel in Verbindung gebracht.[18] Die Entwicklung von harmlosem Prostatakrebs dürfte zwar bei den meisten Männern ein mehr oder weniger unvermeidlicher Aspekt des Alterns sein, doch die Aufnahme von Menachinon kann den Unterschied zwischen einer eventuell tödlichen Krankheit und einer, die gar nicht bemerkt wird, machen.

Die Autoren der Studie wiesen darauf hin, dass bei Menachinon aus Milchprodukten ein stärkerer umgekehrter Zusammenhang mit fortgeschrittenem Prostatakrebs besteht als bei Menachinon aus Fleisch. Bei den meisten Teilnehmern an der Studie war Käse das einzelne Nahrungsmittel, das das meiste Vitamin K2 lieferte – auf ihn entfielen 43 Prozent der Gesamtaufnahme von Menachinon. An zweiter Stelle kam Fleisch (37 Prozent). Als die Forscher sich das genauer ansahen, zeigte sich, dass nur Menachinon aus Milchprodukten mit einem signifikant niedrigeren Risiko für fortgeschrittenen Prostatakrebs im Zusammenhang stand. Das könnte Folgendes bedeuten: Fleisch enthält andere Verbindungen, die die Wirkung von Vitamin K2 ausgleichen, oder das Menachinon mit der kurzen Kette (MK-4) im Fleisch hat nicht die gleiche Fähigkeit, die Bösartigkeit zu verzögern, wie die Formen von Vitamin K2 mit den langen Ketten, die durch bakterielle Fermentation entstehen, wie MK-7. Natürlich könnte auch beides der Fall sein – weitere Forschungen werden Aufschluss darüber geben. In der Zwischenzeit sollten Sie viel Brie essen.

Es ist ja schön und gut, Schlussfolgerungen über die Auswirkungen von Menachinon auf Krebs aufgrund von Fragebogen zur Ernährung zu ziehen. Man könnte aber einwenden, dies sei nicht die zutreffendste Weise, den tatsächlichen Vitamin-K2-Status zu ermitteln. Ja, Fragebogen zur Häufigkeit der Nahrungsmittel sind wirklich ein Instrument zur Beurteilung der Ernährung, das die absoluten Aufnahmen nur in begrenztem Umfang bestimmen kann. Die Absorption von Vitamin K2 aus der Nahrung kann ja von Mensch zu Mensch variieren. Wie sieht es denn mit spezifischeren Markern für den Vitamin-K_2-Status aus? Tritt Prostatakrebs bei Männern mit hohen Werten für das untercarboxylierte Osteocalcin (in Kapitel 6 werde ich diesen spezifischen Marker für Vitamin-K_2-Mangel ausführlich besprechen) häufiger auf, und ist die Sterblichkeit durch diese Krebsart bei ihnen höher? Ja. Studien, bei denen ein spezifischer Marker für Vitamin-K_2-Mangel benutzt wurde, zeigen genau den gleichen Trend wie die populationsbasierten Studien: Ein Mangel an Menachinon hat keine Auswirkungen auf das Gesamtrisiko, Prostatakrebs zu entwickeln, steht aber in einem signifikanten Zusammenhang mit der Bösartigkeit von fortgeschrittenem Prostatakrebs.[19]

Lungenkrebs

Nach den populationsbasierten Studien besteht der nächste Schritt bei der Erforschung der Auswirkungen von Menachinon auf Krebszellen in der Untersuchung solcher Zellen in vitro. Hier setzt Vitamin K_2 seine Krebsbekämpfungsmuskeln gegen eine andere bösartige, sehr verbreitete Krebsform ein: Lungenkrebs. Diese Krebsart bleibt bei Männern und Frauen die Hauptursache für den Krebstod, auf sie entfällt fast ein Drittel aller Krebstode.

Laut Schätzungen der American Cancer Society wird im Jahre 2011 bei 221 000 Amerikanern Lungenkrebs diagnostiziert werden, und an die 157 000 werden daran sterben. In Kanada ist in Relation zur Population ein ähnlicher Trend zu erkennen. Das Rauchen ist zwar immer noch der primäre Faktor für die Entstehung von Lungenkrebs, aber längst nicht der einzige.

Die Forscher haben die Wirkung von Vitamin K_2 bei verschiedenen Haupttypen von Lungenkrebszellen untersucht und festgestellt, dass Menachinon das Wachstum bei allen Typen von Lungenkarzinomen unterdrückt.[20] Es ist dabei schon allein wirksam, doch es erhöht auch die Wirkung des häufig bei Chemotherapien verwendeten Medikaments Cisplatin; dann kommt es bei der Abtötung der Krebszellen zu besseren Ergebnissen als durch jeweils eine der beiden Behandlungsformen allein.

Da Menachinon ein sicheres Medikament ist und nicht die schweren schädlichen Nebenwirkungen der konventionellen Mittel zur Krebsbekämpfung – wie die Unterdrückung des Knochenmarks – hat, deuten die Befunde stark darauf hin, dass die therapeutische Möglichkeit besteht, Vitamin K_2 zur Behandlung von Lungenkarzinomen einzusetzen. Weitere Laborstudien haben gezeigt, dass Vitamin K_2 auch bei Krebs in der Leber, im Darm, im Magen, in der Brust, im Gehirn, in der Nase, im Rachen und im Mund wirksam ist.[21]

Leukämie

Zum Spektrum der Fälle, bei denen Vitamin K_2 Krebs in vitro besiegt, gehören auch die zahlreichen Studien zu Menachinon und Leukämie. Leukämie – von den griechischen Wörtern *leukos*, »weiß«, und *haima*, »Blut«, abgeleitet – ist Blut- oder Knochenmarkskrebs, für den eine anomale Zunahme der weißen Blutkörperchen typisch ist. »Leukämie« ist ein Oberbegriff, der eine ganze Palette von Krankheiten umfasst, ohne dass eine singuläre Ursache bekannt wäre. Sie wird zwar meistens bei Erwachsenen diagnostiziert, ist aber die häufigste Krebsform bei Kindern und Jugendlichen. US-amerikanische Schätzungen aus dem Jahr 2010 sagten über 43 000 neue Leukämiefälle und rund 21 800 Todesfälle voraus.

Die große Wirksamkeit von Vitamin K_2 bei Leukämie wurde schon in den 1990er-Jahren entdeckt. Menachinon führt bei allen Leukämiezellentypen, die untersucht wurden, zur Apoptose, dem Zelltod.[22] Im Grunde bringt es die überschüssigen, anomalen weißen Blutkörperchen dazu, sich selbst zu zerstören. Die Auswirkungen sind bei Zellkulturen, die im Labor gezüchtet wurden, genauso gut wie bei Zellen, die frisch aus Blutproben von Leukämiepatienten isoliert wurden. Zusammen mit Vitamin A tötet Vitamin K_2 Krebszellen effektiver ab als jeder der beiden Nährstoffe allein. Vitamin K_1 hingegen hat, wie auch bei anderen Krebsarten, keinerlei Einfluss auf Leukämie.

Krebszellen in den Selbstmord zu treiben ist ja schon eine bemerkenswerte Leistung, doch wie sich zeigte, löscht Vitamin K_2 die bösartigen Zellen doch nicht restlos aus. Anders ausgedrückt: Es heilt Krebs nicht. Manche Typen von Leukämiezellen scheinen gegen die Wirkung von Vitamin K_2 besonders resistent zu sein, und Menachinon hat nur eine moderate Fähigkeit, solche Zellen zu vernichten. 2001 entdeckten Forscher jedoch, dass Menachinon noch ein anderes Ass im Ärmel hat, das es gegen diese Rebellen einsetzen kann. Solche resistenten Zellen löscht es nicht aus, sondern es verlockt sie dazu, sich zu harmlosen weißen Blutkörperchen zu differenzieren. Die Differenzierung von

Zellen ist ein Prozess, durch den weniger spezialisierte Zellen sich zu spezifischen Zelltypen entwickeln. Der Grad der Differenzierung ist ein Maß für das Fortschreiten von Krebserkrankungen: Je schlechter die Zellen differenziert sind, desto weiter ist der Krebs fortgeschritten. Da Vitamin K_2 Krebszellen dazu treibt, sich zu differenzieren oder zu sterben, bietet es Leukämiepatienten doppelten Schutz.

Die Nützlichkeit von Vitamin K_2 beim Kampf gegen den Krebs, insbesondere gegen Leukämie, wird durch eine Reihe beeindruckender Fallgeschichten belegt. Eine achtzigjährige Frau mit dem myelodysplastischen Syndrom (MDS), einer Präleukämie, bekam jeden Tag eine orale Dosis von 45 Milligramm Vitamin K_2 in Form von MK-4. Nach einer vierzehnmonatigen Behandlung verbesserte sich ihr Zustand so sehr, dass sie keine Transfusionen mehr brauchte, um bei den weißen Blutkörperchen den Normalwert zu erreichen und auch zu halten. Bei einer 72-Jährigen mit akuter Leukämie kam es nach der Behandlung mit einem Standardmedikament zur Remission, doch acht Monate später erlitt sie einen Rückfall. Daraufhin ergänzte man die vorherige Behandlung durch 20 Milligramm Vitamin K_2 am Tag, in Form von MK-4. Nach zwei Monaten waren die Krebszellen dann vollständig verschwunden. Durch eine Knochenmarkanalyse konnte eine völlige Remission bestätigt werden.

Ein 65-jähriger Mann, dessen präleukämischer Zustand sich zur Leukämie entwickelt hatte, wurde oral mit 90 Milligramm MK-4 am Tag behandelt. Innerhalb von sechs Wochen kam es bei ihm zu einem signifikanten Rückgang der anomalen Blutzellen und einer Erhöhung der gesunden Zellen. Nach zehn Monaten wurde die Dosis halbiert, ohne dass es zu Nebenwirkungen gekommen wäre, und der Patient konnte sich ohne konventionelle Chemotherapie eine gute Gesundheit bewahren.[23]

Wie bei vielen anderen gesundheitlichen Vorteilen von Vitamin K_2 wird auch seine Wirkung gegen Leukämie verstärkt, wenn es mit Vitamin D_3 kombiniert wird. Zusammen intensivieren die beiden Vitamine die Differenzierungsaktivität, sodass mehr normale, nicht kanzeröse Zellen entstehen. Zudem hilft das Zusammenwirken dieser beiden Vitamine, Zytopenie zu verhindern, einen gefährlichen Mangel an gesunden weißen Blutkörperchen, der bei Patienten, die sich einer Krebstherapie unterziehen, nicht selten zu lebensbedrohlichen Infektionen führt.[24]

Leberkrebs

Wenn genug Laborergebnisse und Fallgeschichten für eine bestimmte therapeutische Wirkung vorliegen, besteht der nächste Schritt in Interventionsversuchen, bei denen es um die Auswirkungen einer Behandlung bei realen Menschen geht. Die Krebsforschung im Zusammenhang mit Vitamin K_2 hat dieses Stadium erreicht, wenn auch unabsichtlich. Bei den frühen Studien zu den positiven Auswirkungen dieses Vitamins auf die Knochendichte von Frauen entdeckte man nämlich einen anderen, unerwarteten Vorteil: Bei Frauen mit Hepatitis verhindert Vitamin K_2 Krebs.[25] Das Leberzellenkarzinom, eine Krebsart, die in der Leber beginnt, ist eine häufige Komplikation bei Hepatitis B und C und so gefährlich, dass fast alle Betroffenen innerhalb eines Jahres sterben. Vitamin K_2 verringert das Leberkrebsrisiko von Frauen mit Hepatitis, indem es den Beginn der kanzerösen Veränderungen bei den Leberzellen hinausschiebt. Zudem bewirkt es das Absterben von Tumorzellen in der Leber, was darauf hindeutet, dass Menachinon eine wichtige Rolle bei der Verhinderung des Wachstums und der Ausbreitung von Tumoren spielt.[26] Klinische Studien, bei denen Vitamin K_2 gegen durch Hepatitis verursachte Zirrhose eingesetzt wurde, haben so positive Ergebnisse gebracht, dass meiner Ansicht nach alle Hepatitispatientinnen ein Ergänzungsmittel mit Vitamin K_2 nehmen sollten.

଼ ଼ ଼

Würden Sie gern erfahren, durch welchen Mechanismus Menachinon die Entstehung und Weiterentwicklung von Krebs verhindert? Das fragen sich auch die Wissenschaftler. Viele bösartige Tumortypen, darunter Prostata- und Brustkrebs, produzieren das von Vitamin K_2 abhängige Matrix-Gla-Protein (MGP).[27] Da die frühe Forschung größtenteils nicht zwischen carboxyliertem und untercarboxyliertem MGP unterscheidet, lässt sich noch nicht sagen, was MGP in kanzerösem Gewebe macht. Dass Vitamin-K_2-Mangel im Zusammenhang mit aggressiverem Krebs steht, deutet stark darauf hin, dass MGP, das untercarboxyliert geblieben ist, nicht nur für die Herzgesundheit schlecht ist, sondern auch für die Prognosen bei Krebs. Der Regulierungseffekt der Vitamine A und D bei der Produktion von MGP ist für die Bekämpfung von Krebs von enormer Bedeutung. Dass die Kombination der Vitamine K_2 und D_3 eine noch stärkere Wirkung zeigt, deutet darauf hin, dass hier eine ähnliche Verbindung besteht wie zwischen der Knochen- und der Herzgesundheit, bei der Vitamin D_3 das MGP erhöht, sodass Vitamin K_2 es dann aktivieren kann. Wenn das Rätsel der Vitamine A, D und K_2 eines Tages gelöst wird, könnte das ein riesiges Potenzial für die Vorbeugung gegen Krebs und seine Behandlung öffnen. Es könnte sein, dass das bösartige Gewebe durch die Produktion von menachinonabhängigem MGP selbst die Lösung für die Bekämpfung von Krebs enthält.

Vitamin K_2 gegen Nierenkrankheiten

Die Nieren sind unsere Hauptorgane für die Filtration – sie entfernen Abfall aus dem Körper und verhindern, dass sich im Blut Toxine anhäufen. Zudem produziert dieses Organpaar Hormone, die andere Systeme im Körper, beispielsweise den Blutdruck und die Bildung der roten Blutkörperchen, sowie die Mengen der Mineralien und Flüssigkeiten regulieren. Es gibt viele Krankheiten, die letztlich die Filterfunktion der Nieren behindern können, und das hat schwerwiegende Folgen.

Bei der chronischen Nierenkrankheit kommt es im Laufe der Zeit zu einem fortschreitenden Verlust der Nierenfunktion, der verschiedene Ursachen haben kann. Eine milde bis mäßige Beeinträchtigung der Nierenfunktion wird oft nicht von Symptomen begleitet und erst bei Routineuntersuchungen von Patienten erkannt, die andere Krankheiten haben, die sie für Nierenprobleme anfällig machen, zum Beispiel Diabetes.

Bei der chronischen Nierenkrankheit unterscheidet man fünf Stadien: Das erste Stadium ist das schwächste, mit wenig Symptomen, das fünfte wurde früher als renale Krankheit im Endstadium bezeichnet; es ist das schwerste und führt ohne Behandlung zum Tod.

Bei Patienten mit der chronischen Nierenkrankheit ist die Konzentration der Vitamine K und D häufig nicht optimal.[28] Wenn die Krankheit sich verschlimmert, steigen die Werte für das nicht von Vitamin K_2 aktivierte MGP immer weiter, und auch die Verkalkung der Blutgefäße nimmt zu. Die fortgeschrittene Nierenkrankheit ist stets mit vaskulärer Verkalkung und mit renaler Osteodystrophie verbunden, einer Form des Verlusts bei der Knochendichte, die sich von Osteoporose unterscheidet.

Vitamin K2 für die Fruchtbarkeit

Zu den immer wiederkehrenden Hauptthemen bei der Arbeit von Weston Price gehören das Absinken der Fruchtbarkeit bei den Eltern und die verschlechterte Gesundheit bei den Kindern. Diese Symptome traten dann auf, wenn bis dahin gesunde Menschen zu einer modernen Ernährung wechselten. Schon in den 1930er-Jahren waren die Gesundheitsbehörden wegen der Abnahme der Fortpflanzungsfähigkeit und der aufgrund der kleiner werdenden Familien schrumpfenden Bevölkerung sehr besorgt.

Natürlich ist der Rückgang der Familiengröße auf viele Faktoren zurückzuführen. In den Schichten mit höherer Bildung und Arbeit werden die Eheschließung und die Kinder oft aufgeschoben, sodass dort weniger Babys geboren werden. Heute sind jedoch bis zu 10 Prozent der Paare empfängnis- oder zeugungsunfähig, selbst bei entsprechender medizinischer Unterstützung. Die durchschnittliche Spermienzahl bei den Männern ist gesunken, insbesondere in den westlichen Industrieländern, und zwar schon seit Jahrzehnten um 1 bis 2 Prozent im Jahr. Inzwischen ist bei den Männern eine nicht optimale Fruchtbarkeit ohne offensichtliche Ursache relativ verbreitet.[29]

Bei Männern wie bei Frauen sind die Geschlechtsorgane primär an der Regulierung des Wachstums und der Dichte der Knochen beteiligt. In der Pubertät, wo Östrogen und Testosteron Spitzenwerte erreichen, kommt es auch bei der Stärke des Skeletts zu einem Höhepunkt. Die Abnahme des Östrogens in der Menopause löst bei Frauen einen Knochenverlust aus. Bei den Männern passiert etwas Ähnliches, wenn sie auf die siebzig zugehen, da das Testosteron dann sinkt.

Zumindest bei Männern besteht zwischen Knochen und Hormonen eine Wechselbeziehung. Osteocalcin, das von den knochenbildenden Osteoblasten des Skeletts produziert wird, regt die Hoden zur Bildung von Testosteron an. Das stimuliert die Produktion der Spermien und deren Lebensfähigkeit und hat somit eine fundamentale Auswirkung auf die Fruchtbarkeit. Männliche Mäuse mit Osteocalcinmangel haben signifikant kleinere Hoden und verringerte Spermienzahlen und um 60 bis 80 Prozent niedrigere Werte beim zirkulierenden Testosteron als ihre gesunden Geschwister aus dem gleichen Wurf. Die Paarung von normalen weiblichen Mäusen mit an Osteocalcinmangel leidenden Männchen führt zu kleineren und selteneren Würfen als die von typischen Männchen und Weibchen. Osteocalcin bindet sich an die Leydig-Zellen in den Hoden, die Hauptproduktionsstätten des Körpers von Testosteron.

Aufgrund der Abhängigkeit der Osteocalcinproduktion von Vitamin D sind die Vitamine D und K_2 beide von essenzieller Bedeutung für die männliche Fruchtbarkeit. Die Forschung zur Fruchtbarkeit und zum Nutzen von Vitamin K_2 steckt derzeit noch in den Kinderschuhen. Bisher haben wir nur einen interessanten Einblick in eine andere vielversprechende Rolle von Menachinon bekommen, nämlich bei der Steigerung einer verringerten Spermienproduktion, doch die Folgen sind so wichtig, dass ich diese gerade erst aufblühende Forschung hier erwähnen möchte. In Kapitel 7 werde ich noch gewichtigere Beweise dafür anführen, dass Vitamin E, ein weiterer fettlöslicher Nährstoff, der uns durch die Getreidefütterung und die Bearbeitung des Mehls verloren gegangen ist, bei der Effizienz der Fortpflanzung im Mittelpunkt steht.

Vitamin K_2 für eine normale Entwicklung des Gesichts

Falls Sie Ihrem noch ungeborenen Kind gerade, gesunde bleibende Zähne schenken und ihm eine Zukunft voller schmerzhafter und teurer Maßnahmen zur Gebissregulierung ersparen könnten, indem Sie einfach nur Ihre Gesundheit vor der Empfängnis und der Geburt verbessern, würden Sie das doch sicher tun, nicht wahr? Kieferorthopädische Vorrichtungen und die Extraktion der Weisheitszähne sind heute so verbreitet, dass niemand die Frage stellt, weshalb unsere Kiefer nicht breit genug für all die Zähne sind, die genetisch dazu programmiert wurden, in ihnen zu wachsen. Spangen werden heute bei den meisten Kindern als Bestandteil der mit der Adoleszenz verbundenen Unannehmlichkeiten betrachtet.

Weston Price machte aber deutlich, dass zu eng stehende, schiefe Zähne weder dem Zufall zu »verdanken« noch genetisch bedingt sind. Ein schönes Gesicht und ein gesundes Lächeln sind allein das Ergebnis einer optimalen pränatalen Ernährung, die die fettlöslichen Vitamine, insbesondere Vitamin K_2, in reichem Maße enthält.

Man kann sagen, dass die positiven Auswirkungen einer optimalen pränatalen Ernährung das Hauptthema von Price' Arbeit sind. Auch das vorhersehbare Ergebnis einer unzureichenden Ernährung vor der Empfängnis wurde klar dargestellt. Der Zahnarzt fotografierte auf der ganzen Welt indigene Eltern mit breiten Gesichtern und geraden, gesunden Zähnen und ihren Nachwuchs mit genauso breitem, schönem Lächeln – sofern die Eltern sich auf die traditionelle Weise ernährt hatten. Sobald die Familie zu einer Ernährung im modernen Stil überging, bekamen dieselben Eltern aber Kinder mit einem charakteristischen Muster von nicht richtig ausgerichteten Zähnen (das zeigen ja die Fotos in Kapitel 2). Der Schweregrad der Missbildung variierte, je nachdem, seit wann und in welchem Umfang die modernen Nahrungsmittel Bestandteil der Ernährung waren. Je stärker die Nährstoffe, die das Leben bewahrten und zu einem schönen Lächeln führten, durch moderne, durch Verarbeitung ihrer Nährstoffe beraubte Nahrungsmittel verdrängt wurden, desto schlimmer war auch die Fehlstellung der Zähne.

Price erkannte, dass es bei fast allen traditionellen Kulturen, die er kennenlernte, klar definierte Regeln für die Ernährung von Männern und Frauen gab, die Eltern werden wollten. Für junge Erwachsene, die heiraten und eine Familie gründen wollten, waren spezielle Nahrungsmittel wie Fischeier reserviert. Bei vielen Stämmen war es den jungen Leuten verboten zu heiraten – sie wurden gar nicht als heiratsfähig angesehen –, solange sie sich nicht einer Phase mit spezieller Ernährung unterzogen hatten. Wenn die besondere Ernährung für die Neuvermählten und die Vorbereitung vor der Empfängnis zugunsten einer modernen Ernährung aufgegeben wurden, trat bei der Gesichtsentwicklung der Kinder das zu erwartende Muster auf.

Chemische Analysen zeigten zwar, dass eine gesunde traditionelle Ernährung und besondere Nahrung vor der Geburt fettlösliche Vitamine in Fülle lieferten – doch woraus können wir schließen, dass spezifisch ein Mangel an Vitamin K_2 unzureichende Zahnbogen verursacht? Price engte den Mangel bei der Ernährung, der zu kleine Kiefer hervorruft, ja schließlich nie auf Aktivator X oder einen anderen Nährstoff ein. Seine Arbeit in diesem Bereich hebt speziell hervor, dass ein großes Spektrum von Mineralien und alle fettlöslichen Vitamine erforderlich sind, wenn gesunde Kinder geboren werden sollen. Das ist ein wichtiger Punkt, den man nicht vergessen darf (in Kapitel 7 werde ich mich mit dem entscheidenden Zusammenhang zwischen den wesentlichen fettlöslichen Vitaminen beschäftigen). Die neuesten Forschungen zu Vitamin K_2 und den von ihm abhängigen Proteinen haben jedoch gezeigt, dass tatsächlich Menachinon der Schlüssel für dieses Zahnproblem ist. Wir müssen dafür sorgen, dass alle von Vitamin K_2 abhängigen Proteine aktiviert werden – das könnte der wichtigste Schritt sein, wenn wir das Lächeln unserer Kinder und Enkel schützen wollen.

Angesichts der Tatsache, dass Osteocalcin bisher so viele wichtige Rollen gespielt hat, könnte man vermuten, dass es auch an diesem Phänomen beteiligt ist. Erstaunlicherweise hat eine normale Gesichtsentwicklung beim heranwachsenden Fetus, die später zu geraden Zähnen führt, aber mehr mit MGP – Matrix-Gla-Protein – zu tun. Die Verhinderung einer unkontrollierten und unangemessenen Verkalkung ist der Schlüssel zu Gesichtern mit gesunden, attraktiven Proportionen. Und das wird – man glaubt es kaum! – durch die pränatale Nase bestimmt.

Die Sache funktioniert so: Beim Fetus ist die sich entwickelnde Nasenscheidewand – der Knorpel, der die beiden Nasenhöhlen voneinander trennt und unsere Nasenlöcher bildet – normalerweise reich an von Vitamin K_2 abhängigem MGP. Funktionelles, durch Vitamin K_2 aktiviertes MGP ist erforderlich, damit der wachsende Knorpel im normalen, nicht verkalkten Zustand bleibt. Wenn MGP aufgrund von Vitamin-K_2-Mangel nicht aktiviert wird, hemmt die vorzeitige Verkalkung des Nasenknorpels das Wachstum des Gesichts. Die frühe Verhärtung der Nase und des Kiefers hindert diese Gesichtsstrukturen daran, ihre breitesten, gesündesten Proportionen zu erreichen. Das bewirkt eine Unterentwicklung der beiden unteren Gesichtsdrittel, was in der Fachsprache als maxillonasale Hypoplasie bezeichnet wird. Vitamin-K_2-Mangel im ersten Schwangerschaftsdrittel führt beim Neugeborenen zu maxillonasaler Hypoplasie und damit zu späteren Folgen für das Gesicht und den Kiefer.[30]

Das klingt extrem oder monströs, ist heute aber sehr verbreitet. Ich bin sicher, dass Sie es jeden Tag in stärkerer oder schwächerer Ausprägung sehen – bei den Gesichtern von Freunden, Angehörigen, Kollegen und vielleicht sogar bei Ihrem eigenen Spiegelbild, falls bei Ihnen nie orthodontische Korrekturen durch Spangen oder das kosmetisch begründete Ziehen von Zähnen vorgenommen wurden. Das ist in gewissem Maße bei allen Kindern auf den Fotos der modernen Gesichter in Kapitel 2 (S. 38) zu sehen. Wie stark diese spezielle Missbildungsform sich durch unsere Kultur zieht, wird durch die Allgegenwart der kieferorthopädischen Behandlungen verdeckt. Zur verkümmerten Entwicklung des unteren Gesichtsdrittels kommen zu enge Zahnbogen, in die nicht alle bleibenden Zähne passen. Bei den Kindern sieht man vielleicht noch gar nicht, welche orthodontischen Probleme vor ihnen liegen, da sie nur zwanzig Milchzähne haben. Wenn dann aber im Alter von zwölf oder dreizehn Jahren die Eckzähne durchbrechen, die (abgesehen von den Weisheitszähnen) letzten bleibenden Zähne, tun sie das an falscher Stelle. Sehr oft ist für die Entwicklung dieser Nachzügler einfach nicht mehr genug Platz, und daher werden sie gezogen.

Die Eckzähne werden auch »Augenzähne« (auf Englisch auch *canine teeth,* »Hundszähne«) genannt. Es handelt sich um die vier langen, oft spitzen Zähne neben den Schneidezähnen. Die Eckzähne sind nach den Weisheitszähnen die am häufigsten betroffenen. Für sie ist so oft nicht mehr genug Platz, dass die American Association of Orthodontists (Amerikanischer Verband der Kieferorthopäden) für alle Kinder im Alter von etwa sieben Jahren neben einer zahnärztlichen Untersuchung auch ein Panorama-Röntgenbild empfiehlt, damit möglichst früh festgestellt werden kann, ob es Probleme geben wird, wenn die bleibenden Zähne durchbrechen. Wenn die Eckzähne nicht genug Platz haben, um das auf die normale Weise zu tun, werden sie vor oder hinter den anderen Zähnen herauskommen. Zur Behebung dieses Problems sind gewöhnlich umfangreiche orthodontische Maßnahmen erforderlich.

Price zeigte ganz deutlich, dass es durch eine angemessene pränatale Ernährung möglich war, anomale Zahnbogen zu verhindern und eine gesunde Gesichtsentwicklung bei Kindern zu fördern. Er hielt sich an das Vorbild der traditionellen Stämme, die er aufsuchte, und verschrieb seinen Patientinnen für die Zeit vor und während der Schwangerschaft eine spezielle Ernährung. Sie umfasste unter anderem »Milch, grünes Gemüse, Meeresfrüchte, tierische Organe und die Verstärkung der fettlöslichen Vitamine durch Butter mit einem sehr hohen Vitamingehalt und Lebertran«.[31]

Eine solche mit großer Sorgfalt ausgewählte und höchst nährstoffreiche Kost liefert Proteine, Kohlehydrate und gesundes Fett sowie reichlich Mineralstoffe und wasserlösliche Vitamine aus dem Gemüse, Vitamin D aus den Meeresfrüchten, den Vitaminen A und D aus der Milch, den tierischen Organen und dem Lebertran und viel Vitamin K2 aus dem Öl von Butter aus Grasfütterung.

Die Fotos unten zeigen einen Sonderfall, der verdeutlicht, wie stark die positiven Auswirkungen dieser besonderen Ernährung sind. Das erstgeborene Kind der Familie (links) hat die bei Vitamin-K_2-Mangel während der Schwangerschaft klassischen schmalen Nasenlöcher und zu eng besetzten Zahnbogen. Niemand kümmerte sich besonders darum, dass die Ernährung der Mutter in dieser Zeit angereichert wurde, und die bleibenden Zähne des Mädchens zeigten eine typische Variation der engen Gesichtsform, nämlich Vorderzähne, die sich leicht überschnitten. Die zusammengedrückten Nasenlöcher und die kleine Nase führten außerdem dazu, dass das Mädchen überwiegend durch den Mund atmete – eine häufige Manifestation dieses Syndroms.

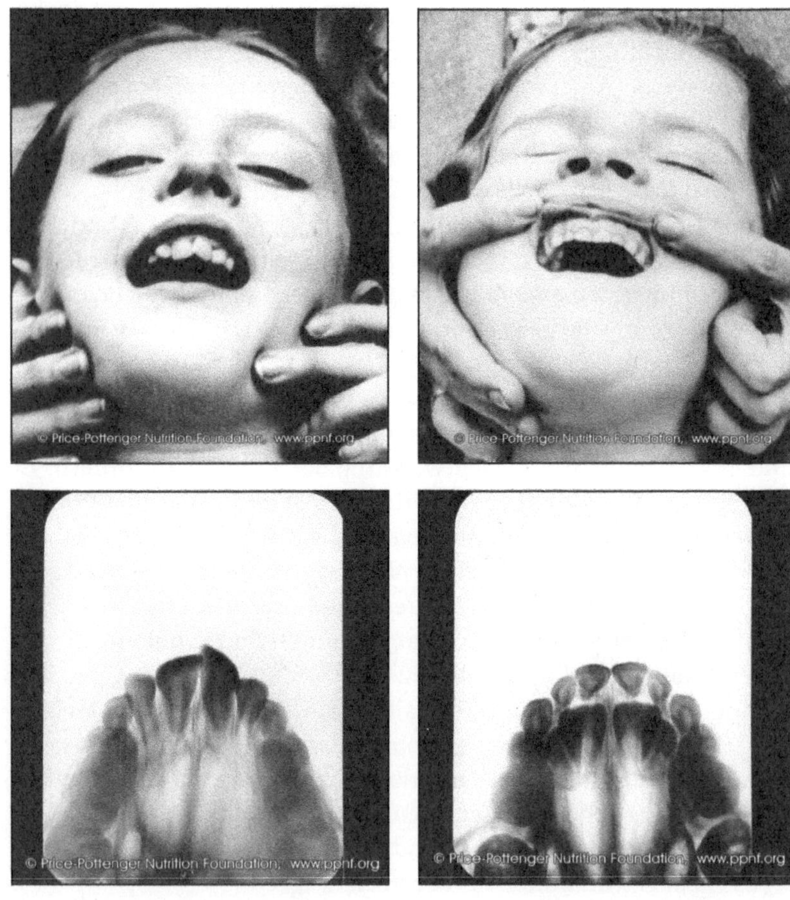

Vor und während der zweiten Schwangerschaft wurde die Ernährung der Mutter durch die oben angeführten Nahrungsmittel angereichert. Die jüngere Schwester (rechts) hat zwar noch nicht ihr bleibendes Gebiss, doch die Röntgenbilder deuten darauf hin, dass ihre Zähne gerade herauskommen werden – ihr Zahnbogen ist nämlich breit genug, um alle ihre späteren Zähne aufzunehmen. Das dürfte kein Zufall sein. Abgesehen von der Tatsache, dass die nährstoffreiche Kost während der zweiten Schwangerschaft reichlich fettlösliche Vitamine lieferte, an denen es während der ersten Schwangerschaft gefehlt hatte, ist es ungewöhnlich, dass das zweite Kind hier geradere Zähne hat als das erste. Es kommt nämlich nicht häufig vor, dass die jüngeren Geschwister besser geformte Gaumen und Zahnbogen haben als das erste Kind – in der Regel ist es umgekehrt. Die Wahrscheinlichkeit einer Missbildung der Zahnbogen steigt mit dem Platz in der

Führt unangemessene Ernährung zur Rückentwicklung?

Bei den Fotos in Kapitel 2 ist Ihnen sicher aufgefallen, dass die traditionellen Gesichter mit dem breitesten, attraktivsten Lächeln (S. 37) keine merklich zugespitzten Eckzähne haben. Bei diesen Menschen sehen die Zähne oft so gleichmäßig aus, als wären sie glattgefeilt worden. Die Zähne mit dem perfekten Perlweiß sind aber alle von Natur aus so. Und ein Aspekt ihres Aussehens fällt gerade durch seine Abwesenheit auf: Fangzähne.

Das Wort »Atavismus« bedeutet die Wiederkehr einer Form der Ahnen, das Wiederauftauchen eines verloren gegangenen Merkmals, das für einen fernen Vorgänger bei der Evolution typisch war. Beispiele für Atavismus bei Tieren sind Reptilienzähne bei einem mutierten Huhn und rudimentäre Hinterbeine bei einem Wal. Menschliche Embryos haben in ihrer frühen Entwicklungsphase Schwänze und Kiemen, die normalerweise verschwinden, doch hin und wieder wird ein Kind geboren, das die Überreste eines Schwanzstumpfes aufweist. Zu Atavismen kommt es, weil die Gene für früher existierende Merkmale in unserer DNA schlummern.

Auch spitze Eckzähne bei Kindern von Eltern mit flachen Zähnen, die durch Ernährungsdefizite ausgelöst werden, sind ein Beispiel für Atavismus. Die vollständige Entwicklung aller Zähne führt zu einer breiten, gleichmäßigen Anordnung der Zähne. Eine unvollständige Entwicklung hingegen bringt die hervorstehenden Eckzähne unserer Primatenahnen hervor.

Geschwisterreihe: Bei den Zweit-, Dritt- und Viertgeborenen steigt die Gefahr einer anomalen Ausbildung des Gaumens jeweils.[32]

Dieses Muster der zunehmenden Verengung des Gesichts bei den folgenden Kindern zeigte sich ganz deutlich bei jenen traditionellen Familien, die auf modernes Essen umgestiegen waren. Dagegen hatten die Erstgeborenen eher breite, gut proportionierte Gesichter, insbesondere, wenn die Eltern noch nicht sehr lange moderne Kost gegessen hatten.

Heute ist die von Price dokumentierte körperliche Perfektion selten. Es gibt allerdings einen modernen Bereich, in dem immer noch viele breite Gesichter mit perfekten Proportionen zu sehen sind: den Profisport. Insbesondere in der NFL (der höchsten amerikanischen Football-Liga) scheint man eine Fülle von Gesichtern mit breitem, gleichmäßigem Lächeln anzutreffen. Gar nicht so sehr bei den Quarterbacks, sondern auf den Positionen, die Kraft und Schnelligkeit erfordern – bei den Linebackers, Full Backs und Tight Ends. Auch die Zehnkämpfer haben häufig eckige Kiefer und das Lächeln von Champions, und in jeder Gruppe von Profisportlern trifft man unverhältnismäßig viele dieser vorzüglichen Gesichter an. Dafür gibt es allerdings keine wissenschaftliche Validierung – es ist nur ein subjektiver Eindruck. Ich würde allerdings darauf wetten, dass nur ganz wenige dieser Sportler ihre geraden Zähne einer kieferorthopädischen Behandlung verdanken. Höchstwahrscheinlich erleichtert die optimale Ernährung, die zu gesunden Gesichtern führt, auch die Entwicklung von körperlicher Perfektion auf vielen anderen Ebenen, sodass kräftige, bewegliche Menschen entstehen.

Durch diesen scheinbar trivialen und unbewiesenen Punkt möchte ich die Frauen darauf hinweisen, dass sie keinen professionellen Footballspieler zu heiraten brauchen, wenn sie gesunde Kinder bekommen wollen. Sie könnten das natürlich tun, doch ohne eine angemessene vorgeburtliche Ernährung für sie selbst und ihren Mann oder Partner werden diese Gene nicht die erwarteten robusten Nachkommen erzeugen. Das gilt auch umgekehrt: Falls beide Eltern als Jugendliche Spangen tragen mussten, können sie ihren Kindern dieses Schicksal vielleicht durch die richtige Ernährung ersparen. Die körperliche Perfektion liegt uns in den Genen – damit sie ihr ganzes Potenzial verwirklichen können, brauchen wir ihnen nur die richtige Ernährung zu liefern.

Die gesunde Gesichtsentwicklung stand so sehr im Mittelpunkt von Price' Schaffen, dass sie im Logo der Weston A. Price Foundation dargestellt wird, der heutigen Organisation, die es sich zur Aufgabe gemacht hat, die Erkenntnisse aus dem Werk des Zahnarztes zu verbreiten. Dort sind zwei breite Ovale abgebildet, die die breiten, gesunden Gesichter von Menschen repräsentieren, die sich an die traditionelle nährstoffreiche Ernährung halten – auf beiden Seiten eines schmalen Ovals. Dieses schmale Oval steht für die typischen engen, unterentwickelten Gesichter, die das Produkt einer unzureichenden Ernährung sind. Die Abfolge der Gesichter auf dem Logo – breit, eng, breit – vermittelt eine Botschaft der Hoffnung: Wir können die Gesundheit der künftigen Generationen wiederherstellen, wenn wir uns an die Weisheit der Natur halten und zu einer Ernährung mit vielen Nährstoffen zurückkehren.

Vitamin K_2 für eine leichtere Geburt

Eine der hervorstechenden Veränderungen bei den traditionellen Kulturen, die Price am Beginn ihres Kontakts zur modernen Zivilisation beschrieb, ist eine »Abnahme der Leichtigkeit und der Effizienz des Geburtsprozesses«.[33] Was einst die natürlichste Sache der Welt war, die Geburt von Kindern, liegt jetzt fest in den Händen der Krankenhäuser und der medizinischen Eingriffe. Frauen, die sich für eine Hausgeburt entscheiden, gelten selbst dann als leichtsinnig, wenn sie sich dabei von einer erfahrenen Hebamme begleiten lassen. Dieses kulturelle Phänomen entstand, weil es medizinisch notwendig war. Irgendwann war die Geburt von Kindern nämlich eine gefährliche Sache geworden.

Natürlich war die Geburt von Kindern schon immer riskant. Frauen und Kinder sterben schon so lange in den Wehen, wie die Frauen Kinder zur Welt bringen. Bis vor ganz kurzer Zeit kam die große Mehrheit der Menschen aber ohne Pitocin, Zangen oder Kaiserschnitt zur Welt. Wie konnten wir nur ohne diese modernen Wunder der Medizin auskommen? Es scheint, dass wir sie einst einfach nicht brauchten.

Price war von der »Leichtigkeit des Geburtsprozesses« bei den verschiedenen traditionellen Stämmen beeindruckt, die er auf seinen Reisen kennenlernte. Er beschreibt den Fall einer Inuit-Mutter: »Eine Eskimofrau, die zweimal geheiratet hatte, berichtete, sie habe 26 Kinder zur Welt gebracht; sieben seien nachts gekommen und sie habe ihren Mann gar nicht geweckt, sondern ihm das neue Baby erst am Morgen gezeigt.«[34]

Na gut – eine einzelne ungewöhnliche Frau, die fast mühelos Kinder gebiert, besagt vielleicht noch gar nichts. Gibt es Beweise dafür, dass solche leichten Geburten die Regel waren? Price schrieb über die Bewohner eines großen Indianerreservats in Ontario: »Die Großmütter der jetzigen Generation nahmen sich ein Umhängetuch, zogen sich allein oder in Begleitung eines einzigen Mitglieds ihrer Familie in die Wildnis zurück, bekamen dort ihr Kind und kehrten dann mit ihm in die Hütte zurück. Das war anscheinend kein großes Problem.«[35] Bei der damaligen Generation desselben Six-Nations-Stammes lag die Sache allerdings anders. Price schrieb nämlich weiter: »Die jungen Mütter aus der bisher letzten Generation werden nach tagelangen Wehen ins Krankenhaus gebracht. Sie unterscheiden sich bei der Fortpflanzungsfähigkeit und auch bei deren Effizienz völlig von ihren Großmüttern und sogar von ihren Müttern.«

Price führte viele Beispiele an, darunter auch diesen beklemmenden Bericht: »Dr. Romig, der Chefarzt des staatlichen Krankenhauses für Eskimos und Indianer in Anchorage in Alaska, machte mir gegenüber eine genauso beeindruckende Bemerkung: In seinen 36 Jahren bei den Eskimos habe er es nie geschafft, rechtzeitig zu kommen, um bei einer primitiven Eskimofrau eine normale Geburt mitzuerleben. Mit der neuen Generation der Eskimomädchen, die geboren wurden, nachdem die Eltern begonnen hatten, auf die Nahrungsmittel der modernen Zivilisation umzuschalten, hätten die Verhältnisse sich aber völlig geändert. Viele von ihnen würden nach mehreren Tagen in den Wehen in sein Krankenhaus getragen.«[36] Damit legte Price seinen Finger auf den Punkt in der Geschichte, an dem wir ernährungstechnisch betrachtet unsere Unschuld verloren.

Offenbar steht das enge Gesicht, das symptomatisch für einen pränatalen Vitamin-K2-Mangel ist, auch im Zusammenhang mit einem engen Becken. Dass wir als Population im Durchschnitt größer werden, deutet wahrscheinlich nicht auf eine bessere Ernährung hin, sondern auf eine schlechtere. Ein Mangel an den fettlöslichen Vitaminen führt zu längeren, schmaleren Körpern. Bis zu einem bestimmten Punkt könnte »größer« ja besser sein, doch unsere Gene sind auf einen Körper mit optimalen Proportionen hin programmiert, und die werden jetzt verzerrt.

In Nordamerika hat die Zahl der Kaiserschnitte den höchsten Punkt aller Zeiten erreicht – rund 30 Prozent der Kinder erblicken das Licht der Welt auf diese Weise. Es gibt Belege aus der heutigen Zeit dafür, dass ein Mangel an den fettlöslichen Vitaminen den Geburtsprozess beeinträchtigt. Mehrere Studien haben gezeigt, dass Frauen mit Vitamin-D-Mangel mit vierfach größerer Wahrscheinlichkeit per Kaiserschnitt entbunden werden als Frauen, die zum Zeitpunkt der Geburt mehr Vitamin D im Blut hatten.[37] Und wenn Vitamin D an irgendetwas beteiligt ist, sollten wir uns stets fragen, ob nicht auch Vitamin K2 daran beteiligt ist.

Wenn die Verengung des Beckens der einzige Faktor bei den immer schwereren Wehen wäre, wären wir schlecht dran, denn man kann kaum etwas tun, um ein zu enges Becken zu weiten. Weston Price zeigte aber, dass man die Wehenzeit durch eine Behandlung mit der gleichen Ernährung verkürzen kann, die breitere Zahnbogen und gerade Zähne fördert. Ich möchte hier noch einmal zu den beiden Schwestern zurückkehren, deren Fotos auf Seite 142 abgebildet sind.

Die erstgeborene Schwester (links) kam nach 53-stündigen schwierigen Wehen zur Welt, nach denen die Mutter monatelang geschwächt war. Die zweite Tochter, vor deren Geburt die Mutter eine spezielle, nährstoffreiche Kost zu sich genommen hatte, rutschte nach nur drei Stunden heraus, und die Mutter kam danach schnell wieder zu Kräften. Price merkt an, dass die Probleme bei den Wehen gewöhnlich abnehmen und das Kind stärker und vitaler wird, wenn die Mutter sich während dessen formativer Phase angemessen (wie oben beschrieben) ernährt.

Vitamin K2 für starke Knochen

Die Vorbeugung gegen Osteoporose muss schon in der Kindheit beginnen. Die Größe und die Knochendichte des Skeletts nehmen zwar bis zum Alter von etwa dreißig Jahren zu, doch bis zu 90 Prozent ihrer maximalen Stärke und Dichte während des ganzen Lebens erreichen die Knochen bei Mädchen mit achtzehn und bei Jungen mit zwanzig Jahren. Das Knochengewebe, das am Ende der Skelettreifung vorhanden ist, wird als maximale Knochenmasse bezeichnet. Nach übereinstimmender Ansicht der Experten ist die Optimierung der maximalen Knochenmasse ein ganz wichtiger Punkt, wenn man Osteoporose verhindern will. Je mehr Knochengewebe man bis zum Alter von achtzehn oder zwanzig Jahren aufbaut, desto geringer ist die Gefahr, an Osteoporose zu erkranken – und auch dabei hilft Vitamin K_2.

Die Pubertät ist bei beiden Geschlechtern eine besonders dynamische Phase der Knochenentwicklung. Studien zufolge verlangsamt sich das Knochenwachstum bei Mädchen innerhalb von drei oder vier Jahren nach der ersten Monatsblutung und bei Jungen, die gewöhnlich später in die Pubertät kommen, ab dem Alter von achtzehn Jahren dramatisch. Daher befasst sich die Forschung zur Knochengesundheit primär damit, wie man das Knochenwachstum in dieser entscheidenden Phase optimieren kann. Bei Jugendlichen sind die Werte für das untercarboxylierte Osteocalcin höher.[38] Wie zu erwarten, steht ein besserer Vitamin-K-Status bei gesunden Kindern im Alter von zehn bis zwölf Jahren mit einer ausgeprägteren Zunahme der Knochenmasse im Zusammenhang.[39]

Die einschlägige Forschung hat sich weniger mit Fragebogen zur Ernährung mit der Aufnahme von Vitamin K beschäftigt, als vielmehr mit einer direkteren Messzahl für die Vitamin-K-Aktivität: dem Verhältnis des untercarboxylierten (inaktiven) Osteocalcins zum carboxylierten (durch Vitamin K_2 aktivierten) Osteocalcin. Für Kinder, die auf die Pubertät zugehen, gilt: Je mehr Osteocalcin durch Vitamin K_2 aktiviert wird, desto stärker wächst der Mineraliengehalt der Knochen in dieser so entscheidenden Phase.

Jugendliche und junge Erwachsene mit höheren Vitamin-K_2-Werten bauen also bessere Knochen auf. Vielleicht werden sie einfach generell besser ernährt. Erhöht die Ergänzung durch Vitamin K_2 bei Kindern die Marker für die Knochenqualität? Ja, definitiv. Bei gesunden Kindern von sechs bis zehn Jahren (also vor der Pubertät) erhöht eine mäßige Ergänzung durch Vitamin K_2 die Aktivierung des Osteocalcins.[40] Klinische Studien, bei denen acht Wochen lang nur 45 Mikrogramm MK-7 am Tag verabreicht wurden, ergaben eine Abnahme des untercarboxylierten Osteocalcins und eine Verbesserung beim Verhältnis des aktiven Osteocalcins zum inaktiven.

Vitamin K_2 für gesunde Zähne

Der positive Effekt von Vitamin K_2, der am vielversprechendsten aussieht, zu dem in der heutigen Zeit aber am wenigsten geforscht wird, ist die Gesundheit der Zähne. Weston Price und seine Zeitgenossen zeigten unabhängig voneinander, dass es möglich war, aktive Löcher in den Zähnen durch eine geeignete Ernährung nicht nur zu verhindern, sondern sogar zu heilen. Doch diese Forschungen gerieten in Vergessenheit. Eine angemessene Zufuhr von Vitamin K_2 war ein Eckpfeiler des Ernährungsplans für die Behandlung von Löchern in den Zähnen - und das untergräbt unsere moderne Auffassung davon, was die Löcher tatsächlich verursacht und wie man gegen sie vorgehen sollte. Zähne bestehen aus vier Teilen (siehe die folgende Abbildung). Die weiche innerste Schicht wird als Pulpa bezeichnet. In ihr befinden sich Blutgefäße, die mit dem Kreislaufsystem des Körpers und den empfindlichen Nerven verbunden sind. Unter der Linie des Zahnfleischs liegt die Zahnwurzel, darüber die Krone. Die Pulpa ist vom Zahnbein (Dentin) umgeben, einer kalzifizierten, knochenartigen Matrix, die aus Millionen winziger, dicht gepackter Tubuli besteht. In der Wurzel wird das Zahnbein vom Zement bedeckt, einer dünnen Schicht von mineralisiertem Gewebe. In der Krone wird es vom Schmelz bedeckt, dem weißen Teil des Zahns, den wir sehen können.

Von den drei kalkhaltigen Geweben - Schmelz, Zahnbein (Dentin) und Zement - ist das Zahnbein gleich aus mehreren Gründen einzigartig. Im Gegensatz zum Zahnschmelz, der überwiegend in der Gebärmutter gebildet wird, entsteht das Zahnbein unser ganzes Leben

Aufbau eines Zahns

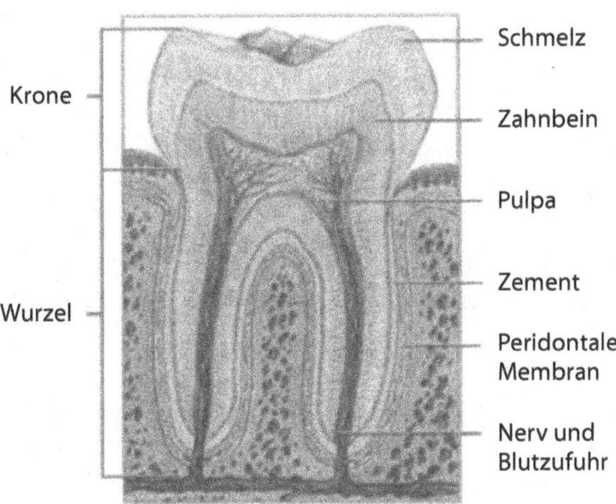

lang weiter. Unter den richtigen Umständen wird die Produktion von Zahnbein unter anderem als Reaktion auf Zahnfäule und sogar auf das Kauen ausgelöst.

Die Odontoblasten - das sind Zellen, die den knochenbildenden Osteoblasten stark ähneln - umgeben die Oberfläche der Pulpa unmittelbar unterhalb des Zahnbeins und produzieren ständig neues Zahnbein. Außerdem ist das Zahnbein insofern einzigartig, als es die von Vitamin K_2 abhängigen Proteine Osteocalcin und MGP (Matrix-Gla-Protein) erzeugt.

Der Verfall eines Zahns beginnt von der Außenseite her. Die Löcher werden durch Bakterien verursacht, die Säuren produzieren. Diese Säuren fressen sich langsam durch den Schmelz und dann schnell durch das porösere Zahnbein. Sie bewegen sich durch die winzigen Kanäle des Zahnbeins und gelangen schnell zur Pulpa, die sogar schon infiziert werden kann, bevor die Karies das Zahnbein erreicht. Durch regelmäßige zahnärztliche Untersuchungen und Röntgenbilder lassen sich die Löcher früh erkennen, sodass ihr Fortschreiten verhindert werden kann. Die befallene Stelle wird dann herausgebohrt und das fehlende Zahnmaterial durch eine Füllung ersetzt; so kann man die Bakterien effektiv versiegeln und verhindern, dass das Loch weiter wächst. Dass der Prozess in einem anderen Zahn oder sogar in einem anderen Teil desselben Zahns wieder von vorn beginnt, kann man dadurch allerdings nicht verhindern.

An Karies sind verschiedene Mikroorganismen beteiligt, nämlich Streptokokken und bestimmte *Lactobacillus-acidophilus*-Stämme. Kommt Ihnen der zweite Name bekannt vor? Das dürfte daran liegen, dass diese Bakterien in anderen Teilen des Körpers als probiotisch angesehen werden - als freundlich und nützlich. Im Darm helfen sie dabei, die Nahrung zu verdauen und die Immunität stark zu erhöhen. Man findet sie in Joghurt und probiotischen Ergänzungsmitteln. Ja - wir zahlen tatsächlich Geld für die Bakterien, die dazu führen, dass unsere Zähne verfaulen! Wenn diese Bakterien an anderer Stelle so nützlich sind - weshalb sind sie im Mund schädlich? Was bringt sie dazu, die Zähne anzugreifen?

Der konventionell akzeptierten Auffassung von Karies zufolge kommt es zur Entstehung von Löchern, wenn häufig zucker- und/oder stärkehaltige Nahrung - wie Brot, Limonade, Kekse, Süßigkeiten oder auch Milch - auf den Zähnen bleibt. Bakterien, die im Mund wohnen, stürzen sich auf diese Nahrung und produzieren dann Säure, die im Laufe der Zeit den Zahnschmelz zerstört und zu Karies führt. Wenn Sie Dinge essen, die viele Kohlehydrate enthalten, und sich nicht die Zähne putzen, entstehen aufgrund dieser örtlich begrenzten Reaktion Löcher. Gute Mundhygiene reduziert die Zahl dieser Bakterien, und Veränderungen bei der Ernährung verringern ihre Lebensgrundlage. Das ist die chemisch-parasitische Theorie der Zahnfäule.

Diese einseitige Auffassung von den Ursachen für Löcher hat dazu geführt, dass wir bei unserem Kampf gegen den Zahnverfall dauerhaft ins Hintertreffen geraten – und sie lässt auch keinen Raum für die effektivsten und fundamentalsten Verfahren, den Verfall von Zähnen von vornherein zu verhindern. Selbst bei einer zuckerarmen Ernährung und regelmäßigem Putzen, Einsatz von Zahnseide und professioneller Reinigung entstehen Löcher. Es ist unmöglich, den Mund allein durch Zahnhygiene bakterienfrei zu halten. Zudem beobachtete Price, dass »die Zähne bei vielen primitiven Rassen fast ständig mit stärkehaltiger Nahrung verschmiert sind und diese Menschen keinerlei Anstrengungen unternehmen, ihre Zähne zu reinigen – und trotzdem keine Karies bekommen«.[41] Sie wurden nämlich durch etwas anderes vor den Bakterien und den von ihnen verursachten Löchern geschützt: durch Vitamin K_2.

Price beobachtete, dass der Speichel von Menschen mit aktiver Karies *Lactobacillus acidophilus* in hoher Konzentration enthielt, durchschnittlich rund 323 000 Mikroorganismen pro Milliliter. Nachdem er seine Patienten mit vitamin-K_2-reichem Butteröl behandelt hatte, seinem speziellen Konzentrat von Butter aus Grasfütterung, sank der durchschnittliche Bakteriengehalt auf 15 000 Mikroorganismen pro Milliliter Speichel, also um 95 Prozent.[42] In manchen Fällen verschwanden die Bakterien sogar völlig. Die fast vollständige Ausrottung der Bakterien »war für viele hundert klinische Fälle typisch, bei denen Zahnfäule sowohl Röntgenbildern als auch instrumentellen Untersuchungen zufolge offensichtlich auf null gesenkt werden konnte«.

Die Ergänzung der Nahrung durch Vitamin K_2 verändert die Eigenschaften des Speichels auch noch auf eine andere überraschende Weise so, dass er Karies bekämpft. Einem eleganten Experiment des unternehmungslustigen Zahnarztes zufolge raubt der Speichel von Patienten, die Löcher haben, den Zähnen gewöhnlich Mineralien. Er vermischte Speichel von Patienten mit aktiver Karies mit einem Pulver aus Knochen- oder Zahnstückchen – und siehe da, die Mineralien zogen aus dem Zahn oder dem Knochen in den Speichel. Er wiederholte das Experiment dann mit dem Speichel derselben Patienten, nachdem sie mit Vitamin K_2 behandelt worden waren. Nun wanderten die Mineralien aus dem Speichel in das Knochengewebe.

Nach der Bauchspeicheldrüse kommt Vitamin K_2 beim Menschen in den Speicheldrüsen in der höchsten Konzentration vor. Wenn Ratten nur Vitamin K_1 zu fressen bekommen, existiert nahezu das gesamte Vitamin K in ihren Speicheldrüsen als Vitamin K_2.[43] Vitamin K_2 erreicht hier zweierlei: Zum einen reduziert es die Zahl der Bakterien, die Löcher verursachen. Zum anderen liefert es dem Dentin das Menachinon, das für die Aktivierung von MGP und Osteocalcin erforderlich ist. Sind diese Proteine durch Vitamin K_2 aktiviert worden, entwickeln sie »Klauen«, die nach Calcium greifen und es dort ablagern, wo es benötigt wird. Schon allein dieser Mechanismus könnte die Erklärung dafür sein, dass Mineralien beim Vorhandensein von Speichel, der reich an Vitamin K_2 ist, gewöhnlich in das Zahngewebe gezogen werden.

Nachdem Price erkannt hatte, wie wichtig die Vitamine A, D und K_2 bei der Behandlung von Karies sind, hörte er weitgehend mit dem Bohren und Plombieren auf, außer in den Fällen, in denen ein großes offenes Loch so starke Schmerzen verursachte, dass eine provisorische Füllung nötig war. Stattdessen benutzte er eine Kombination von Lebertran (Quelle der Vitamine A und D) und Butteröl aus Grasfütterung (Quelle von Vitamin K_2) als Grundlage für seine Methode zur Heilung von Löchern. Diese Methode stoppte nicht nur das Fortschreiten der Karies, sondern machte den Prozess ganz rückgängig, denn sie sorgte dafür, dass das Dentin wieder wuchs und sich remineralisierte, sodass die einst aktiven Löcher versiegelt wurden.

Eines möchte ich deutlich sagen: Ich rate Ihnen keineswegs, nicht mehr zum Zahnarzt zu gehen und die Zähne Ihrer Familie selbst mit der von Price entwickelten Methode zu behandeln! Ein Ernährungsplan für die Behandlung von Karies sollte von einem geduldigen und sachkundigen Zahnarzt überwacht werden. Ich schlage auch nicht vor, dass wir alle aufhören sollten, uns die Zähne zu putzen und Zahnseide zu benutzen. Selbst Price räumte ein: »Natürlich sollte jeder seine Zähne reinigen, auch die Primitiven, im Interesse der anderen und aus Rücksicht auf sie.«[44]

Das größere Bild

Bei dem konventionellen Konzept der Ursachen von Karies gibt es noch einen letzten Stolperstein, dessen Auswirkungen weit über die Gesundheit der Zähne hinausgehen. Würde Karies nur durch chemische Stoffe und Parasiten verursacht, würden wir als Erwachsene weiter neue Löcher bekommen, wie in unserer Kindheit. So ist es aber im Allgemeinen nicht.

Wenn Sie in Ihrer Jugend Löcher hatten, wie ich selbst auch, waren Sie vermutlich in den Zwanzigern, als Ihre Untersuchung zum ersten Mal gut ausfiel, und danach bildeten sich kaum noch neue Löcher. Das Auftreten neuer Löcher, die den Schmelz durchdringen, erreicht nämlich um die Pubertät herum sein Maximum und verlangsamt sich im Erwachsenenalter.[45]

Vielleicht erinnern Sie sich ja daran, dass um die Pubertät herum außer den tobenden Hormonen noch etwas anderes seinen Höhepunkt erreicht: das Wachstum des Knochengewebes. Die Jugendlichen haben dann den Vitamin-K_2-Mangel, der das beweist. Kinder und Jugendliche bekommen mehr Löcher, weil ihr wachsender Körper mehr Nährstoffe für den Aufbau der Knochen benötigt. Wenn eine moderne Ernährung aus Massenproduktion in dieser entscheidenden Wachstumsperiode nicht genug Nährstoffe liefert, bleiben für die Zähne keine übrig, sodass Karies entsteht.

Erinnern Sie sich noch an die Triage-Theorie des Alterns, die ich in Kapitel 4 besprochen habe? Sie können gefahrlos darauf wetten, dass auch die maximale Knochenmasse nicht optimal ist, wenn die Zähne unter Nährstoffmangel leiden. Eine zahnärztliche Untersuchung mit schlechtem Ergebnis sollte daher nicht nur eine weitere Plombe und einen Vortrag über Zahnhygiene bedeuten. Wenn unsere Kinder Löcher in den Zähnen bekommen, ist das ein Alarmsignal dafür, dass ihre Nahrung nicht genug Mineralien für ihre Zähne und ihre wachsenden Knochen liefert oder nicht genug fettlösliche Vitamine, speziell zu wenig Vitamin K_2, um diese Mineralien dort festzuhalten, wo sie benötigt werden.

Price war nicht der einzige Arzt seiner Zeit, der darauf kam, dass man Karies durch die Ernährung heilen konnte. Insbesondere Sir Edward Mellanby, Arzt und Mitentdecker von Vitamin D, veröffentlichte zusammen mit seiner Frau, Lady May Mellanby, spezifische

Ernährungspläne, die reichlich fettlösliche Vitamine lieferten und die Löcher in Schach hielten. Ihr Programm war so effektiv, dass sie der Ansicht waren, das Problem der »Verzögerung oder Verhinderung von Karies durch eine geeignete Ernährung« sei gelöst.[46] Das Ehepaar beunruhigte dann nur noch der Umstand, dass das Programm nicht bei allen Kindern wirkte – dass manche Kinder besser darauf ansprachen als andere.

Die beiden kamen zu dem Schluss, dass das zum Teil am Verzehr von Phytinsäure lag, die in ganzen Getreidekörnern zu finden ist (damit werde ich mich in Kapitel 8 beschäftigen). In unserem Zusammenhang ist allerdings wichtiger, dass die beiden Wissenschaftler herausfanden, dass es bei den Kindern, die nicht vollständig auf die Ernährung zur Heilung von Karies reagierten, bei der Struktur der Zähne einen Unterschied gab, der bereits vor der Geburt angelegt wurde. Die wirkliche Arbeit zur Verhinderung von Karies beginnt also schon, bevor wir geboren werden.

Unsere Zähne werden in der Gebärmutter gebildet. Die Entwicklung der Milchzähne erfolgt zwischen der sechsten und der achten Schwangerschaftswoche, die der bleibenden Zähne, die erst nach sechs bis zwölf Jahren zu sehen sein werden, im zweiten Schwangerschaftsdrittel. Wahrscheinlich haben Sie sich das schon gedacht: Dieselben Nährstoffe, von denen die Entwicklung des Gesichts und der Zahnbogen abhängt, bestimmen auch die Entwicklung der Zähne, die sich in diesen Bogen bilden. Während der Entwicklung enthalten die Zähne sowohl MGP als auch Osteocalcin – sie brauchen also Vitamin K_2, um sich richtig zu bilden.

Die Forscher im frühen 20. Jahrhundert hielten es für durchaus möglich, Karies durch eine geeignete Ernährung bei allen Kindern völlig zu verhindern und zu behandeln, und es war dann natürlich nur logisch, schon vor der Geburt mit der Behandlung zu beginnen. Diese Wissenschaftler kamen zu folgendem Schluss: »Da die Mehrheit der menschlichen Zähne in diesem Land eine defekte Struktur aufweist, müsste eine Methode zur Reduzierung von Karies in der Erzeugung von Zähnen mit guter Struktur durch eine geeignete Ernährung bestehen – für die Mütter während der Schwangerschaft und der Stillzeit und für die Kinder in der Phase, in der die Zähne kalzifizieren. Das ist im Wesentlichen die prophylaktische Methode für den Angriff auf Karies.«[47]

Eine neue Auffassung von Karies und Zahngesundheit

Unsere Zähne sind so gestaltet, dass sie heilen können. Wenn die notwendigen Nährstoffe reichlich vorhanden sind, erneuert erodiertes, entkalktes Dentin sich selbst. Karies stimuliert die Bildung von neuem Dentin, der mechanische Reiz durch das Kauen auch. Deshalb konnten die Menschen in manchen traditionellen Kulturen Nahrung zu sich nehmen, die ihre Zähne im Laufe ihres Lebens bis zum Zahnfleisch hinunter abschliff, ohne dass sich Karies entwickelte. Und manche Stammesgruppen feilten ihre Zähne aus ästhetischen Gründen enorm weit ab, ohne dass es zu schlechten Nebenwirkungen gekommen wäre. Unsere moderne Ernährung enthält nichts, was die Zähne durch Scheuern abnutzen könnte, doch wenn die innere Pulpa eines Zahns aus dem 21. Jahrhundert durch fäulnisbedingte Entkalkung freigelegt wird, kommt es unweigerlich zur Bakterieninfektion. Unseren Zähnen fehlt es nämlich an dem Vitamin, das bei Menschen mit einer traditionellen, nährstoffreichen Kost einen Schutzschild bildete: Vitamin K2.

Vom Verlust dieses Vitamins waren Frauen in vielfacher Hinsicht stärker betroffen als Männer. Frauen bekommen insbesondere mehr Löcher in den Zähnen.[48] So war es aber nicht immer. Bei Frauen kam es zu einem schnelleren Niedergang der Zahngesundheit als bei Männern, als die Menschheit den Übergang vom Leben als Jäger und Sammler zu einer landwirtschaftlichen Lebensweise vollzog. Liegt das daran, dass wir uns weniger die Zähne putzen und keine Zahnseide benutzen? Nein – es ist eher umgekehrt, wir Frauen sind bei der Mundhygiene und der Zahnpflege gewissenhafter.[49] Wir bekommen aus dem gleichen Grund mehr Löcher, aus dem wir bei den Vorteilen von Vitamin K2 bei Krebs und Diabetes zurückliegen: Wir reagieren auf Vitamin-K2-Mangel empfindlicher. Die Anforderungen bei der Fortpflanzung und das Wesen der weiblichen Geschlechtshormone nagen an unserem Vitamin-K2-Status – bis wir die Warnzeichen richtig erkennen und etwas unternehmen.

Die »neue« Auffassung vom Zahnverfall als ernährungsbedingtem Phänomen versetzt beide Geschlechter in die Lage, Löcher in den Zähnen effektiv zu verhindern und behandeln zu lassen, und das hat weitreichende Folgen. Weston Price interessierte sich vor allem für Aktivator X, weil diese Substanz den Löchern in den Zähnen so gut entgegenwirkte. Außerdem erkannte er, dass die Bedeutung der Zahngesundheit weit über den Mund selbst hinausgeht. Wenn Bakterien aus dem Mund durch die Dentintubuli gelangen und die Pulpa erreichen, haben sie Zugang zum Blut. Diese Infektion setzt dann den Degenerationsprozess von Organen und Gewebe in anderen Teilen des Körpers in Gang, beispielsweise im Herzen.

Ein Prinzip der Traditionellen Chinesischen Medizin lautet: »Das Herz öffnet sich zum Mund hin.« Dieser alten Weisheit zufolge spiegelt sich die Gesundheit des Herzens in der Gesundheit des Mundes. Da waren die Chinesen etwas Wichtigem auf der Spur: Moderne Befunde zeigen nämlich, dass Menschen mit Parodontitis (Zahnfleischentzündung) mit doppelt so großer Wahrscheinlichkeit an der koronaren Herzkrankheit leiden.[50] Parodontitis wird durch die Anhäufung weicher Ablagerungen charakterisiert, die um die Zähne herum zu Zahnstein verkalken. Das ist ein Spiegelbild des Aufbaus von arterieller Plaque bei der koronaren Herzkrankheit. Wenn Calcium sich auf unseren Zähnen ablagert, lassen wir es natürlich einfach abschaben, doch das ist ein Vorbote vieler anderer Krankheiten, die auf Vitamin-K2-Mangel beruhen.

Ein Beispiel: Parodontose ist eine frühe Komplikation bei Diabetes. Zwischen diesen beiden gesundheitlichen Problemen besteht ein so enger Zusammenhang, dass die Wissenschaftler vor Kurzem verkündeten, die Zahnärzte könnten Menschen mit noch nicht diagnostiziertem Diabetes und mit Prädiabetes schon durch ihre Routineuntersuchungen erkennen.[51] Experten aus der Medizin und dem Gesundheitswesen betonen, dass Diabetes unbedingt früh entdeckt werden muss, da sich dadurch die Entwicklung schwerer Komplikationen begrenzen lässt und rund 25 Prozent der Diabetiker gar nicht wissen, dass sie die Krankheit haben. Die Ärzte würden ihren Patienten einen Gefallen tun, wenn sie ihnen zur Besserung beider Krankheiten Vitamin K2 verschreiben würden, statt sie einfach einzeln zu behandeln.

Andere Studien deuten auf eine Verbindung zwischen Zahnfleischerkrankungen und Schlaganfällen hin. Schlaganfälle sind eine Manifestation der kardiovaskulären Krankheit, die das Gehirn betrifft. Sie werden manchmal als »Hirninfarkte« bezeichnet, wegen ihrer Ähnlichkeit mit Herzinfarkten. Selbst wenn man die konventionellen Risikofaktoren bei der kardiovaskulären Krankheit berücksichtigt, stehen die Zahninfektionen sowohl mit den Schlaganfällen als auch mit den Herzinfarkten im Zusammenhang.[52] Das überraschendste

Ergebnis ist, dass Zahnfleischerkrankungen bessere Indikatoren für das Gesamtsterberisiko (den Tod durch alle Ursachen) sind als die koronare Herzkrankheit.[53] Andere Forschungen zeigen, dass zwischen Knochenverlust durch Zahnfleischerkrankungen und dem Tod durch die koronare Herzkrankheit und durch Schlaganfälle eine starke Verbindung besteht.[54] Kommt Ihnen dieses Muster vertraut vor?

Die Forschungen zur Verbindung zwischen Zahnfleischerkrankungen und der koronaren Herzkrankheit weisen meist einen großen Mangel auf: Sie konzentrieren sich nur auf einen einzigen Risikofaktor für Zahnfleischerkrankungen: die Mundhygiene. Das würde bedeuten, dass wir Zahnfleischerkrankungen nur auf eine einzige Weise bekämpfen können, nämlich durch Zähneputzen und die Benutzung von Zahnseide. Hier sind wir wieder beim chemisch-parasitischen Modell. Ja, natürlich ist gute Mundhygiene wichtig, doch wie bei der Vorbeugung gegen Löcher bekämpft sie auch hier nicht die generelle Anfälligkeit dafür. Das gelingt aber durch die Behebung eines Mangels an fettlöslichen Vitaminen. Nach neuesten Erkenntnissen wird Parodontose durch Vitamin-D-Mangel verursacht.[55] Über den Mechanismus wissen wir bisher zwar nur wenig, und wahrscheinlich gibt es mehrere, doch Price' Experimente mit Vitamin K_2 und Zahnbakterien lassen darauf schließen, dass auch hier fettlösliche Vitamine zum Wohle unserer Gesundheit zusammenarbeiten.

Das erstaunliche Zusammenspiel der Vitamine K_2, A und D zeigt, wie Menachinon unser Wohlbefinden optimiert. Damit werde ich mich bald beschäftigen, doch zunächst sollten wir uns ansehen, wie Sie erkennen können, ob Sie Ihren Vitamin-K_2-Status verbessern müssen. Wahrscheinlich muss ich Sie nicht dazu überreden, mehr Käse zu essen. Da wir jetzt aber wissen, dass Vitamin-K_2-Mangel auch in aller Stille bestehen kann, erhebt sich die Frage, ob Sie nicht vielleicht nicht nur mehr Nahrung essen sollten, die viel Vitamin K_2 enthält, sondern diesen Nährstoff auch auf Ihre Liste der Ergänzungsmittel setzen sollten. Im nächsten Kapitel werde ich mich mit den Vor- und Nachteilen der verschiedenen Vitamin-K_2-Tests befassen.

6

Messung der Vitamin-K_2-Werte

DIE MEISTEN BELEGE IM HINBLICK auf die mit Vitamin-K_2-Mangel verbundenen Risiken und den positiven Einfluss einer menachinonreichen Ernährung, über die wir bisher gesprochen haben, beruhten auf der labortechnischen Messung der Aufnahme von Vitamin K_2. Da die bedeutendsten Auswirkungen einer unzureichenden Zufuhr dieses Vitamins meist asymptomatisch verlaufen, bis es beispielsweise zu einem katastrophalen Herzinfarkt oder Hüftbruch kommt, wäre ein Frühwarnsystem für einen Mangel an dem wichtigsten Ernährungsfaktor, der zu Osteoporose und Arteriosklerose beiträgt, nützlich. Andererseits ist Vitamin-K_2-Mangel verbreitet, und die Einnahme dieses Vitamins ist nicht mit bekannten negativen Nebenwirkungen verbunden. Sollten wir unserem Körper vielleicht alle Vitamin K_2 zuführen? Bekommt Ihr Körper genug Vitamin K_2? Brauchen Sie einen Test, um das feststellen zu lassen? In diesem Kapitel werden wir uns damit beschäftigen, ob Ihre Ernährung genug Menachinon zur Erfüllung Ihrer gesundheitlichen Bedürfnisse liefert und ob Sie sich bemühen sollten, Ihren Vitamin-K_2-Status zu ermitteln.

Ich sage Ihnen lieber gleich, dass die nützlichsten diagnostischen Tests zur Messung des Vitamin-K_2-Status zum Zeitpunkt, wo dieses Buch gedruckt wird, in Nordamerika noch nicht ohne Weiteres erhältlich sind. Weshalb schreibe ich dieses Kapitel dann überhaupt? Weil es nicht mehr lange dauern wird, bis wirklich nützliche Vitamin-K_2-Tests erhältlich sind und diese Informationen Ihnen die Suche erleichtern werden. Zudem gibt es andere diagnostische Tools für die Messung der Ergebnisse von Therapien mit Vitamin K_2, und deshalb werde ich mich auch mit ihnen befassen.

In den letzten fünf Jahren ist die Nachfrage nach Bluttests für die Werte eines anderen fettlöslichen Nährstoffs, Vitamin D, in die Höhe geschossen. Aufgrund der größeren Wertschätzung für die zahlreichen gesundheitlichen Vorteile von Vitamin D und der Erkenntnis, dass der Mangel an diesem Vitamin in den nördlichen Ländern sehr verbreitet ist, wollen die Patienten und die Ärzte jetzt in hellen Scharen Vitamin-D-Tests. Von der praktischen Seite her ist das ganz einfach: Man lässt sich Blut abnehmen, das dann an ein Labor geschickt wird, wo gemessen wird, wie viel 25-Hydroxyvitamin D sich in der Probe befindet. Falls Ihr Wert bei rund 100 Nanomol pro Liter liegt, brauchen Sie sich keine Sorgen zu machen.[1]

Vitamin-K_2-Tests funktionieren leider nicht auf diese Weise. Das bisschen Vitamin K_2, das wir in unserem Körper lagern, befindet sich gewöhnlich in Organen und Geweben wie der Bauchspeicheldrüse, den Speicheldrüsen, dem Brustbein und dem Gehirn. Im Gegensatz zu Vitamin D zirkulieren in unserem Blut keine freien, nachweisbaren Mengen von Menachinon. Daher kann der Menachinongehalt nicht direkt gemessen werden, und wir müssen funktioneller vorgehen. Man misst dann, in welchen Mengen von Vitamin K_2 abhängige Proteine durch Vitamin K_2 aktiviert wurden. Bei wissenschaftlichen Tests benutzt man die Carboxylierung von Osteocalcin oder MGP (Matrix-Gla-Protein) als Marker für den Vitamin-K_2-Status.

Tests auf untercarboxyliertes Osteocalcin (ucOC)

Osteocalcin wird von den Osteoblasten und den Odontoblasten abgesondert. Diese knochen- und zahnbildenden Zellen benutzen das Protein, um Mineralien, insbesondere Calcium, in die Kollagenmatrix des Knochengewebes zu ziehen. Osteocalcin ist das hauptsächliche nichtkollagene Protein in den Knochen und wurde als erstes von Vitamin K abhängiges Protein entdeckt, das keine Rolle bei der Blutgerinnung spielt. Osteocalcin baut nicht nur die Knochendichte auf, sondern fungiert auch als Hormon. Es bringt die insulinproduzierenden Betazellen in der Bauchspeicheldrüse dazu, mehr Insulin freizusetzen, und bringt gleichzeitig Fettzellen dazu, das Hormon Adiponektin abzugeben, das die Insulinempfindlichkeit erhöht. Außerdem hat es Einfluss auf die Fruchtbarkeit der Männer, indem es die Synthese von Testosteron und damit die Spermaproduktion steigert.

Osteocalcin hat auch den weniger bekannten englischen Namen *bone gamma-carboxyglutamate protein* (BGLAP), kurz einfach *bone gla protein* (BGP, Knochen-Gla-Protein). Der »Gla«-Teil (Gamma-Carboxyglutamat) bewirkt, dass das Protein von Vitamin K_2 abhängig ist. Die Auswirkungen von Vitamin K_2 auf diesen Teil des Proteins Osteocalcin bilden die Grundlage des am häufigsten verwendeten diagnostischen Tests auf Vitamin-K_2-Suffizienz. In seiner intakten Form, nachdem es von den Osteoblasten synthetisiert wurde, enthält Osteocalcin drei negativ geladene Gla-Gruppen. Diese Aminosäurekomponenten ragen aus dem Protein hervor und können so modifiziert werden, dass sie Calcium binden. Bei Vorhandensein von Vitamin K_2 carboxyliert (aktiviert) es das Osteocalcin, und die Gla-Gruppen durchlaufen eine erkennbare Veränderung. Ist hingegen kein Vitamin K_2 vorhanden, bleiben diese Gla-Gruppen zumindest zum Teil unverändert, und das Osteocalcin bleibt unfähig, Calcium zu binden. Da sich das untercarboxylierte Osteocalcin (ucOC) von der aktivierten Form unterscheiden lässt, ist es ein gut geeigneter Marker für den Vitamin-K_2-Status. Liegt nur wenig Vitamin K_2 vor, ist der Wert für das ucOC hoch, und umgekehrt.

Die Erforschung von Vitamin K_2 steckt noch immer in den Kinderschuhen. In der Forschung werden verschiedene ucOC-Tests benutzt, sodass es manchmal schwierig ist, die Ergebnisse der Studien miteinander zu vergleichen. Eine der beiden Hauptmethoden für die Beurteilung der Vitamin-K_2-Suffizienz wird vor allem in der Forschung benutzt, die andere ist für die Öffentlichkeit über die Ärzte leichter zugänglich.

Der ucOC-Verhältnis-Test

Beim ersten, eher akademischen Test für den Vitamin-K_2-Status wird die Menge des untercarboxylierten Osteocalcins mit der Menge des gesamten Osteocalcins in einer Blutprobe verglichen; die Ergebnisse werden in Form eines Verhältnisses oder in Prozent angegeben. Das ist eine logische Weise, um zu ermitteln, ob die Aufnahme von Vitamin K_2 für das vorhandene Osteocalcin ausreicht. Laut einer Analyse der verschiedenen verfügbaren Methoden für die Bestimmung des Vitamin-K_2-Status ist die ucOC-Messung mit der Angabe des Ergebnisses in Form eines Verhältnisses oder in Prozent des Gesamtosteocalcins das genaueste Verfahren.[2]

Leider sind ucOC-Verhältnis-Tests für die kommerziellen Labors, die für die Krankenhäuser, Kliniken und Arztpraxen arbeiten, noch nicht generell erhältlich, sodass die Öffentlichkeit keinen Zugang zu ihnen hat. Es ist noch zu früh, um darüber zu sprechen, welches Ergebnis bei diesem Test ideal wäre, denn das hängt davon ab, ob man das untercarboxylierte Osteocalcin mit der Gesamtmenge des Osteocalcins oder nur mit der Menge des carboxylierten Osteocalcins vergleicht. Beides wären valide Messungen, und ein gesundes Verhältnis hängt zum Teil vom verwendeten Test ab.

Der Test auf das absolute ucOC

Nach den Verhältnistests ist der absolute ucOC-Test der nächstbeste. Bei diesem Test wird die absolute Menge des im Blut zirkulierenden Osteocalcins gemessen, das nicht durch Vitamin K_2 aktiviert wurde. Da das ucOC dabei nicht mit dem gesamten oder dem carboxylierten Osteocalcin verglichen wird, erhält man nur eine grobe Schätzung der tatsächlichen Vitamin-K_2-Suffizienz. Der Nachteil dieses Tests liegt darin, dass die Osteocalcinproduktion auch von Faktoren abhängt, die nichts mit dem Vitamin-K_2-Status zu tun haben und die Ergebnisse daher verfälschen können. Es könnte mehr oder weniger untercarboxyliertes Osteocalcin vorhanden sein, weil insgesamt mehr oder weniger Osteocalcin für die Carboxylierung zur Verfügung steht. Die Forscher, die diesen Test entwickelten, liefern auch einen Referenzbereich (die durchschnittliche Obergrenze bei gesunden Menschen), doch der Test müsste bei einer großen Population angewendet werden, damit die Validität dieses Bereichs bestätigt werden kann.

Erhöhte ucOC-Werte, die auf Vitamin-K_2-Mangel hindeuten, stehen mit einer geringeren Mineraldichte der Knochen und einem größeren Hüftbruchrisiko im Zusammenhang. Bei Jugendlichen steigen die ucOC-Werte, weil ihr wachsender Körper mehr Vitamin K_2 benötigt, und in der Menopause erreichen sie erneut einen Höhepunkt, da die positiven Auswirkungen des Östrogens auf die Knochen dann wegfallen. Diesen Effekt sieht man sowohl bei Frauen, die die natürliche Menopause durchlaufen, als auch bei denen, deren Eierstöcke operativ entfernt wurden.

Mit welchem Wert besteht man einen ucOC-Test? Sie wissen ja, dass es Ihnen umso mehr an Vitamin K_2 mangelt, je mehr untercarboxyliertes Osteocalcin Sie im Blut haben; je niedriger Ihr ucOC-Wert ist, desto besser also. Das durchschnittliche Ergebnis gesunder Menschen liegt den Entwicklern des Tests zufolge bei rund 3,6 Nanogramm pro Milliliter.[3] Da die ucOC-Werte ja bei Jugendlichen und bei Frauen in der Menopause gewöhnlich einen Höhepunkt erreichen, reflektiert dieser grobe Test die gleichen Entwicklungen beim Vitamin-K2-Mangel wie die Verhältnismessungen. Manche Studien wiesen bei einem so niedrigen ucOC-Wert wie 1,65 Nanogramm pro Milliliter auf eine verminderte Knochendichte hin. Da wir ja wissen, dass bei scheinbar gesunden Menschen bei Vorhandensein von untercarboxyliertem Osteocalcin das Risiko von Langzeitfolgen besteht, sollten wir uns wohl alle um einen Wert unter 1,6 Nanogramm pro Milliliter bemühen.

Corticosteroide und ucOC-Tests

Eine Behandlung mit Corticosteroiden kann die Ergebnisse bei allen Arten von Osteocalcintests verfälschen, auch bei den Verhältnistests. Entzündungshemmende Steroidmedikamente wie Prednison sind dafür gefürchtet, dass sie die Knochendichte verringern. Corticosteroide senken die Werte von Osteocalcin und ucOC selbst dann, wenn der Patient Vitamin-K2-Ergänzungsmittel einnimmt.[4] Das bedeutet, dass die Steroide den üblichen Zusammenhang zwischen der Vitamin-K2-Aktivität und den ucOC-Werten verfälschen; daher sind Osteocalcintests bei Menschen, die Corticosteroide einnehmen, keine zuverlässigen Indikatoren für den Vitamin-K2-Status.

Derzeit gibt es nur ein einziges Unternehmen, das den ucOC-Test anbietet: Metametrix. Da dieser Test nicht die wünschenswerten Verhältniswerte liefert, ist er nur von eingeschränktem Nutzen. Den Test, der im Katalog des Unternehmens als Vitamin K Assay bezeichnet wird, dürfen nur lizenzierte Personen aus dem medizinischen Bereich bestellen. Falls Ihr Arzt ihn derzeit noch nicht anbietet, können Sie von der benutzerfreundlichen Website des Unternehmens ein entsprechendes Formular herunterladen und es zu Ihrem Arzt mitnehmen, der den Test dann bestellen kann. Metametrix bietet auch einen klinischen Überweisungsservice an, über den Sie zu einem Arzt in Ihrer Umgebung Kontakt aufnehmen können, der mit diesem Labor zusammenarbeitet.

Der Serum-Osteocalcintest

Ein weiterer Test, dessen Name verwirrende Ähnlichkeit mit den Tests zur Beurteilung der Vitamin-K_2-Aktivität aufweist, ist viel leichter erhältlich als der ucOC-Test. Deshalb müssen Sie aufpassen, dass Sie den richtigen Test erhalten, wenn Sie Ihren Menachinonstatus messen wollen. Es handelt sich um den Serum-Osteocalcintest, der auch als BGP-Test (Test auf das Knochen-Gla-Protein) bezeichnet wird. Durch ihn kann man die im Blut zirkulierende Osteocalcinmenge ermitteln. Der Osteocalcinwert ist ein biochemischer Marker oder Biomarker für den Prozess der Knochenbildung.

Da die beim Serum-Osteocalcintest ermittelten Werte mit Knochenkrankheiten wie Osteoporose im Zusammenhang stehen, könnte Ihr Arzt Ihnen vorschlagen, diesen Test machen zu lassen, um Aufschluss über Ihr Osteoporoserisiko oder die Effektivität einer Behandlung von Osteoporose zu bekommen. Bei klinischen Versuchen werden die Osteocalcinwerte als vorläufige Biomarker für die Wirksamkeit von Bisphosphonaten eingesetzt, einer Klasse von Medikamenten, die zur Behandlung von Osteoporose eingesetzt werden.

Der Serum-Osteocalcintest ist jedoch nicht dasselbe wie der Test auf untercarboxyliertes Osteocalcin und wird Ihren Vitamin-K_2-Status nicht ermitteln. Beim Serum-Osteocalcintest wird einzig und allein gemessen, in welcher Menge dieses von Vitamin K_2 abhängige Protein sich im Blut befindet, aber nicht, wie viel davon durch Vitamin K_2 aktiviert wurde.

Die Messung der Osteocalcinwerte ist kein guter Ersatz für die Messung der ucOC-Werte, denn sie kann durch viele Faktoren beeinflusst werden, die nichts mit Vitamin K_2 zu tun haben. Die Osteocalcinwerte können steigen oder fallen, aber das verrät uns nicht, in welchem Umfang das vorhandene Osteocalcin durch Vitamin K_2 aktiviert wurde. Die Osteocalcinwerte stehen nicht auf die gleiche Weise wie die ucOC-Werte mit dem Risiko für Osteoporose, die koronare Herzkrankheit und Krebs im Zusammenhang.

Die Messung des Osteocalcins ist ein durchaus nützliches Tool für den Umgang mit bestimmten Krankheiten und könnte bei Ihnen in der Tat angezeigt sein, doch man kann sie eben nicht zur Beantwortung der wichtigeren Frage benutzen, ob Sie auch genug Menachinon bekommen.

Sollten Sie sich testen lassen?

Da der einzige wirklich aussagekräftige Test auf untercarboxyliertes Osteocalcin derzeit noch nicht zur Verfügung steht, Vitamin-K_2-Mangel verbreitet ist und für die Einnahme von Vitamin K_2 keine Nebenwirkungen bekannt sind, braucht der Durchschnittsmensch sich nicht mit den Tests auf untercarboxyliertes Osteocalcin herumzuschlagen. Er sollte einfach nur darauf achten, dass seine Ernährung Nahrungsmittel aus Grasfütterung, fermentierte Molkereiprodukte und Nattō enthält, und ein Ergänzungsmittel mit Vitamin K_2 einnehmen, falls es bei seiner täglichen Kost an menachinonreichen Nahrungsmitteln mangelt. Denjenigen von Ihnen, die einfach empirische Beweise lieben, und Klinikern, die befürchten, dass Vitamin-K_2-Mangel die Gesundheit ihrer Patienten beeinträchtigen könnte, bietet der Test auf untercarboxyliertes Osteocalcin eine gute Alternative.

Scans zur Ermittlung der Knochendichte

Auf bessere ucOC-Tests müssen wir also noch warten. Es gibt aber eine Alternative: die Messung der Knochenmineraldichte (BMD, für *bone mineral density*). Dabei wird nämlich einer der erwünschten Vorteile bei der Einnahme von Vitamin K_2 gemessen. Da die Knochendichte auch noch durch andere Faktoren – Aufnahme von Vitamin D und von Calcium, Hormone – beeinflusst wird, wird durch ihre Messung nicht nur der Vitamin-K_2-Status ermittelt. Durch BMD-Tests, die einen entscheidenden, wenn auch nicht den einzigen Vorhersagefaktor für das Bruchrisiko messen, lassen sich aber die Auswirkungen von Vitamin K_2 auf die Knochendichte ermitteln.

Die Dual-Röntgen-Absorptionsmessung (DXA oder DEXA) ist der am häufigsten verwendete Test zur Bestimmung der Knochenmineraldichte. Sie ist ein genaues Tool für die Diagnose von Osteopenie oder Osteoporose; durch regelmäßige Scans kann man den Erfolg einer Osteoporosebehandlung verfolgen, einschließlich von einer Therapie mit Vitamin K_2. DXA-Geräte erzeugen zwei Röntgenstrahlenbündel mit unterschiedlicher Energie – eines mit hoher, eines mit niedriger Energie. Für beide Bündel wird gemessen, wie groß der Anteil der Röntgenstrahlen ist, die durch den Knochen gelangen – das variiert mit der Dicke der Knochen. Die Knochendichte wird dann über den Unterschied zwischen den beiden Strahlenbündeln errechnet. Bei dieser Methode misst man gewöhnlich nicht die Dichte jedes einzelnen Knochens im Körper, sondern nur die der Hüfte und des Rückgrats, da Brüche in diesen beiden Bereichen am gefährlichsten sind.

DXA-Scans werden zur Messung der Knochenmineraldichte benutzt, weil sie genauer als normale Röntgenaufnahmen sind. Auf normalen Röntgenbildern ist ein Verlust bei der Knochendichte erst sichtbar, wenn er 20 bis 30 Prozent beträgt. Zudem entsteht bei DXA-Scans weniger Strahlung als bei anderen Tests zur Messung der Knochenmineraldichte. Obwohl zwei Röntgenstrahlenbündel eine starke Strahlungsdosis befürchten lassen könnten, wird bei einem DXA-Test in der Tat weniger Strahlung erzeugt als bei einer Röntgenaufnahme der Brust.

Auf Grundlage des Scan-Ergebnisses wird die Knochenmineraldichte dann als T-Wert ausgedrückt. Dieser Wert ist ein Vergleich Ihrer BMD mit der einer gesunden dreißigjährigen Person des gleichen Geschlechts und der gleichen Ethnizität. Ein normaler T-Wert liegt bei -1,0 oder höher, bei Osteopenie liegen die Werte per definitionem im Bereich zwischen -1,0 und -2,5, bei Osteoporose bei -2,5 oder darunter, was bedeutet, dass die BMD um zweieinhalb (oder mehr) Standardabweichungen unter dem Durchschnitt für einen Mann beziehungsweise eine Frau im Alter von dreißig Jahren liegt.

Die Knochenmineraldichte ist nicht alles

Die Diagnose »Osteoporose« kann ein emotionaler Schock sein, insbesondere, wenn man überzeugt ist, gesund gelebt zu haben. Die DXA-Resultate geben aber keineswegs Aufschluss darüber, ob Sie sich irgendwann eine Hüfte brechen werden. Bei Frauen nach der Menopause beruht die Diagnose »Osteoporose« nur auf der Messung der Knochendichte durch DXA-Scans, doch zu der Wahrscheinlichkeit, dass Sie einen Bruch erleiden werden, tragen neben der Knochendichte noch andere Faktoren bei. Die BMD ist im Hinblick auf das Bruchrisiko zwar ein wichtiger, aber keineswegs der einzige Faktor. Für die meisten Patienten und sogar für manche Ärzte ist das eine Überraschung.

Zur Knochenstärke können auch noch andere Aspekte der skelettalen Mikroarchitektur beitragen, die durch DXA-Scans nicht ermittelt werden können. Ihr Alter, Ihre persönliche Geschichte im Hinblick auf Stürze und bisherige Brüche haben ebenfalls einen signifikanten Einfluss auf die Gefahr, sich in Zukunft einen schwerwiegenden Bruch zuzuziehen. In den aktuellsten klinischen Richtlinien wird den Ärzten geraten, Osteoporosemedikamente nicht mehr allein auf Basis von DXA-Ergebnissen zu verschreiben; sie sollen auch andere Überlegungen anstellen, um zu einer gezielteren Osteoporosetherapie zu gelangen.[5] Da die Steigerung der Vitamin-K_2-Zufuhr keine bekannten unerwünschten Nebenwirkungen hat, brauchen Sie sich erfreulicherweise nicht mit der Frage herumzuschlagen, ob Sie das tun sollten.

Wie häufig DXA-Scans wiederholt werden sollten, ist umstritten. Manche Ärzte empfehlen eine jährliche oder zweijährliche Wiederholung. Die Knochenmineraldichte verändert sich im typischen Fall jedoch nur um weniger als 1 Prozent im Jahr, und das liegt unter der Fehlergrenze der DXA-Geräte.

Kommt es von einem Test zum anderen zu Veränderungen um weniger als 4 Prozent bei den Wirbeln und 6 Prozent bei den Hüften, kann das auf den Genauigkeitsfehler beim Scan zurückzuführen sein. Daher reflektieren zu häufige Scans nicht immer relevante Veränderungen der Knochendichte. Und obwohl Knochen umso leichter brechen, je poröser sie sind, besteht zwischen der Zunahme der über DXA-Scans gemessenen Knochendichte und der Abnahme des Bruchrisikos im Verlauf einer Behandlung kein perfekter Zusammenhang. Daher brauchen Sie wegen kleiner Veränderungen bei Ihrem T-Wert nicht übermäßig besorgt zu sein.

Die Nahrungsergänzung durch Strontium zur Steigerung der Knochengesundheit, die derzeit immer beliebter wird, kann das Ergebnis Ihres DXA-Scans beeinflussen. Strontium ist ein Mineral, das auf ähnliche Weise wie Calcium in die Knochen absorbiert wird und so die Knochendichte erhöht. Bei der Auswertung von DXA-Scans geht man gewöhnlich von der Annahme aus, dass Calcium der Hauptbestandteil der Knochen des Patienten ist. Wenn Sie Strontium eingenommen haben, wird es aber in Ihren Knochen vorhanden sein und sich darauf auswirken, wie die Röntgenstrahlen durch Ihr Knochengewebe laufen. Die Einnahme von Strontiumergänzungsmitteln kann Ihre BMD-Ergebnisse künstlich um bis zu 50 Prozent erhöhen. Daher sollten Sie den DXA-Techniker gegebenenfalls darüber informieren, dass Sie Strontium eingenommen haben, in welcher Dosis und wie lange.

Wie wird Vitamin K_2 sich auf Ihren DXA-Scan auswirken? Studien haben zwar gezeigt, dass Vitamin-K_2-Mangel mit einer niedrigeren Knochenmineraldichte im Zusammenhang steht, doch es gibt noch keine abgeschlossenen klinischen Versuche dazu, wie die Nahrungsergänzung durch Vitamin K_2 sich spezifisch auf die Knochendichte auswirkt. Falls Sie genug Vitamin K_2 zu sich nehmen, können Sie erwarten, dass Ihre BMD in der Lendenwirbelsäule gleich bleibt. Außerdem reduziert Vitamin K_2 das Risiko von Hüftbrüchen auf eine Weise, die sich durch BMD-Tests nicht messen lässt.[6]

Sollten Sie sich testen lassen?

Falls Sie eine Frau und über 65 Jahre alt sind, sollten Sie einen DXA-Scan machen lassen. Das gilt auch für Frauen unter 65 nach der Menopause, bei denen neben der Menopause noch andere Risikofaktoren für Osteoporose vorhanden sind (eine Geschichte früherer Brüche, niedriges Körpergewicht, Rauchen oder schon mehrere Brüche in der Familie). Schließlich sollten Frauen und Männer über fünfzig mit schwerwiegenden Risikofaktoren (siehe die folgende Liste) mit ihrem Arzt über die Vorteile von DXA-Scans sprechen.

Risikofaktoren für Osteoporose

- Persönliche Geschichte von Brüchen als Erwachsener
- Niedriges Körpergewicht oder dünner Körper
- Rauchen (Zigaretten)
- Corticosteroidbehandlung über mehr als drei Monate
- Beeinträchtigtes Sehen (größeres Sturzrisiko)
- Östrogenmangel schon früh im Leben
- Demenz
- Schlechte Gesundheit/Gebrechlichkeit
- Häufige Stürze
- Niedrige Calcium-Aufnahme
- Wenig körperliche Aktivität
- Täglich mehr als zwei alkoholische Getränke
- Schilddrüsenerkrankung
- Chronische Polyarthritis
- Übermäßige Koffeinzufuhr
- Benutzung oraler Verhütungsmittel

Aufspüren und Verfolgung von Plaque

Es gibt noch eine andere indirekte Methode zur Ermittlung der Vitamin-K_2-Aktivität. Sie dringt mitten ins Herz des Calcium-Paradoxons vor. Die Messung des Calciums in den Koronararterien ist ein spezieller Typ der ultraschnellen Bildgebung durch Röntgen, bei dem das Vorhandensein und die Menge der Calcium-Ablagerungen in den Arterien gemessen werden, die das Herz mit Blut und Sauerstoff versorgen. Falls Sie Ihre Nahrung vor allem durch Vitamin K_2 ergänzen, um Ihr Herzinfarktrisiko zu senken, ist das ein wichtiger Test zur Messung dieses Risikos.

Die Messung des Calciums in den Koronararterien (*coronary artery calcium*, CAC), auch als Calcium-Wert oder Herzscan bezeichnet, ist ein Verfahren, bei dem die Technologie der Computertomografie (CT) benutzt wird, um das Volumen und die Dichte des Calciums in den einzelnen Koronararterien zu ermitteln. Das Vorhandensein des Calciums wird so berechnet, dass man einen »Wert« oder eine Zahl erhält, die die Belastung durch Calcium in den Arterien ausdrückt. Sie wissen ja, dass die Verkalkung der Arterien ein aktiver Prozess ist, der durch knochenbildende Zellen erfolgt. Er führt dazu, dass Calcium sich gleichmäßig in der Plaque ansammelt und etwa 20 Prozent ihres Volumens ausmacht. Die bei einem Herzscan entdeckte Menge des arteriellen Calciums spiegelt daher den Aufbau der arteriosklerotischen Plaque. Vitamin-K_2-Mangel ist nicht der einzige Faktor, der zur koronaren Herzkrankheit beiträgt, doch das untercarboxylierte MGP (Matrix-Gla-Protein), ein sicheres Zeichen für diesen Mangel, steht mit dem Schweregrad der Arterienverkalkung und dem CAC-Wert in Zusammenhang.[7] Je ausgeprägter der Vitamin-K_2-Mangel ist, desto höher ist der Calcium-Wert.

Ein hoher CAC-Wert bei der auf Elektronenstrahlen basierenden Computertomografie – einem präzisen CT-Typ, über den ich gleich noch sprechen werde – liefert eine bessere Voraussage über das Sterberisiko als das Alter.[8] Das bedeutet, dass Sie nur so alt sind wie Ihre Arterien. Falls Sie beispielsweise ein sechzigjähriger Mann mit einem niedrigen CAC-Wert sind, haben Sie gute Chancen, ein hohes Alter zu erreichen. Sollten Sie aber ein 45-jähriger Mann mit einer starken Belastung durch Calcium-Plaque sein, dürften Sie eher zu den Unglücklichen gehören, die mit fünfzig einen schweren Herzinfarkt bekommen – sofern Sie nichts unternehmen, um das zu verhindern. Der plötzliche Tod durch einen Herzinfarkt steht in einem viel engeren Zusammenhang mit der Arterienverkalkung als mit Cholesterin.[9]

Der große Vorteil der CAC-Messung ist, dass sie Ihr Herzinfarktrisiko quantifiziert. Ein niedriger Wert bedeutet ein geringes Risiko, ein hoher Wert ein großes. So eine abgestufte Beurteilung gibt es bei keinem anderen Risikofaktor. Wie aussagekräftig Ihr CAC-Wert ist, hängt von dem Bewertungssystem ab, das das Zentrum oder Institut benutzt, das den Scan durchführt.

Das am öftesten verwendete Bewertungssystem ist das Agatston-Scoring. Ich füge hier eine typische Referenztabelle für die Bewertung von CAC-Ergebnissen unter Benutzung des Agatston-Scorings ein.

Interpretation von CAC-Werten mit dem Agatston-System

CAC-Wert	Arterienblockade	Herzinfarktrisiko in den nächsten fünf Jahren	Empfehlung
0–10	mit 5 % Wahrscheinlichkeit signifikante Verstopfung	sehr gering bis gering	bei symptomfreien Patienten keine weiteren Maßnahmen
11–100	Gefahr für signifikante Verstopfung unter 20 %	mäßig	auf Grundlage der Zahl der zusätzlichen Risikofaktoren
101–400	hohe Wahrscheinlichkeit für mäßige Erkrankung der Koronararterien ohne Verstopfung	mäßig hoch	auf Grundlage der Zahl der zusätzlichen Risikofaktoren – eventuell Belastungstests
> 400	hohe Wahrscheinlichkeit für Verstopfung von mindestens einer Koronararterie	hoch	auf Grundlage der Zahl der zusätzlichen Risikofaktoren – eventuell Belastungstests

Mit einem alten CT-Gerät lässt sich kein genauer Herzscan machen. Die meisten Scanner in den Krankenhäusern, die bei stationären Organen wie dem Gehirn für die bildliche Darstellung völlig ausreichen, sind für ein schlagendes Herz nicht schnell genug. Bei Standard-CT-Scans erscheint das Herz nur verschwommen, sodass man die Calcium-Belastung nicht präzise quantifizieren kann. Ein Herzscanner ist ein Präzisionsinstrument, das mit der Elektronenstrahlcomputertomografie (EBT) oder mit der noch schnelleren, neueren Mehrdetektor-CT (MDCT) arbeitet.

Ein Calcium-Scan der Koronararterien dauert insgesamt etwa zehn bis fünfzehn Minuten, das Scanning an sich aber nur wenige Sekunden. Das CT-Gerät ist groß und hat in der Mitte einen tiefen, runden Tunnel. Der Patient liegt auf dem Rücken auf einem Tisch, der in den Tunnel gleitet. Falls Sie in engen Räumen Angst bekommen, müssen Sie vorher vielleicht ein Medikament nehmen, damit Sie ruhig bleiben. Für die meisten Patienten ist das allerdings kein Problem, da der Kopf außerhalb der Geräteöffnung bleibt. Während des Tests gibt das Gerät klickende und surrende Geräusche von sich, wenn es Aufnahmen macht. Das ist gut zu ertragen, doch in dem Raum könnte es kalt sein, da das Gerät sonst nicht richtig arbeitet.

Machen Sie Ihre Hausaufgaben und überzeugen Sie sich davon, dass das von Ihnen gewählte Zentrum für Herzscans die EBT- oder MDCT-Technologie benutzt. Natürlich kann man dort nicht einfach so hineinspazieren, sondern braucht eine ärztliche Überweisung. Viele Zentren haben die Formulare für Überweisungen und die Anforderungen ins Netz gestellt, sodass der Patient sie ausdrucken und zu seinem Arzt mitnehmen kann. Die Ergebnisse werden dann dem behandelnden Arzt zugeschickt, und manchmal bekommt der Patient eine Kopie.

Das CAC-Scoring ist keine Kristallkugel. Man kann damit zwar messen, wie viel arteriosklerotische Plaque sich in den Arterien des Patienten angesammelt hat, erfährt aber nicht, wo diese Plaque sich befindet und wie stark die Verengung an einer bestimmten Stelle ist. Der große Pluspunkt dieser Technologie ist, dass man damit herausfinden kann, wie hoch das Risiko eines Herzanfalls bei den Menschen aus der großen Gruppe ist, der nach den traditionellen Richtlinien ein mittleres Risiko zugeschrieben wurde. Der Vorteil für die Patienten und die Ärzte ist, dass ein CAC-Wert die Genauigkeit des vorhergesagten Risikos bei jenen Patienten verbessern kann, bei denen klinische Entscheidungen am schwierigsten sind – Menschen mit mittlerem Risiko, bei denen keine erkennbaren Symptome auftreten.[10]

Falls Sie beispielsweise ein übergewichtiger Mann sind, der raucht, hohe Cholesterinwerte hat und in dessen Familie bereits Herzkrankheiten vorgekommen sind, besteht bei Ihnen ein hohes Risiko, dass Sie irgendwann Opfer eines Herzinfarkts werden, und Ihr CAC-Wert wird Ihnen wahrscheinlich nichts sagen, was Sie nicht bereits ignoriert haben.

Falls Sie andererseits eine Nichtraucherin mit einem gesunden Gewicht sind und die Menopause bei Ihnen noch nicht begonnen hat, ist es unwahrscheinlich, dass Sie in der näheren Zukunft einen Herzinfarkt erleiden werden – und dass Sie einen überraschend hohen CAC-Wert haben.

Wie sieht es jedoch aus, wenn Sie ein 45-jähriger, fitter Mann mit normalen Cholesterinwerten sind, es in Ihrer Familie aber schon viele Herzkrankheiten gegeben hat? Oder eine Frau nach der Menopause mit leicht erhöhten Cholesterinwerten? Die Ergänzung des konventionellen, auf den traditionellen Risikofaktoren (siehe unten) beruhenden Vorhersagemodells durch das CAC-Scoring verbessert die Klassifizierung des Risikos signifikant. Dadurch gelangen die meisten Menschen aus der Grauzone heraus in eine schwarze oder weiße Kategorie.[11] 50 bis 75 Prozent der Patienten mit mittlerem Risiko werden durch ein CAC-Scoring anders klassifiziert und genaueren Kategorien für das Herzinfarktrisiko zugeordnet, sodass weniger Patienten in der Kategorie der wirklich nicht entscheidbaren Fälle bleiben.[12]

Risikofaktoren für die koronare Herzkrankheit

- Übergewicht
- Bluthochdruck
- LDL-Cholesterin über 2,6 Millimol pro Liter
- HDL-Cholesterin unter 1,0 Millimol pro Liter
- Rauchen (Zigaretten)
- Mann über 45
- Frau ab 55 oder nach der Menopause
- Diabetes oder Prädiabetes
- Koronare Herzkrankheit in der Familie

Inwiefern wird eine viel stärkere Aufnahme von Vitamin K_2 Ihren Calcium-Wert beeinflussen? Vitamin-K_2-Mangel, den man ja über das untercarboxylierte MGP messen kann, erhöht das Risiko für Arterienverkalkung und die CAC-Werte. Bei Tierstudien verringerte die Futterergänzung durch Vitamin K2 die Calcium-Belastung der Arterien in nur sechs Wochen ganz erheblich. Klinische Studien mit Menschen begannen 2011, und wir können in den nächsten ein, zwei Jahren vorläufige Ergebnisse erwarten.

Sollten Sie sich testen lassen?

Da der wirkliche Wert des CAC-Scorings darin liegt, die Wahrscheinlichkeit von Herzinfarkten bei Menschen ohne Symptome und ohne größere Risikofaktoren für die koronare Herzkrankheit zu ermitteln, ist es sehr schwierig zu entscheiden, wer so einen Test machen lassen sollte. CAC-Scans sind so teuer, dass man kein umfassendes, generelles Screening empfehlen kann, obwohl das die beste Vorgehensweise wäre, um Fälle der koronaren Herzkrankheit zu erkennen, die sonst vielleicht nicht erkannt würden.

Da die Calcium-Plaque sich gewöhnlich irgendwann nach dem Alter von vierzig Jahren bei Männern und von fünfzig Jahren bei Frauen verstärkt bildet, ist das Alter derzeit der einzige Anhaltspunkt, der in den meisten Testzentren benutzt wird. Wie das Alter mit anderen Risikofaktoren kombiniert werden sollte, ist weiterhin umstritten. Falls Sie im fraglichen Altersbereich liegen, sich Sorgen wegen Ihres Herzinfarktrisikos machen und sich den Test leisten können, sollten Sie ihn machen lassen.

Zu sagen, wer keinen Herzscan machen lassen sollte, ist einfacher. In der westlichen Welt hat fast jeder über zwanzig eine gewisse Menge Plaque. Bei Menschen mit einem niedrigen Risiko für die koronare Herzkrankheit führt das CAC-Scoring vor allem zu sinnlosen Kosten und zu unnötiger Angst. Falls Sie ein Mann unter vierzig oder eine Frau unter fünfzig mit normalem Blutdruck, normalen Cholesterinwerten und einem gesunden Gewicht sind und nicht rauchen, dürfte die Calcium-Plaque, die Sie wahrscheinlich in Ihren Arterien haben, nicht lebensgefährlich sein.

Falls Sie sich eingehender über das Calcium-Scoring der Koronararterien informieren möchten, empfehle ich Ihnen das Buch *Track Your Plaque* (2. Auflage 2011, iUniverse) vom Kardiologen William Davis. Der Autor spricht dort über die Vor- und Nachteile der Messung der koronaren Plaque und bietet einen Drei-Schritte-Plan für die Erkennung und Behandlung der Ursachen Ihrer Plaque. Die erste Ausgabe erschien zwar bereits, bevor die Bedeutung von Vitamin K2 richtig erkannt wurde, doch die aktualisierte (und online verfügbare) zweite Ausgabe behandelt auch dieses für die Reinigung der Arterien so wichtige Vitamin.

Neue Tests am Horizont

Es ist zwar faszinierend und hilfreich, CT-Geräte zu benutzen, um in Arterien blicken, Calcium-Ablagerungen sehen und das Herzinfarktrisiko vorhersagen zu können, doch Herzscans sind teuer und erfordern hochtechnologische Geräte. Dieses komplexe Diagnostiktool könnte aber demnächst durch einen schlichten Nadelstich ersetzt werden. Schon bald könnten bequeme Bluttests zur Messung von MGP, dem Matrix-Gla-Protein, das die Arterien reinigt, zur Verfügung stehen und das CAC-Scoring vielleicht sogar völlig verdrängen.

Bei MGP handelt es sich um das bekannte, von Vitamin K_2 abhängige Protein, das in den Knochen, Nieren und Lungen, im Herzen, im Knorpel und im Zellgewebe der glatten vaskulären Muskeln produziert wird. Es ist die Substanz, die die Verkalkung des Herzens und der Arterien am stärksten verhindert, und die MGP-Werte sind umgekehrt proportional zum Schweregrad des CAC.[13] Wenn das carboxylierte MGP steigt, was ja einen besseren Vitamin-K_2-Status bedeutet, sinkt das CAC.

Selbst Forschungen, bei denen die spezifische Beziehung zwischen MGP und CAC in Zweifel gezogen wird, stützen die Annahme, dass das MGP mit anderen Risikofaktoren für die koronare Herzkrankheit variiert, also ein nützlicher Marker für das Risiko für die kardiovaskuläre Krankheit ist.[14] Bei wissenschaftlichen Studien wird MGP bereits als Marker für den Vitamin-K_2-Status und das Risiko für die koronare Herzkrankheit verwendet.

Die Forscher benutzen also MGP-Tests – wieso ist es da für uns nicht einfach, so einen Test machen zu lassen? Wo ist der Haken? Zum einen kann MGP nach seiner Synthese auf unterschiedliche Weise modifiziert werden. Es kann nicht nur durch die von Vitamin K_2 abhängige Carboxylierung verändert werden, sondern auch durch einen Prozess, der als Phosphorylierung bezeichnet wird. Im Blut zirkulieren also verschiedene Formen von MGP, und es muss erst untersucht werden, welche praktische Relevanz das Vorhandensein unterschiedlicher Mengen der einzelnen Formen hat. Die Forscher beschäftigen sich zurzeit damit, den Nutzen der verschiedenen heute verfügbaren Testmethoden für MGP zu ermitteln, um zu einer klinisch verwendbaren Beurteilung von MGP, Vitamin K_2 und dem Risiko für die koronare Herzkrankheit zu kommen.

ꕤ ꕤ ꕤ

Die Tests für den Vitamin-K_2-Status stecken derzeit noch in den Kinderschuhen. Eines Tages wird es allerdings schnelle und zuverlässige Vitamin-K_2-Tests geben. Den Nährstofftests kommt in der Medizin und beim Wellness-Management eine wichtige Rolle zu, insbesondere in einer Zeit, in der Nährstoffmangel verbreitet ist. Beim Spektrum der Verfahren, die auf das Erreichen optimaler Gesundheit abzielen, gibt es zwei Pole. Wir können versuchen, jeden Mikronährstoff zu ermitteln, der für unser Wohlergehen erforderlich ist, einen Test zur Messung seiner Aufnahme zu entwickeln und die Testergebnisse als Anhaltspunkte für die Ergänzung durch Nährstoffe zu benutzen. Wir können uns aber auch bemühen, uns so nährstoffreich wie möglich zu ernähren und uns unsere Gesundheit durch nicht verarbeitete Nahrungsmittel zurückzuerobern. Angesichts unseres derzeitigen Gesundheitszustands und des heutigen Systems für die Herstellung von Nahrungsmitteln wird die für die meisten Menschen beste Vorgehensweise irgendwo dazwischen liegen, aber Sie brauchen nicht zu warten, bis Vitamin-K_2-Tests leicht zugänglich sind, sondern können schon jetzt etwas unternehmen.

Auch wenn Sie Ihren Vitamin-K_2-Status nicht kennen, können Sie Ihre Chancen für lebenslange Gesundheit maximieren, wenn Sie sich gesund ernähren und, sofern nötig, Ergänzungsmittel nehmen. Sie dürfen nicht vergessen, dass eine angemessene Vitamin-K_2-Zufuhr nur ein Teil – wenn auch der am häufigsten übersehene – eines größeren Ernährungspuzzles ist. Menachinon arbeitet zusammen mit den Vitaminen A und D daran, das Calcium-Paradoxon zu überwinden. Eine Ernährung und Ergänzungsmittel, die alle fettlöslichen Vitamine sowie die nötigen Mineralstoffe und wasserlöslichen Vitamine liefern, decken unseren Bedarf am besten. In den letzten Kapiteln werde ich Vitamin K_2 in den größeren Ernährungsrahmen stellen.

7

Die Vitamine K_2, A und D – im Trio am besten

Man sollte die Dinge so einfach wie möglich machen – aber nicht noch einfacher.

— ALBERT EINSTEIN

SIE WISSEN JETZT JA SCHON viel über die erstaunlichen Vorteile von Vitamin K_2 und könnten versucht sein, den Rest des Buches gar nicht mehr zu lesen, sondern gleich loszuziehen, um sich ein Ergänzungsmittel mit Menachinon oder (was allerdings sehr viel unwahrscheinlicher sein dürfte) Nattō zu besorgen. Warten Sie aber lieber noch ein wenig, denn die Sache ist noch nicht zu Ende. Ich werde Ihnen im Folgenden eine schnelle Erklärung für die ganz wesentliche Beziehung zwischen den drei fettlöslichen Vitaminen A, D und K_2 geben. Wenn Sie das gelesen haben, können Sie losziehen, falls Sie das möchten. Sollten Sie die fettlöslichen Nährstoffe aber, wie ich selbst auch, einfach faszinierend finden, sollten Sie auch den Rest des Kapitels lesen. Dort werden Sie praktische Informationen über die Vitamine A, D und E sowie über Betacarotin bekommen, und dabei werde ich auch ein paar Märchen den Boden entziehen.

Zunächst möchte ich Ihnen aber die nackten Fakten im Hinblick auf die fettlöslichen Vitamine geben. Die Vitamine A und D werden für die Produktion vitamin-K_2-abhängiger Proteine wie Osteocalcin und MGP (Matrix-Gla-Protein) benötigt, die uns enorme potenzielle gesundheitliche Vorteile bringen. Vitamin K_2 aktiviert diese Proteine und ermöglicht es ihnen, ihr Potenzial zu verwirklichen und ihre Aufgabe zu erfüllen, Calcium durch den Körper zu transportieren. Ohne die nötigen Mengen der Vitamine A und D werden die von Vitamin K_2 abhängigen Proteine nicht hergestellt, und Vitamin K_2 ist nutzlos. Ohne die nötigen Mengen von Vitamin K_2 können die von diesem Vitamin abhängigen, unter dem Einfluss der Vitamine A und D gebildeten Proteine nicht aktiviert werden und bleiben daher nutzlos. Wenn die Vitamine A, D und K_2 aber zusammenarbeiten, bilden sie ein sehr starkes fettlösliches Triumvirat.

Die Vitamine K_2, A und D: Ein Balanceakt

Die Vitamine K_2, A und D stehen in einer komplexen Wechselbeziehung, die die moderne Wissenschaft noch nicht ganz versteht. Die fundamentale Bedeutung dieser Nährstoffe als Grundlage guter Gesundheit ist so entscheidend, wird andererseits aber so stark unterschätzt, dass dieses Buch ohne ein Kapitel über ihre besondere Beziehung unvollständig wäre. »Vitamin K_2 ist der ultimative Supernährstoff!« – das ist zwar eine große Schlagzeile, doch Tatsache ist, dass die gesundheitlichen Vorteile dieses Vitamins von den Vitaminen A und D abhängen. Bei vielen gesundheitlichen Aspekten trifft das auch umgekehrt zu.

Die fettlöslichen Vitamine A, D und K_2 unterscheiden sich fundamental von anderen Nährstoffen. Die biologische Rolle der meisten Verbindungen, die Nahrungsbestandteile bilden, wie Mineralstoffe und wasserlösliche Vitamine, ist die von Kofaktoren. Ein Kofaktor ist ein Molekül, das sich an ein Protein bindet und für dessen biologische Aktivität erforderlich ist. Nahezu alle Stoffwechselprozesse im Körper laufen über ein Protein ab, bei dem es sich gewöhnlich um ein Enzym handelt. Die Mineralstoffe und die wasserlöslichen Vitamine sind die Helfermoleküle, die es den Proteinen im Körper ermöglichen zu funktionieren – deshalb sind diese Nährstoffe für unsere Gesundheit so wichtig.

Die Vitamine A und D wirken nicht so sehr als Kofaktoren wie andere Vitamine; ihre Aufgaben sind fundamentaler. Sie regeln die Aktivität der Gene, die die Zellen dazu bringen, die Proteine zu produzieren, an die sich die Mineralien und die wasserlöslichen Vitamine dann binden. Es ist zwar nicht bekannt, dass Vitamin K_2 die genetische Aktivität so beeinflusst wie die Vitamine A und D, doch es aktiviert ebenfalls Proteine, sodass sie wie vorgesehen Calcium binden können. Das ist der Grund dafür, dass Weston Price A, D und X (K_2) als »Aktivatoren« bezeichnete. Diese fettlöslichen Vitamine braucht unser Körper, damit er alle anderen Nährstoffe nutzen kann. Sie bilden wirklich das Fundament unserer Gesundheit.

Zur Verdeutlichung der Beziehung zwischen den Vitaminen A, D und K_2 möchte ich ein Bild benutzen, das ich verwende, wenn ich Vorträge über diese Nährstoffe halte. Dabei handelt es sich um die Drei Viro-Brüder, eine Akrobatengruppe aus der Zeit der Wende zum 20. Jahrhundert. Jeder Bruder steht für ein Vitamin. Die Vitamine A und D befinden sich unten in der Formation. Vitamin D ist der Bruder links, der in die Kamera lächelt. Ihn kann jeder sehen – er ist bekannt, beliebt und blickt das Publikum direkt an. Bei Vitamin D ist

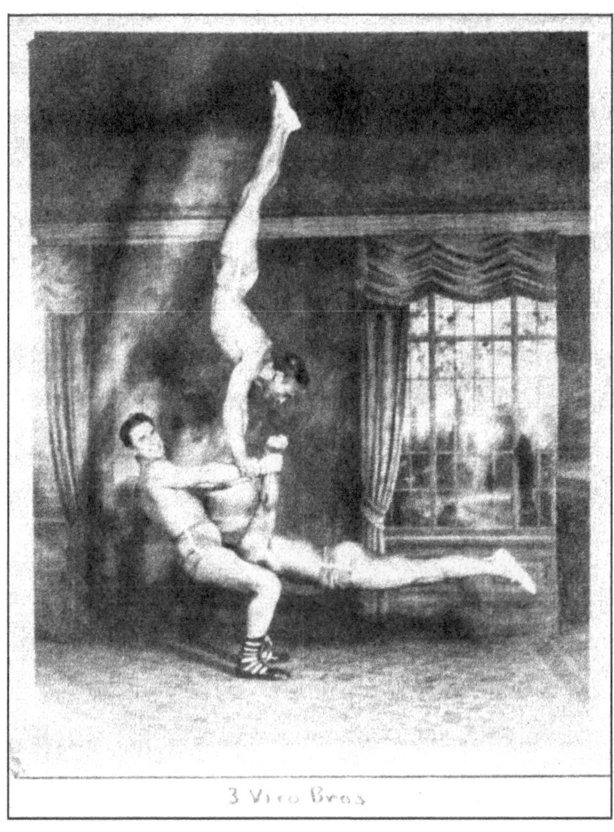

es genauso: Es ist derzeit der Liebling der Ernährungswelt. Jeden Tag gibt es positive Neuigkeiten über diesen Nährstoff, denen die Medien große Aufmerksamkeit widmen. Heutzutage weiß jeder, dass er Vitamin D braucht.

Vitamin A ist der Bruder, dessen Kopf sich zwischen den Beinen von D befindet. Sein Gesicht ist verdeckt, und seine Rolle in diesem Trio ist nicht so leicht erkennbar wie die seines Bruders D. Er wirkt sogar irgendwie unheimlich und gruselig. Dasselbe gilt für die gesundheitlichen Vorteile von Vitamin A; sie werden ganz falsch verstanden und unterschätzt. Böse Zungen haben sogar behauptet, es sei toxisch. Eines ist aber klar: Ohne A würde diese Pyramide zusammenbrechen! Trotz der Vorteile von Vitamin K_2 wird der derzeitige Trend, dem Körper immer höhere Vitamin-D-Dosen zuzuführen, ohne Vitamin A zur Aufrechterhaltung des Gleichgewichts eine ungesunde Schieflage bewirken.

Der Bruder an der Spitze, Vitamin K_2, thront über den beiden anderen. Es ist offensichtlich, dass er ohne A und D voll aufs Gesicht fallen würde. Ohne die Vitamine A und D, die die Produktion der von Vitamin K_2 abhängigen Proteine regeln, wäre Menachinon nutzlos. Man könnte allerdings sagen, dass das nicht auch umgekehrt gilt – dass A und D Vitamin K_2 dort oben nicht wirklich brauchen, sondern auch zu zweit einen Balanceakt vollführen könnten. Was ja stimmt – viele von uns sind tatsächlich jahrelang ohne oder mit wenig Vitamin K_2 in ihrer Nahrung ausgekommen und stehen immer noch. Dieser großartige Akt kann sein enormes Potenzial aber nur ganz ausschöpfen, wenn sich Vitamin K_2 an der Spitze befindet. Die Vitamine A und D arbeiten gemeinsam daran, Vitamin K_2 zu stützen, und wir können uns ihre vollen Vorteile nur erschließen und optimale Gesundheit erreichen, wenn Vitamin K_2 den Akt komplettiert.

Neben ihrer speziellen Beziehung zu Vitamin K_2 haben die Vitamine A und D noch ein einzigartiges Merkmal, das sie von anderen Nährstoffen unterscheidet: Sie werden nur aus tierischer Nahrung gebildet. Für Veganer ist das zwar eine schlechte Nachricht, doch es liefert die Erklärung dafür, dass die Vitamine A und D die Grenzen zwischen den Begriffen »Hormon«, »Prohormon« und »Vitamin« überspannen (darüber werde ich später noch sprechen). Damit wir die Nahrungsquellen und die gesundheitlichen Vorteile der Balancepartner von Vitamin K_2 ganz würdigen können, sollten wir uns jetzt mit den – teils falschen – Informationen über diese Nahrungselemente befassen.

Vitamin A verstehen

»Mohrrüben sind eine ausgezeichnete Quelle von Vitamin A.« Das hört man ja oft – aber stimmt es auch?

Nein – Mohrrüben enthalten überhaupt kein Vitamin A! Falls Sie das überrascht oder verwirrt, liegt es an den irreführenden Informationen über Vitamin A, die überall zu finden sind. Retinol ist einer der wichtigsten, leider aber auch am schlechtesten verstandenen Nährstoffe. Es ist in einen Ruf geraten, den es kaum verdient: toxisch zu sein. Das könnte der Grund dafür sein, dass die Zufuhr dieses Vitamins gerade von denen, die es am nötigsten brauchen, stark vernachlässigt wird. Da unser Verzehr von vitamin-A-reicher Nahrung im Laufe des letzten Jahrhunderts schnell abgenommen hat, ist ein Mangel hier sehr viel wahrscheinlicher als ein Zuviel. Wir wollen uns jetzt die gesundheitlichen Vorteile, die Symptome für einen Mangel und die Nahrungsquellen von Vitamin A ansehen und uns mit der Frage beschäftigen, ob Retinol wirklich toxisch ist.

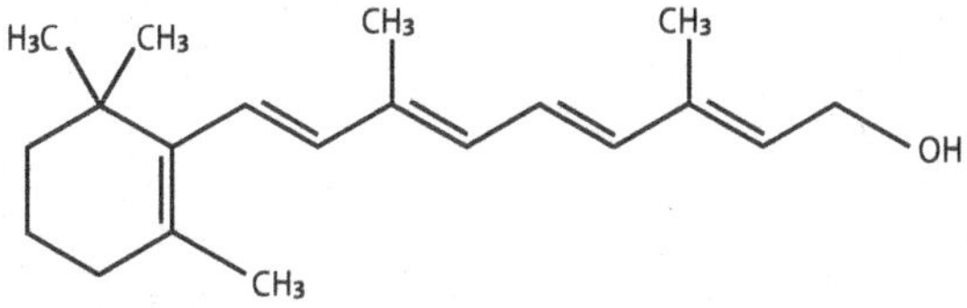

H_3C CH_3 CH_3 CH_3 OH CH_3

Molekularstruktur von Retinol

Die gesundheitlichen Vorteile von Vitamin A

SEHKRAFT

Seit mindestens 3500 Jahren ist bekannt, dass Vitamin A für gesundes Sehen wichtig ist. Schon die alten Ägypter und danach viele andere Kulturen wussten, dass der Verzehr von Leber (einer hervorragenden Vitamin-A-Quelle) Menschen mit Nachtblindheit ihre Sehkraft zurückgibt.[1] Der wissenschaftliche Name von Vitamin A ist Retinol, da es in der Retina (Netzhaut) des Auges vorhanden ist. Eines der ersten

Anzeichen für einen Mangel an diesem Vitamin ist eine geringere Fähigkeit, bei schwachem Licht zu sehen.

Vitamin A hat beim Sehen bei schwachem Licht eine spezifische, sehr komplexe Funktion. Der Körper verwandelt das Retinol aus der Nahrung in eine Retinal genannte Form von Vitamin A. Retinal bindet sich an Opsin, ein Protein in der Retina, um das lichtempfindliche Pigment Rhodopsin zu erzeugen, das auch als »Sehpurpur« bezeichnet wird. Rhodopsin befindet sich in dem Teil des Auges, der für das Sehen bei schwachem Licht und das periphere Sehen zuständig ist. Wird das Sehpigment dem Licht ausgesetzt, zerbricht es und sendet Energiesignale aus, die das Gehirn als Bild interpretiert.

Im Dunkeln sehen

Einer der frühen modernen Erforscher von Vitamin A ließ sich zu der folgenden poetischen Bemerkung über sein Thema hinreißen: »Es könnte ein inspirierender Gedanke ... sein, dass das Wissen des Menschen um die Existenz der Sterne und des riesigen Universums, das jeden Abend am Himmel erscheint, primär daher stammt, dass in einem sensiblen Gleichgewicht befindliche Vitamin-A-Moleküle durch Lichtstrahlen stimuliert werden.«[2] Wenn Sie das nächste Mal den Sternenhimmel betrachten, können Sie sich ja bei Vitamin A bedanken.

Schwerer Vitamin-A-Mangel führt selbst bei Tageslicht zur Blindheit; das wird als Xerophthalmie bezeichnet. Weston Price erzählt in seinem bahnbrechenden Werk *Nutrition and Physical Degeneration* die Geschichte von einem Goldsucher, der beim Überqueren eines Hochplateaus in den Rocky Mountains aufgrund von Vitamin-A-Mangel Xerophthalmie bekam und erblindete. Als er dasaß und vor Verzweiflung und Schmerz weinte, entdeckte ihn ein Indianer. Der nahm den Blinden bei der Hand und führte ihn zu einem kleinen Fluss, wo er einen Fisch fing und den Goldsucher anwies, das Fleisch des Kopfes und das Gewebe in der Nähe der Augen sowie die Augen selbst zu essen. Schon nach wenigen Stunden hatten die Schmerzen des Goldsuchers sich gelegt, und nach zwei Tagen waren seine Augen wieder normal.[3] Obwohl die beiden Männer keine gemeinsame Sprache hatten, hatte der Indianer die Notlage des Goldsuchers erkannt und gewusst, wo er schnell ein Nahrungsmittel besorgen konnte, das die Augen des Goldsuchers heilen würde – ein Nahrungsmittel, das reich an Vitamin A war.

HAUT UND EPITHEL

Retinol ist für die Aufrechterhaltung der Gesundheit der Gewebe, die unseren Körper außen umgeben und innen auskleiden, enorm wichtig. Die Haut gehört zu den ersten Organen, die Anzeichen für Vitamin-A-Mangel aufweisen. Das Epithel ist das zarte hautähnliche Gewebe, das viele Körperteile auskleidet: Mund, Nase, Hals, Augen, Magen, Verdauungstrakt, Blase, Harnwege, Vagina und fast alle anderen Körperorgane. Diese Zellen bilden einen wichtigen Schutzwall gegen eindringende Mikroorganismen. Ohne Retinol in ausreichender Menge werden die Struktur und die Funktion dieser Gewebe beeinträchtigt.

DAS IMMUNSYSTEM

Nehmen Sie im Rahmen Ihrer Vorbeugung gegen Erkältungen und die Grippe Lebertran? Das wäre sehr wichtig! Vitamin A ist schon lange als Antiinfektionsvitamin bekannt, da es beim Schutz des Körpers vor Infektionen eine wesentliche Rolle spielt. Retinol scheint das Immunsystem gleich auf mehrere Weisen zu stärken, einschließlich der Bewahrung einer gesunden Haut und gesunden Gewebes im Atemtrakt sowie der optimalen Produktion von Antikörpern und weißen Blutkörperchen, wenn wir fremden Bakterien und Viren ausgesetzt sind. Subklinischer Vitamin-A-Mangel (niedrige Vitamin-A-Werte ohne sichtbare Symptome) steht im Zusammenhang mit einem erhöhten Risiko für ein breites Spektrum von Infektionen, von Erkältungen und Grippe bis zu HIV.

KNOCHEN UND ZÄHNE

Wir benötigen Vitamin A unser ganzes Leben lang für die normale Entwicklung unseres Skeletts, sein Wachstum und seine Erhaltung. Es steigert insbesondere die Zahl und Aktivität der Osteoklasten, die Knochengewebe abbauen. Das hört sich zwar an, als wäre es für die Gesundheit der Knochen schlecht, in Wirklichkeit aber ist es für den ständigen Prozess der Erhaltung des Skeletts erforderlich, der als Remodellierung der Knochen bezeichnet wird. Dabei wird nämlich altes oder geschwächtes Knochengewebe entfernt, sodass Platz für neues, stärkeres Gewebe ist. Dieser Prozess ist für die Heilung von Brüchen und die Aufrechterhaltung der Knochendichte entscheidend. Außerdem spielt Vitamin A eine Rolle dabei, die Osteoblasten (die knochenbildenden Zellen) dazu anzuregen, Proteine abzusondern, die für die Mineralisierung der Knochen erforderlich sind, einschließlich des von Vitamin K_2 abhängigen Osteocalcins.[4]

ENTWICKLUNG DES FETUS

Retinol ist auch für die gesunde Entwicklung fast aller Teile des wachsenden Fetus verantwortlich, vom Zentralnervensystem und den Gliedern in den ersten Wochen nach der Empfängnis bis zu den Lungen in den letzten Wochen vor der Geburt. Vitamin-A-Mangel kann schwerwiegende gesundheitliche Folgen für das Baby haben. So nimmt man an, dass Alkoholembryopathie, eine gut definierte Gruppe von Geburtsschäden, auf einen durch den Alkohol verursachten Vitamin-A-Mangel zurückzuführen ist: Die Leber der Mutter ist dann so damit beschäftigt, das Äthanol zu entgiften, dass sie das Retinol nicht in die aktive Form der Retinsäure verwandeln kann, und darunter leidet der wachsende Fetus. Schon ein schwacher Vitamin-A-Mangel während der Schwangerschaft kann lebenslange Auswirkungen auf die Gesundheit des Kindes haben.

FRUCHTBARKEIT UND SCHWANGERSCHAFT

Vitamin A ist bei Männern und Frauen für die Fortpflanzungsfunktionen unentbehrlich. Bei den Männern spielt es eine Schlüsselrolle bei der Spermaproduktion.[5] Bei den Frauen ist es für die Produktion von Östrogen, Progesteron und einer Reihe anderer Hormone erforderlich, die in direktem Zusammenhang mit der Fortpflanzung stehen. Bei Frauen mit schwachem Vitamin-A-Mangel ist die Gefahr größer, dass es zu einer gefährlichen vorzeitigen Ablösung der Plazenta von der Gebärmutterwand und unzureichender Milchbildung kommt.[6] In den Entwicklungsländern empfehlen UNICEF und die Weltgesundheitsorganisation für die Mütter hohe Dosen von Retinol in der Phase direkt nach der Geburt und ausschließliches Stillen, damit alle Kinder in den ersten sechs Monaten ihres Lebens den nötigen Immunschutz durch Vitamin A bekommen.[7]

KREBSVORSORGE

Vitamin A arbeitet unser ganzes Leben lang auf der genetischen Ebene daran, die Gewebedifferenzierung sicherzustellen, den Prozess, durch den die individuellen Zellen zu einem spezifischen, gut definierten Gewebetyp heranwachsen. Normale, gesunde Zellen sind gut differenziert – sie weisen offensichtliche strukturelle Merkmale auf, die für ihren Gewebetyp charakteristisch sind. Kanzeröse Zellen hingegen sind nur schlecht differenziert: Sie sehen eher wie verschwommene Klümpchen aus.

Vitamin A hemmt die Entwicklung von Tumoren, insbesondere von denjenigen, die aus dem Epithel stammen, zum Beispiel von Darm- und Gebärmutterhalskrebs, indem es eine gesunde Gewebedifferenzierung fördert. Bei Patientinnen, die die Menopause hinter sich haben und an Brustkrebs leiden, ist wenig Retinol im Plasma ein so starker Indikator für eine schlechte Prognose, dass die Experten jetzt dazu raten, im Rahmen der prognostischen Untersuchungen auch den Retinolwert zu testen.[8]

Vitamin-A-Mangel

In den allermeisten Entwicklungsländern ist schwerer Vitamin-A-Mangel ein bedeutendes gesundheitliches Problem. Er gehört zu den besonders gravierenden und verbreiteten Ernährungsstörungen, die zu Krankheiten und sogar zum Tod beitragen, vor allem bei Kindern. UNICEF, die Weltgesundheitsorganisation WHO und eine Reihe anderer Gesundheits- und Hilfsorganisationen führen in fast vierzig Ländern regelmäßige und intensive Kampagnen für die Nahrungsergänzung durch Retinol durch, um den hunderten Millionen Erwachsenen und Kindern zu helfen, die von diesem Nährstoffmangel betroffen sind.

Da es in den Entwicklungsländern logistisch schwierig sein kann, Tagesdosen von Retinol zur Verfügung zu stellen, zielen diese Kampagnen im Wesentlichen darauf ab, den Menschen alle vier bis sechs Monate eine sehr hohe Dosis Vitamin A zu verabreichen – Kindern im ersten Lebensjahr 100 000 Internationale Einheiten (IE), Erwachsenen und älteren Kindern 200 000 IE.

Ein unzureichender Vitamin-A-Status ist nicht nur ein Problem der Entwicklungsländer. Schwacher Vitamin-A-Mangel ruft Symptome hervor, die subtil und leicht zu übersehen sind, Ihre Gesundheit aber trotzdem beeinträchtigen können. Fahren Sie sich mal mit der Hand über die Rückseite Ihres Oberarms – fühlen Sie dort trockene, raue Haut mit vielen harten, pickelartigen Höckerchen? In der Fachsprache wird das als Follikelhyperkeratose bezeichnet, und es ist ein Zeichen von Vitamin-A-Mangel.[9]

Zu den anderen Symptomen gehören trockene Haut, dünneres Haar, brüchige Nägel und trockene Augen. Ein Anzeichen für marginalen Vitamin-A-Mangel, das man leicht übersehen kann – wir sind ja schließlich nie weit von einem Lichtschalter entfernt –, ist schlechte Nachtsicht. Insbesondere bei älteren Menschen werden viele dieser Warnzeichen für zu wenig Retinol leicht als normale Alterserscheinung missdeutet, was ihr ohnehin großes Risiko für Nahrungsmängel noch verschärft. Bei bis zu 15 Prozent der Senioren besteht Vitamin-A-Mangel.[10]

Es konnte gezeigt werden, dass subklinischer (ohne offensichtliche Symptome) Vitamin-A-Mangel zu Veränderungen bei den Atemwegen führt, die insbesondere bei Kindern die Widerstandskraft gegen Infektionen beeinträchtigen können. Eine Studie mit australischen Kindern, die scheinbar nicht an Vitamin-A-Mangel litten, aber häufig Erkältungen und Grippe bekamen, ergab, dass diejenigen, die täglich rund 1500 IE Retinolergänzungsmittel nahmen, signifikant weniger Atemwegsinfektionen bekamen als Kinder, die ein Placebo ohne Retinol erhielten.[11]

Folgen von Vitamin-A-Mangel, die bisher noch nicht ausreichend untersucht wurden, sind das Wachstum und die Entwicklung von Kindern mit sogenannter gesunder Ernährung. Da Vitamin A für die Nutzung der Proteine erforderlich ist, sind die Ernährungsweisen mit hohem Protein-, aber niedrigem Fettgehalt, die derzeit von vielen konventionellen Ernährungsexperten befürwortet werden, mit dem Risiko verbunden, dass die Vitamin-A-Speicher geleert werden. Mindestens eine Expertin für fettlösliche Nährstoffe hat beobachtet, dass dieser Ernährungstyp zu »großen, kurzsichtigen, schlaksigen Menschen mit zu eng gedrängten Zähnen und einer schlechten Knochenstruktur« führt, »einer Art Ichabod-Crane-Syndrom, das … in Amerika so verbreitet ist«.[12]

Wie häufig ist schwacher Vitamin-A-Mangel bei den scheinbar gesunden Populationen der Industrieländer? Es ist schwer, das mit Sicherheit zu sagen. Im Gegensatz zu den Bluttests für Vitamin D sind diejenigen für Vitamin A keine zuverlässigen Indikatoren für den Status. Diese Tests reflektieren nur eine extrem hohe oder niedrige Aufnahme, doch die »normalen« Blutwerte von Vitamin A variieren bei Gruppen von scheinbar gesunden Menschen stark. Die genaueste Methode zur Messung des Status des aus der Nahrung aufgenommenen Vitamins A ist eine Leberbiopsie, die aber zu invasiv ist, um sie bei großen Menschenzahlen anzuwenden; daher liegen uns keine endgültigen Werte vor.

Die Untersuchung der Zufuhr über die Nahrung ist ebenfalls von eingeschränktem Nutzen, wenn es um die Aufnahme von Vitamin A geht, da die Absorption von Retinol aus der Nahrung durch viele Faktoren beeinflusst wird – unter anderem durch die Fettzusammensetzung des Essens und durch die Menge Retinol, die bereits im Blut zirkuliert oder in der Leber gespeichert ist. Obwohl es keinen nützlichen Screening-Test für den Vitamin-A-Status gibt, liegen den Experten genügend Belege vor, auf deren Grundlage sie zu dem Schluss kommen können, dass Retinolmangel »in den Vereinigten Staaten und anderen Industrieländern, die normalerweise nicht der Ansicht sind, dass ihre Bürger schlecht ernährt sind, wahrscheinlich nicht gut genug erkannt wird«.[13]

Dass subklinischer Retinolmangel auch bei unserer eigenen »gut ernährten« Bevölkerung weitverbreitet sein könnte, liegt daran, dass wir weniger vitamin-A-reiche Nahrungsmittel essen als je zuvor. Weston Price entdeckte, dass die Nahrung der gesunden traditionellen Menschen mindestens zehnmal mehr Vitamin A enthielt als die amerikanische Standardnahrung der 1930er-Jahre. Da der regelmäßige Konsum vitamin-A-reicher Nahrungsmittel seit damals noch weiter abgenommen hat, dürfte unsere derzeitige Retinolaufnahme im Vergleich zu den Mengen, die die traditionellen Menschen gesund erhielten, sehr armselig sein.

Erinnern Sie sich noch daran, dass einst eine tägliche Dosis Lebertran und eine wöchentliche Portion Leber einfach zur Familienroutine gehörten? Ich nicht, aber meine Eltern haben mir das erzählt. Heute jedoch ist diese Weisheit im Hinblick auf die Ernährung auf der Strecke geblieben, und mit ihr sind auch unsere letzten reichhaltigen Vitamin-A-Quellen aus der Nahrung verschwunden. In der nun folgenden Tabelle wird der Vitamin-A-Gehalt einiger Nahrungsmittel aufgeführt:

Vitamin-A-Gehalt einiger ausgewählter Nahrungsmittel

Nahrungsmittel	Internationale Einheiten
Rinderleber, gekocht, 85 g	27 185
Hühnerleber, gekocht, 85 g	12 325
Vollmilch, Fettgehalt 3,25 %, 1 Tasse	249
Cheddarkäse, 28,4 g	284
1 ganzes Ei, mittelgroß	280

Quelle: U.S. Department of Agriculture, Abteilung für Landwirtschaftsforschung, 2004. USDA National Nutrient Database for Standard Reference, Release 17

Anämie und Vitamin-A-Mangel

Sowohl bei Erwachsenen als auch bei Kindern ruft Vitamin-A-Mangel eine milde Anämie hervor, die durch Ergänzungsmittel mit diesem Vitamin behoben werden kann.[14] Viele Menschen, die sich mit Anämie herumschlagen, konzentrieren sich nur auf die Eisenzufuhr. Wenn man für eine angemessene Aufnahme von Retinol sorgt, geht man das Problem von einer anderen Seite an.

Ist Vitamin A toxisch?

Im Gegensatz zu den wasserlöslichen Nährstoffen, die meist einfach über den Urin ausgeschieden werden, können die fettlöslichen Vitamine sich im Körpergewebe ansammeln und dadurch eventuell toxische Auswirkungen haben. Bei Retinol passiert das in der Realität nur selten und nur bei Menschen, die über Monate hinweg Ergänzungsmittel mit extrem hohen Dosen einnehmen. Bedauerlicherweise wurde bei den Berichten über die angebliche Toxizität von Retinol stark übertrieben, was eine unbegründete Angst vor diesem lebenswichtigen Nährstoff auslöste.

Die Forschungen zur Toxizität zeigen, dass es nicht durch Vitamin A aus der Nahrung zu Schäden kommt, sondern nur durch die lange Einnahme extrem hoher Retinoldosen aus Ergänzungsmitteln. Bei Erwachsenen, die sich jeden Tag die gigantische Menge von 100 000 IE zuführen, treten schon nach sechs Monaten negative Folgen auf. Es gibt allerdings auch Menschen, bei denen erst dann toxische Auswirkungen erkennbar werden, wenn sie diese extremen Dosen jahrelang eingenommen haben. Gewöhnlich lassen sich die Symptome rückgängig machen, wenn die Betroffenen mit der Einnahme solch extremer Dosen aufhören.[15]

Leider hat man sich bei den furchterregenden Geschichten über die Toxizität von Vitamin A nicht auf solchen Missbrauch konzentriert, sondern auf weitaus vernünftigere Dosen. Es heißt insbesondere, alles über der empfohlenen Tagesdosis von 3000 IE bei Männern und 2300 IE bei Frauen (bei Schwangeren 4300 IE) sei mit potenziellen Gefahren verbunden. Es gibt aber schlicht keine Beweise, die diese Behauptung stützen würden. Bei den Langzeitstudien mit Menschen, die sich das Doppelte der empfohlenen Tagesdosis von Vitamin A zuführten, wurden keine negativen Nebenwirkungen beobachtet.[16] Bei anderen Studien, bei denen über Zeiträume zwischen zwei und zwölf Jahren bis zu 25 000 IE täglich angewendet wurden, kam es weder zu Leberschäden noch zu anderen toxischen Folgen.[17]

Eine Ausnahme von der generellen Regel, dass Vitamin A gar nicht so toxisch ist, bilden Menschen, die Alkoholmissbrauch betreiben oder an Leberkrankheiten leiden, denn die Leber ist am Retinolmetabolismus beteiligt. Solche Personen sollten einen ernährungsorientierten Arzt aufsuchen, bevor sie zu Nahrungsergänzungsmitteln mit Vitamin A greifen.

Welche toxischen Nebenwirkungen hat die langfristige übermäßige Supplementierung durch Vitamin A? Zu den Symptomen gehören: Appetitlosigkeit; trockene, juckende Haut; Haarausfall; Kopfschmerzen; Verdickung der Knochen und Leberschäden. Ihnen ist wahrscheinlich aufgefallen, dass manche Symptome von Vitamin-A-Missbrauch verwirrenderweise mit denen übereinstimmen, die bei Vitamin-A-Mangel auftreten. Das liegt daran, dass viele Symptome für Vitamin-A-Toxizität durch einen induzierten Mangel an den Vitaminen D und K2 verursacht werden, und umgekehrt.

Um es ganz klar auszudrücken: Wenn Sie mehr von einem der fettlöslichen Vitamine einnehmen, erzeugen Sie einen größeren Bedarf an den anderen. Sind die anderen nicht in dieser Menge vorhanden, kommt es zu Toxizitätssymptomen. Mit diesem Konzept werden wir uns im Rahmen der Besprechung von Vitamin D noch eingehender befassen.

ANTAGONISIERT VITAMIN A VITAMIN D?

Die steigende Popularität von Vitamin D scheint leider einen wenig schmeichelhaften Schatten auf seinen Balancepartner Vitamin A geworfen zu haben. Selbst die offizielle, wenn auch etwas kryptisch gehaltene Empfehlung des in Kalifornien ansässigen Vitamin D Council lautet, die Zufuhr von Vitamin D auf »sehr kleine Mengen« zu beschränken.

Angeblich ist Retinol nämlich ein Antagonist für die gesundheitlichen Vorteile von Vitamin D (das heißt, es wirkt ihnen entgegen). So besteht eine der Aufgaben von Vitamin D darin, die Osteoblasten (die knochenbildenden Zellen) zu aktivieren, um die Knochendichte zu erhöhen. Und Sie haben ja gerade erfahren, dass es zu den physiologischen Rollen von Vitamin A gehört, den Knochenabbau zu fördern, sodass sich neuer Knochen bilden kann. Diese Prozesse scheinen zwar im Gegensatz zueinander zu stehen, sind zur Aufrechterhaltung der Knochengesundheit aber beide erforderlich. Die Vitamine D und A sind also eher keine Antagonisten, sondern ergänzen sich.

Um es mit den Worten eines Spezialisten für die fettlöslichen Vitamine zu sagen: »Dass Vitamin A manche Effekte von Vitamin D antagonisiert, ist genauso wenig ein Grund, Vitamin A aus dem Weg zu gehen, wie die Tatsache, dass Vitamin D einige Aktionen von Vitamin A antagonisiert, ein Grund ist, Vitamin D aus dem Weg zu gehen.«[18]

Im Hinblick auf die Produktion der von Vitamin K_2 abhängigen Proteine sind die Vitamine D und A wie das Gas- und das Bremspedal eines Autos – um fahren zu können, brauchen wir beide. Noch wichtiger ist, dass die Aktionen der Vitamine A und D nicht völlig getrennt ablaufen und sich auch nicht gegenseitig ausschließen.

Die beiden Nährstoffe arbeiten beispielsweise gemeinsam daran, die Osteocalcinproduktion anzuregen. Vitamin D wird die Osteocalcinproduktion zwar auch allein steigern, doch zusammen haben die beiden Vitamine »einen bemerkenswerten Synergieeffekt«, wie die Wissenschaftler sagen, und verleihen der Osteocalcinproduktion Auftrieb.[19]

Würde Vitamin A Vitamin D tatsächlich antagonisieren, wäre zu erwarten, dass Ersteres Letzteres auslöscht und dass kein Vorteil zu sehen ist, wenn sie gemeinsam eingenommen werden. Sie arbeiten aber zusammen und erzeugen einen Knochenbildungseffekt, der größer ist als die Summe seiner Teile.

VERURSACHT VITAMIN A OSTEOPOROSE?

Ein anderes verbreitetes Gerücht über Vitamin A besagt, es würde zur Entwicklung von Osteoporose beitragen. Diese falsche Vorstellung beruht auf zwei Typen von Beweisen, nämlich Interventionsstudien und populationsbasierten Forschungen.

Angesichts dessen, was Sie mittlerweile über die Auswirkungen von Vitamin A auf die Osteoklasten wissen, lässt sich leicht vorhersagen, dass Vitamin A allein, ohne Vitamin D, in hohen Dosen schlecht für die Knochendichte sein wird. Und eben darin liegt der Hauptmangel der Studien zur Toxizität der fettlöslichen Nährstoffe beim Menschen: Die Vitamine werden einzeln untersucht, jedes für sich.

Die Ergebnisse von Tierstudien machen jedoch deutlich, dass es hier ein ungemein wichtiges Prinzip gibt: Wenn man eines der Vitamine A und D in ausreichender Menge ohne das andere verabreicht, wird man schließlich toxische Auswirkungen sehen. Supplementiert man aber mit beiden Vitaminen zusammen, wird man nie Toxizitätssymptome bei einem von ihnen sehen, unabhängig davon, wie hoch die verabreichten Dosen sind.[20]

Epidemiologischen Befunden zufolge haben die Länder mit der höchsten Vitamin-A-Zufuhr – die skandinavischen Länder, in denen man viele retinolreiche Lebensmittel wie Leberwurst isst – die höchsten Knochenbruchraten. Die Zufuhr von Vitamin D wird bei diesen Studien aber kaum berücksichtigt, obwohl sie ein kritischer Faktor des Knochenbruchrisikos ist und obwohl bekannt ist, dass die Vitamin-D-Werte in diesen Ländern wegen der langen Winter niedrig sind. Eine der wenigen Forscherinnen, die bei der Untersuchung von Bruchraten doch die Balance zwischen den Vitaminen A und D einbezog, kam immerhin zu folgendem Schluss: »Möglicherweise verschlimmert die hohe Aufnahme von Vitamin A in Skandinavien die Auswirkungen von [niedrigen Werten von Vitamin] D auf die Calcium-Absorption noch.«[21]

KANN VITAMIN A ZU GEBURTSSCHÄDEN FÜHREN?

Ein Bereich besonderer Sorge ist die zunehmend populäre Empfehlung, dass schwangere und stillende Frauen ihre Aufnahme von Vitamin A auf ganz minimale Mengen beschränken oder völlig auf dieses Vitamin verzichten sollten. Das Argument für diesen fehlgeleiteten Rat ist, dass hochdosiertes Vitamin A erwiesenermaßen Geburtsschäden hervorrufen könne und dass man daher im Hinblick auf die Einnahme von Retinol während der Schwangerschaft grundsätzlich außerordentliche Vorsicht walten lassen müsse.

Die potenziellen Effekte von Vitamin A, die Geburtsschäden hervorrufen könnten, wurden nicht bei normaler Ernährung entdeckt, nicht einmal bei der Einnahme von Ergänzungsmitteln mit Vitaminen. Geburtsschäden im Zusammenhang mit Vitamin A fielen den Ärzten erst in den 1980er-Jahren auf, als man Schwangeren Isotretinoin verschrieb, ein Aknemedikament, das unter verschiedenen Markennamen, darunter Accutane, verkauft wurde. Es handelt sich dabei um ein auch als 13-cis-Retinsäure bekanntes Retinolderivat, das im Körper von Natur aus in kleinen Mengen vorkommt. Die großen Mengen, in denen die synthetische Form dieser Verbindung bei der Behandlung von Akne eingesetzt wurde, riefen bei Babys, die ihnen im Mutterleib ausgesetzt waren, ein charakteristisches Muster ausgeprägter Fehlbildungen hervor. Das wurde als Beweis dafür genommen, dass Retinol beim Menschen Geburtsschäden verursachen kann.

Natürlich ist die Entwicklung des Fetus ein Bereich, in dem man nicht das geringste Risiko eingehen möchte. Mehrere große Studien haben jedoch gezeigt, dass pränatale Ergänzungsmittel mit Vitamin A das Risiko für keine der Fehlbildungen erhöhen, die mit Isotretinoin in Verbindung gebracht wurden.[22]

Einige nicht überzeugende Belege deuten zwar darauf hin, dass bei den Babys von Frauen, die zusätzlich zu dem, was in einem pränatalen Multivitaminpräparat enthalten ist, Vitamin A in hohen Dosen (über 25 000 IE) einnehmen, ein leicht erhöhtes Risiko für Geburtsschäden besteht, doch das kommt dem, was man bei Isotretinoin sieht, nicht annähernd nahe. Trotzdem haben viele Gesundheitsinstitutionen (auch einige, die es besser wissen sollten, wie die U.S. Food and Drug Administration, die amerikanische Gesundheitsbehörde) das Kind mit dem Bad ausgeschüttet und fahren im Hinblick auf die Supplementierung mit Vitamin A einen Kurs absoluter Intoleranz. Sie empfehlen, dass Frauen im gebärfähigen Alter versuchen sollten, ihren Vitamin-A-Bedarf allein durch Nahrungsmittel mit Betacarotin zu decken. Sie werden aber gleich sehen, dass das eine äußerst riskante Empfehlung ist.

Frauen im gebärfähigen Alter sind für Vitamin-A-Mangel besonders anfällig, da dieser Nährstoff während der Schwangerschaft und der Stillzeit in großen Mengen benötigt wird. Auch für den wachsenden Fetus ist Vitamin A lebenswichtig. Schon schwacher Vitamin-A-Mangel kann bei der Entwicklung der Organe zu Schäden führen, die bei der Geburt gar nicht erkannt werden, aber langfristig gesundheitliche Beeinträchtigungen verursachen können.[23] Es ist sehr kurzsichtig, werdenden Müttern zu raten, ihre Vitamin-A-Zufuhr zu begrenzen und auf Ergänzungsmittel mit diesem Vitamin zu verzichten, da es im Zusammenhang mit einer unzureichenden Aufnahme dieses Vitamins mehr dokumentierte Risiken gibt als bei einer übermäßigen.

Schwangere und ihre heranwachsenden Babys benötigen alle fettlöslichen Vitamine in großen Mengen. Werdende Mütter sollten regelmäßig Nahrungsmittel mit hohem Vitamin-A-Gehalt (siehe die Liste auf S. 188) essen und sich zudem so ernähren, dass sie viel Vitamin D und K_2 über ihre Nahrung zu sich nehmen. Frauen, die schwanger werden möchten oder könnten und bisher keine vitamin-A-reichen Nahrungsmittel essen, wird es gut bekommen, wenn sie ein pränatales Multivitaminpräparat einnehmen, das zwischen 5000 und 8000 IE Vitamin A aus natürlichen Quellen enthält.

BETACAROTIN IST NICHT VITAMIN A!

Die verbreitete falsche Vorstellung, dass Mohrrüben Vitamin A enthalten, beruht auf der Tatsache, dass sie wie andere orangefarbene Gemüsearten und grüne Blattpflanzen eine Betacarotinquelle sind. Betacarotin ist eine potenzielle Vorstufe von Vitamin A. Retinol wird manchmal auch als »vorgebildetes Vitamin A« bezeichnet, um es von Betacarotin abzuheben, das im Körper umgewandelt werden muss. Bedauerlicherweise verbreitet die große Mehrheit der Bücher und ansonsten zuverlässigen Websites zur Ernährung die unzutreffende Vorstellung, dass Vitamin A und Betacarotin im Grunde genommen dasselbe sind. Die Vermengung wird noch dadurch gesteigert, dass die Vorschriften in den USA und Kanada zulassen, dass der Betacarotingehalt auf den Verpackungen von Lebensmitteln als Vitamin A angegeben wird; dadurch bekommen die Verbraucher den falschen Eindruck, dass eine einzige Portion Mohrrüben 110 Prozent des täglichen Retinolbedarfs liefern kann. In Wirklichkeit ist es fast unmöglich vorherzusagen, wie viel Vitamin A man durch eine Portion Gemüse bekommt – manche Forschungen zeigen sogar, dass man dadurch überhaupt keines bekommt.

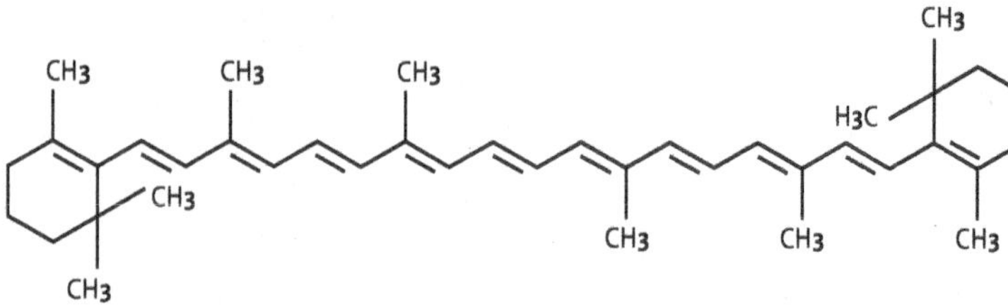

Molekularstruktur von Betacarotin

Die Molekularstruktur von Betacarotin sieht so aus, als wären zwei Retinolmoleküle an den Enden aneinandergefügt worden. Sobald der Körper Betacarotin absorbiert hat, könnte er theoretisch einfach jedes Molekül in der Mitte spalten, sodass zwei Vitamin-A-Moleküle entstehen würden. In der Praxis läuft das aber nicht auf diese Weise ab – nicht einmal annähernd. Laut Berechnungen aus klinischen Studien reicht die tatsächliche Umwandlungsrate von 6:1 (dann sind sechs Betacarotinmoleküle erforderlich, damit ein Retinolmolekül entsteht) bis zu 48:1.[24]

Die Vitamin-A-Mengen, die auf den Verpackungen oder in den Listen mit dem Nährstoffgehalt pflanzlicher Nahrungsmittel stehen, beruhen auf einer optimalen Absorption und Umwandlung des in diesen Nahrungsmitteln enthaltenen Betacarotins. Es gibt massive Beweise dafür, dass diese veröffentlichten Werte starke Überschätzungen sind.[25]

Man hört häufig, der Körper wandle Betacarotin bereitwillig in Retinol um, und zwar irgendwie immer so, dass nur die benötigten Retinolmengen entstünden, sodass es nicht zu toxischen Nebenwirkungen kommen könne; daher sei Betacarotin dem vorgebildeten Vitamin A vorzuziehen. Selbst Ernährungsexperten verbreiten das Märchen, dass es möglich sei, den Vitamin-A-Bedarf des Körpers völlig durch Betacarotin zu decken, da der Körper Betacarotin ja in Vitamin A umwandeln könne. In Wirklichkeit ist es aber so, dass Populationen, die sich für ihre Vitamin-A-Aufnahme allein auf Betacarotin verlassen, in der Gefahr schweben, Vitamin-A-Mangel zu entwickeln.

Weshalb lässt Betacarotin sich nicht leicht in Retinol umwandeln? Zum einen ist die Absorption ein Problem. Die Absorptionsrate von Betacarotin liegt nur bei 20 bis 50 Prozent der Rate von Retinol, und es ist gut belegt, dass umso weniger Betacarotin absorbiert und in Vitamin A umgewandelt wird, je mehr Betacarotin ein Nahrungsmittel enthält.[26] Zweitens wird die Umwandlung von Betacarotin in Vitamin A durch viele verbreitete gesundheitliche Faktoren beeinträchtigt,[27] beispielsweise durch:

- Diabetes,
- niedrige Schilddrüsenfunktion,
- geringe Fettaufnahme (für die Umwandlung von Betacarotin wird Fett aus der Nahrung benötigt),
- Mangel an Zink oder Proteinen,
- Zöliakie,
- fehlende Gallenblase,
- geringes Lebensalter (Baby oder Kleinkind),
- Bandwürmer im Darm,
- tropische Sprue.

Die beiden letztgenannten Erkrankungen treten vor allem in jenen Entwicklungsländern auf, wo Vitamin-A-Mangel sehr häufig vorkommt und wo die genetische Modifikation von Reis, der dann Betacarotin enthalten soll (sogenannter »goldener Reis«), als Ersatz für die derzeitigen Programme für die Supplementierung durch Retinol betrachtet wird.

Es gibt Belege dafür, dass die Absorptions- und Umwandlungsrate von Betacarotin selbst bei gesunden Menschen viel niedriger ist, als gemeinhin angenommen wird, und nur von null bis maximal 50 Prozent reicht.[28] Eine Studie mit stillenden Müttern in Indonesien hat ergeben, dass die Zufuhr von Gemüse mit dunkelgrünen Blättern, das theoretisch genug Betacarotin und Fett aus der Nahrung hätte liefern sollen, um das Dreifache der empfohlenen Menge Vitamin A zu erzeugen, den Status dieses Vitamins keineswegs verbesserte, sondern dass bei den Frauen sogar Vitamin-A-Mangel auftrat.[29] Das sollte denjenigen Experten eine Warnung sein, die dafür eintreten, dass Schwangere und stillende Mütter ihren Bedarf an Vitamin A durch Betacarotin decken sollten.

Betacarotin bringt definitiv gesundheitliche Vorteile. Es ist ein Antioxidans, das bei der Herzgesundheit und der Krebsvorbeugung eine Rolle zu spielen scheint. Auch wenn unter optimalen Bedingungen ein Teil des Betacarotins in Retinol umgewandelt werden kann, sollte man seine positiven Auswirkungen lieber unabhängig von seiner Rolle als potenzieller Retinolvorläufer betrachten – und die eventuelle Umwandlung in Vitamin A als Zugabe.

Die Beziehung zwischen den Vitaminen A und K2

Vitamin A spielt eine wichtige Rolle im Zusammenhang mit dem Bedarf des Körpers an Vitamin K_2. Auf der molekularen Ebene »verdankt« Vitamin A seinen unverdient schlechten Ruf ebendieser falsch verstandenen Rolle. Vitamin D stimuliert die Produktion der von Vitamin K_2 abhängigen Gla-Proteine und steigert dadurch den Bedarf des Körpers an Vitamin K_2 und den potenziellen Vorteilen dieses Vitamins. Das macht Vitamin D zu einem Superstar, denn je mehr von Vitamin K_2 abhängige Proteine der Körper erzeugt, desto mehr Calcium kann er in die Knochen statt in die Arterien leiten – vorausgesetzt, dass ihm genug Vitamin K_2 zur Aktivierung dieser Proteine zur Verfügung steht. Vitamin D macht also einen guten Eindruck.

Schwierig wird es bei folgendem Punkt: Zusammen verbessern die Vitamine A und D auf synergetische Weise die Osteocalcinproduktion. Allein schränkt Vitamin A jedoch die Produktion von MGP ein. Das hört sich an, als sei es verheerend für die Herzgesundheit – und bei großen Mengen ist es tatsächlich so –, doch es minimiert den Vitamin-K_2-Bedarf des Körpers. Durch Vitamin A spart der Körper Vitamin K_2, sodass er mit weniger Menachinon auskommt.[30] Ist Vitamin K_2 knapp, vermindert Vitamin A den Schaden. Wenn das allerdings durch eine langfristige Supplementierung mit hohen Vitamin-A-Dosen ins Extrem getrieben wird und es an Vitamin D mangelt, kommt es schließlich zu Problemen wie einer geringeren Knochendichte, da man zu viel Vitamin K_2 eingespart hat. Wie bei den drei Viro-Brüdern ist der Punkt, auf den es ankommt, die Balance.

Die Vitamine A und K_2 sind auch noch in anderer Hinsicht Freunde – Retinol ergänzt die Aktionen von Vitamin K_2. Das ist ein weiterer Bereich, in dem die Auswirkungen von Vitamin A falsch ausgelegt werden. Erinnern Sie sich noch an die jahreszeitlichen Schwankungen bei der Calcium-Ausscheidung, die parallel zu Veränderungen bei der Arterienverkalkung verlaufen? Die Calcium-Plaque nimmt im Spätsommer ab, während die Knochendichte konstant bleibt. Wo landet das überschüssige Calcium? In der Toilette. Bei der Calcium-Ausscheidung über den Urin gibt es eine jahreszeitliche Variation (ja, auch das wurde wissenschaftlich untersucht!), die aber nicht so aussieht, wie man erwarten würde.

Da der Verlust bei der Knochendichte fast ausschließlich im Winter auftritt, könnte man ja annehmen, dass der Calcium-Verlust über den Urin zu dieser Jahreszeit am größten ist. Tatsächlich ist die Calcium-Ausscheidung in den Wintermonaten – in denen die Knochendichte ja abnimmt und die Arterienverkalkung steigt – aber minimal.[31] Das Calcium, das die Knochen verlieren, verlässt den Körper nämlich nicht, sondern wird in Plaque umgewandelt.

Auf der Nordhalbkugel erreicht das Calcium im Urin seinen Höchstwert im August, doch die Knochendichte ändert sich dann nicht. Das Calcium geht unserem Skelett also nicht verloren. Im gleichen Monat verringert sich aber die Arterienverkalkung. Was bringt den Körper dazu, gerade in dieser Jahreszeit Calcium über Bord zu werfen? Interessanterweise gibt es auch beim Retinolspiegel einen Jahreszyklus, der im Sommer seinen Höhepunkt erreicht.[32] Obwohl die Retinolaufnahme im Allgemeinen das ganze Jahr über konstant bleibt, sind die Blutwerte für Retinol und sein Transportprotein im Sommer seltsamerweise erhöht. Retinol ist dafür bekannt, den Verlust von Calcium über den Urin zu fördern, was lange als Förderung von Osteoporose missdeutet wurde. Bei der Betrachtung der jahreszeitlichen Trends sehen wir, dass die Knochendichte nicht beeinflusst wird, wenn die Retinolwerte und die Calcium-Ausscheidung am höchsten sind. Dann geht vielmehr die Arterienverkalkung zurück. Vitamin A regt den Körper dazu an, das Calcium auszuscheiden, das Vitamin K_2 aus den Arterien gelöst hat.

Da Retinol die Produktion des vitamin-K_2-abhängigen MGP regelt, scheint es mit den Aktionen von Menachinon im Streit zu stehen. Der Vitamin-K_2-Gehalt von Nahrungsmitteln aus Grasfütterung variiert jedoch mit dem Retinolgehalt. Weshalb sollte Vitamin K_2 sich mit seiner scheinbaren Nemesis zusammentun? Vitamin A fördert ja die Calcium-Ausscheidung über den Urin. Wenn Vitamin K_2 Calcium aus Plaque in den Arterien entfernt, wird es von Vitamin A entsorgt. Vitamin D fördert die Calcium-Absorption, sodass Vitamin K_2 das Calcium in die Knochen und Zähne leiten kann. Vitamin A sorgt dafür, dass es aus dem Körper hinaustransportiert wird, wenn Vitamin K_2 es aus den weichen Geweben herausgelöst hat. Das ist der Lebenszyklus des Calciums.

Wie viel Vitamin A, D und K_2 brauchen wir, um alles in der Balance zu halten und zu erreichen, dass das Calcium dort bleibt, wo es hingehört? Da Vitamin K_2 nicht wie ein Hormon wirkt und die Proteinproduktion nicht fördert, hat es, wie Sie ja wissen, keine toxischen Auswirkungen. Daher ist es kein einschränkender Faktor – es wird das gesamte Osteocalcin und MGP aktivieren, das es vorfindet. Die Begrenzungsfaktoren sind vielmehr die Vitamine A und D. Da sie zugleich die Nährstoffe sind, die toxische Auswirkungen haben können, müssen wir herausfinden, in welchen Mengen wir sie jeweils brauchen. Wie viel Vitamin A benötigen wir, um die Vorteile von Vitamin D zu optimieren und andererseits seine Toxizität auszuschalten, und umgekehrt?

Es gibt keinen etablierten Optimalwert für das Verhältnis der Vitamine A und D zueinander, aber immerhin einige Vorschläge, die auf fundierten Annahmen beruhen. Die intelligenteste Analyse kommt zu dem Schluss, dass es gar kein optimales Verhältnis der beiden Vitamine per se gibt und dass sie nicht nach einem Verhältnismodell zusammenarbeiten, sondern nach einem Schaltermodell: Eine minimale Menge Vitamin D schaltet die potenzielle toxische Wirkung von Vitamin A ab, eine minimale Menge Vitamin A die toxische Wirkung von Vitamin D.[33]

Solange man beide Vitamine auch nur in kleinen Mengen im Blut hat, ist man also nicht bloß geschützt, sondern sichert sich auch die größten Vorteile. Die Vitamine A und D werden dann synergetisch zusammenarbeiten und die Produktion von Osteocalcin und MGP maximieren. Sie müssen allerdings auch dann darauf achten, dass Ihr Körper genügend Menachinon zur Verfügung hat, um all die Proteine zu aktivieren, damit sie auch genutzt werden können. Das können Sie durch eine Ernährung schaffen, die reich an allen fettlöslichen Vitaminen ist.

Angesichts der Tatsache, dass die relative Aufnahme dieser Nährstoffe bei traditioneller Ernährung in den verschiedenen Teilen der Welt variiert haben muss, ist ein Schaltermodell sinnvoll. In Regionen, wo es Meeresfrüchte und Sonnenschein im Überfluss gab, könnte die Aufnahme von Vitamin D im Vergleich zu der von Vitamin A relativ groß gewesen sein. In Regionen, wo die Organe von auf dem Land lebenden Tieren zu den Hauptpfeilern der Ernährung gehörten, könnte es umgekehrt gewesen sein.

Mutter Natur konnte es sich nicht erlauben, sich um ein spezielles Verhältnis der Vitamine A und D zu kümmern; sie war zufrieden, wenn wir minimale Mengen von beiden bekamen, wobei große Mengen natürlich noch besser waren. Hier wird deutlich, wie wichtig es ist, die fettlöslichen Vitamine über die Nahrung aufzunehmen. Bis die Aufnahme der Vitamine A, D, K2 und E über die Nahrung der Nachfrage entspricht, werden zwar entsprechende Ergänzungsmittel erforderlich sein, doch eine gut ausgewogene Ernährung wird sie in der Balance halten.

Vitamin D verstehen

Sofern Sie die letzten Jahre nicht in einer Höhle verbracht haben – was übrigens zu Vitamin-D-Mangel führt –, haben Sie wahrscheinlich gute Neuigkeiten über das Sonnenscheinvitamin erfahren. Niedrige Vitamin-D-Werte wurden mit Krebs, Diabetes, Bluthochdruck, Osteoporose, Reizdarm und vielen anderen Erkrankungen in Verbindung gebracht.

Es wurde sogar festgestellt, dass Vitamin D ein unabhängiger Faktor bei der Gesamtsterblichkeit ist.[34] Anders gesagt: Vitamin-D-Mangel wird Ihr Sterberisiko unabhängig von allen anderen gesundheitlichen Risikofaktoren erhöhen. Was für eine beeindruckende Aussage über ein Vitamin!

Obwohl Vitamin D schon in den 1920er-Jahren entdeckt wurde, stammt unser Wissen über diesen Nährstoff zu 99 Prozent aus dem letzten Jahrzehnt; dabei haben wir gerade erst an der Oberfläche gekratzt. Wie bei Vitamin A befinden sich in den meisten, wenn nicht sogar in allen Körperzellen Vitamin-D-Rezeptoren. Daran können wir ablesen, dass beide Vitamine von fundamentaler Bedeutung für unser Wohlergehen sind.

Vitamin-D-Mangel steht zwar mit einem großen Spektrum von Krankheiten im Zusammenhang, doch der spezielle Wirkmechanismus von Vitamin D in diesen Fällen ist nicht so klar definiert wie bei vielen mit Vitamin-A-Mangel verbundenen Problemen. Man könnte Vitamin D wirklich ein ganzes Buch widmen – es gibt sogar schon einige! Daher werde ich mich in diesem Buch auf diejenigen Auswirkungen von Vitamin D konzentrieren, die Vitamin K2 betreffen oder betreffen könnten.

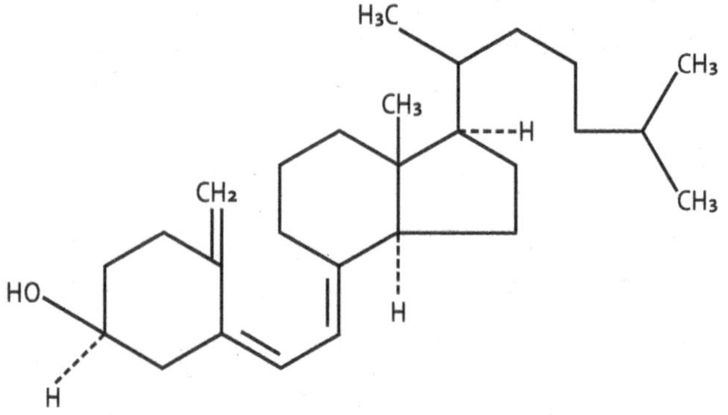

Molekularstruktur von Vitamin D3

Gesundheitliche Vorteile von Vitamin D

GESUNDHEIT DER KNOCHEN

Seit Vitamin D in den 1930er-Jahren zur Ausrottung von Rachitis benutzt wurde, ist es vor allem als Schlüsselfaktor für die Gesundheit der Knochen bekannt. Es fördert unter anderem die Calcium-Absorption aus dem Darm, ermöglicht es, dass das Parathormon richtig funktioniert und den Calcium-Gehalt des Blutes aufrechterhält, und erhöht die Anzahl der Osteoklasten (der Zellen, die Knochen abbauen). Letzteres überrascht Sie vielleicht, da wir Vitamin D ja als Nährstoff betrachten, der Knochen aufbaut (was auch tatsächlich der Fall ist), doch es zeigt, dass die Aktionen der Vitamine D und A nicht ganz schwarzweiß sind.

Wer sich täglich zusammen mit Calcium mindestens 800 IE Vitamin D zuführt, wird dem winterlichen Knochenverlust gänzlich entgehen und das Risiko für durch Osteoporose verursachte Hüftbrüche senken. Interessanterweise reduziert Vitamin D das Vorkommen von Brüchen schon im ersten Jahr seiner Einnahme, lange bevor die Knochendichte stark genug erhöht worden ist, um Auswirkungen auf das Auftreten von Brüchen zu haben.

Dieses Phänomen ist wahrscheinlich darauf zurückzuführen, dass Vitamin D die Stärke der Muskeln und die Balance verbessert, sodass es zu weniger Stürzen kommt, die zu Knochenbrüchen führen könnten.[35] Da Stürze neben Brüchen auch andere kleine und große Auswirkungen auf unsere Gesundheit haben können, lohnt es sich schon allein deshalb, Ergänzungsmittel mit Vitamin D einzunehmen.

KREBSVORBEUGUNG

Populationsbasierte Studien haben gezeigt, dass ein höherer Vitamin-D-Spiegel und/oder viel Sonne auf der Haut mit niedrigeren Raten bei allen Hauptformen von Krebs im Zusammenhang stehen, darunter Brust-, Eierstock-, Prostata-, Darm- und Lungenkrebs sowie das Non-Hodgkin-Lymphom. Wie bei einem Mangel an den Vitaminen A und K_2 besteht auch bei Vitamin-D-Mangel eine schlechtere Prognose für manche Krebsarten, vor allem für Brustkrebs. Bei der ersten randomisierten, kontrollierten Interventionsstudie zur Supplementierung mit Vitamin D, deren Ergebnisse 2007 veröffentlicht wurden, zeigte sich bei Frauen, die täglich Calcium und 1000 IE Vitamin D einnahmen, bei allen Krebsarten ein erstaunlicher Rückgang von 60 Prozent im Vergleich zu Frauen, die Calcium und ein Placebo ohne Vitamin D bekamen.[36]

VORBEUGUNG GEGEN FETTLEIBIGKEIT

Körperfett sammelt sich sowohl bei Erwachsenen als auch bei Kindern an, wenn der Vitamin-D-Spiegel sinkt. Das ist das Gegenteil von dem, was man bei einem fettlöslichen Vitamin erwarten würde, und deutet auf einen Kausalzusammenhang zwischen Vitamin-D-Mangel und Fettleibigkeit (Adipositas) hin. Wie so viele Erwachsene leiden auch die meisten Kinder an Vitamin-D-Mangel, und sein Schweregrad hängt mit dem der Fettleibigkeit zusammen.[37] Fettleibigkeit geht mit Typ-II-Diabetes einher, und Forschungen mit Erwachsenen haben gezeigt, dass Vitamin-D-Mangel auch dieses Risiko erhöht. Offiziell tappen die Forscher im Hinblick auf die Verbindung zwischen dem Sonnenscheinvitamin und Diabetes zwar immer noch im Dunkeln, doch manche Wissenschaftler – und scharfsinnige Leser dieses Buches – vermuten schon eine Verbindung. Vitamin D stimuliert die Produktion von Osteocalcin, das wiederum die Insulinempfindlichkeit verbessert, wenn es durch Vitamin K_2 aktiviert wird. Weniger Vitamin D bedeutet weniger Osteocalcin, das aktiviert werden kann, und damit eine desensibilisierte Insulinreaktion.

Interventionsstudien, bei denen getestet wurde, ob die Einnahme von Vitamin D die Insulinempfindlichkeit erhöht, haben widersprüchliche Ergebnisse erbracht.[38] Die Befürworter von Vitamin D schieben das darauf, dass die durchgeführten Studien nicht gut angelegt gewesen seien. Das ist zwar nicht auszuschließen, doch wenn der wirkliche Vorteil von Vitamin D bei Diabetes von Vitamin K_2 abhängt, können Widersprüche ja nicht überraschen. Bei Supplementierung mit Vitamin D wird mehr Osteocalcin entstehen, das seinerseits die Insulinempfindlichkeit steigern wird, wenn genug Vitamin K_2 dafür vorhanden ist. Bei Menschen mit Vitamin-K_2-Mangel wird Vitamin D die Insulinempfindlichkeit nicht so effektiv erhöhen, sodass er ein Störfaktor wird. Solange der Menachinonstatus nicht berücksichtigt wird, wird die Verbindung zwischen Vitamin D und Diabetes unklar bleiben.

SENKUNG VON BLUTHOCHDRUCK

Zwischen dem Vitamin-D-Spiegel und Bluthochdruck (Hypertonie) besteht eine signifikante umgekehrte Beziehung.[39] Das manifestiert sich auf viele beobachtbare Weisen. Ein Beispiel: Je weiter man sich vom Äquator entfernt, desto häufiger wird Bluthochdruck. Die Vorherrschaft von Bluthochdruck bei der Bevölkerung wächst, wenn man sich von den sonnigsten Regionen der Erde zu den dunkelsten bewegt, in denen Vitamin-D-Mangel ja am stärksten ist. Außerdem ist Bluthochdruck im Winter häufiger als im Sommer.[40] Unterschiede bei den Vitamin-D-Werten sind zudem zum Teil für ausgeprägte Rassenunterschiede beim Bluthochdruck verantwortlich. Bei dunkelhäutigen Menschen ist Vitamin-D-Mangel verbreiteter, und sie leiden auch häufiger unter Bluthochdruck als hellhäutige.[41]

Frauen mit normalem Blutdruck, bei denen vor dem Alter von 45 Jahren Vitamin-D-Mangel besteht, haben mit dreimal höherer Wahrscheinlichkeit Bluthochdruck, wenn sie die sechzig bereits überschritten haben – ein perfektes Beispiel für die Triage-Theorie.[42] Erfreulicherweise kann Vitamin D selbst im fortgeschrittenen Alter zu einer Verbesserung der Situation beitragen: Bei Frauen in den Siebzigern senkt eine Supplementierung mit mindestens 800 IE Vitamin D den Blutdruck.[43]

Vitamin D bestimmt und senkt den Blutdruck über mehrere Mechanismen, die aber alle nichts mit Vitamin K_2 zu tun zu haben scheinen. Welche Verbindung besteht dann zwischen Vitamin K_2 und dieser positiven Wirkung von Vitamin D? Die Verkalkung führt zwar zu einer Versteifung der Arterien, die Bluthochdruck verursacht, doch diese Beziehung ist indirekt. Bisher hat niemand untersucht, ob Vitamin-K_2-Mangel den Bluthochdruck verschlimmert oder ob die Supplementierung mit Menachinon Bluthochdruck senkt. Menschen mit Bluthochdruck werden jedoch mit größerer Wahrscheinlichkeit an der koronaren Herzkrankheit sterben als Menschen mit Arterienverkalkung und normalem Blutdruck. Vitamin-D-Mangel verstärkt die kardiovaskuläre Gefährlichkeit von Vitamin K_2 und umgekehrt.

MULTIPLE SKLEROSE

Beim Auftreten und Fortschreiten von multipler Sklerose (MS) zeigt sich ein ähnliches Muster wie bei Bluthochdruck. Es gibt eine auffallende jährliche Variation bei der Zahl und dem Schweregrad der MS-Läsionen, die parallel zu den Vitamin-D-Werten derselben Patienten verläuft.[44] Bei diesem Effekt gibt es durchgehend eine Verzögerung um zwei Monate: Wenn die Vitamin-D-Werte steigen oder abnehmen, kommt es zwei Monate später zu einer Steigerung oder Abnahme der MS-Läsionsaktivität. In Kapitel 5 habe ich ja beschrieben, wie Vitamin K_2 da hineingehört.

JUVENILER DIABETES

Diabetes Typ I ist eine Autoimmunerkrankung, bei der das Immunsystem des Körpers die insulinproduzierenden Zellen der Bauchspeicheldrüse angreift und schließlich zerstört. Er schlägt bei Kindern und Erwachsenen zu, die dann plötzlich für den Rest ihres Lebens von injiziertem oder gepumptem Insulin abhängig sind und sich mit einer ständigen Bedrohung durch verheerende Komplikationen abfinden müssen.

Die Ursachen des juvenilen Diabetes verstehen wir zwar noch nicht vollumfänglich, doch es gibt dabei sowohl genetische Faktoren als auch umweltbedingte Auslöser. Die Zufuhr von Vitamin D ist ein enorm wichtiger umweltbedingter Faktor. Wenn werdende Mütter Lebertran nehmen, sinkt das Risiko, dass ihre Kinder an juvenilem Diabetes erkranken.[45]

Eine große, in Finnland durchgeführte populationsbasierte Studie hat ergeben, dass eine tägliche Supplementierung mit 2000 IE Vitamin D bei Babys deren Risiko, Typ-I-Diabetes zu entwickeln, um bemerkenswerte 85 Prozent senkt.[46] Ein eventueller Zusammenhang zwischen Vitamin K2 und juvenilem Diabetes muss erst noch erforscht werden. Da die Bauchspeicheldrüse dieses Vitamin absondert und es in engem Zusammenhang mit Typ-II-Diabetes steht, sollte seine Verbindung zum juvenilen Diabetes unbedingt untersucht werden.

IMMUNITÄT UND DIE KORONARE HERZKRANKHEIT

Vitamin D stärkt unser Immunsystem gleich auf mehrfache Weise. Dazu gehört auch die Erzeugung von Verbindungen, die als Cathelicidine bezeichnet werden. Diese natürlichen antimikrobischen Substanzen zerstören Bakterien, Pilze und Viren und tragen so zur Verhinderung einer Reihe von Infektionen bei – auch von jahreszeitlichen Erkältungen und Influenza. Dr. John Cannell, in leitender Funktion beim nicht profitorientierten Vitamin D Council, versichert, dass Dosen von 2000 IE Vitamin D, die an drei Tagen hintereinander eingenommen werden, genug Cathelicidin produzieren, um häufig vorkommende virale Atemwegsinfektionen wie Influenza und den gewöhnlichen Schnupfen zu heilen.[47]

Liebe Leser, ich habe Ihnen ja versprochen, mich auf diejenigen Vorteile von Vitamin D zu beschränken, die in irgendeiner Form mit Vitamin K2 im Zusammenhang stehen. Die physiologische Rolle von Vitamin D beim Immunsystem scheint zwar nichts mit Vitamin K2 zu tun zu haben, doch ich möchte hier gegen meine eigene Regel verstoßen, weil es auf völlig unerwartete Weise etwas mit der koronaren Herzkrankheit zu tun hat: Es gibt immer mehr Beweise dafür, dass Herzanfälle ansteckend sein könnten!

Chlamydophila pneumoniae ist eine häufige Ursache für Lungenentzündung, Pharyngitis (Rachenentzündung), Bronchitis und Sinusitis (Entzündung der Nebenhöhlen). Dieses Bakterium wurde früher als *Chlamydia pneumoniae* bezeichnet, dann aber umbenannt, um Verwechslungen mit der sexuell übertragbaren Krankheit Chlamydia zu vermeiden. Es verursacht nicht nur 5 bis 10 Prozent der Fälle von gewöhnlichen Erkrankungen im Winter, sondern könnte auch Arteriosklerose hervorrufen. Dafür gibt es überzeugende Beweise. Der Zusammenhang zwischen *Chlamydophila pneumoniae* und Arteriosklerose wird dadurch untermauert, dass das Bakterium in arteriosklerotischen Läsionen in den großen Arterien – den Koronararterien und der Halsschlagader – vorhanden ist, in gesundem arteriellem Gewebe aber fast völlig fehlt.[48]

Hier kommt nun das Sonnenscheinvitamin ins Spiel. Die Cathelicidine, die natürlichen antibiotischen Wirkstoffe, deren Produktion durch Vitamin D stark erhöht wird, töten *Chlamydophila pneumoniae* effektiv ab.[49] Vitamin-D-Mangel schränkt nicht nur die MGP-Menge ein, die für die Aktivierung durch Vitamin K_2 zur Verfügung steht, sondern beeinträchtigt auch das Immunsystem und öffnet Infektionen die Tür, die die Bildung von Plaque auslösen können.

Vitamin-D-Mangel

In der industrialisierten Welt ist Vitamin-D-Mangel endemisch. Unsere Biologie wurde von der Evolution für das Leben im äquatorialen Afrika gestaltet. Unsere Vitamin-D-Quelle war immer Sonnenlicht; die Nahrung, die unsere paläolithischen Vorfahren aßen, enthielt keine erheblichen Mengen Vitamin D. Anders ausgedrückt: Als wir noch nackte Affen waren, brauchten wir kein Vitamin D aus unserer Nahrung, denn die Sonne versorgte uns ständig damit. Dann gelang es den Menschen, von der Wiege des Lebens wegzuwandern und auch in einem Klima mit langen Wintern zu prosperieren, was sie vor allem einer bestimmten Anpassung verdankten. Die Begrenztheit von Vitamin D verursachte eine natürliche Selektion weißer Haut, die das Vitamin D aus dem Sonnenlicht leichter verfügbar macht als dunkle Haut, die als Schutz vor der Sonne gedacht ist. In den nördlichen Breiten bekamen dunkelhäutige Frauen mit Vitamin-D-Mangel weniger Kinder als die hellhäutigen, deren Haut genug Vitamin D für die Schwangerschaft und das Stillen synthetisieren konnte.[50] In der Nähe der Pole, wo die Menschen ihre Haut wegen der Kälte bedecken mussten, holten sie sich ihr Vitamin D aus einer der wenigen verfügbaren lohnenden Nahrungsquellen: aus Fischen und anderen Meeresfrüchten.

Seit wir Menschen ins Innere von Hütten und Häusern gezogen sind, geht es uns aber nicht mehr so gut. Mit der industriellen Revolution kamen die Arbeit in Fabriken und Rachitis, eine Krankheit, die auf einem Mangel an Sonnenlicht und einem Nährstoff beruhte und die Industrieländer plagte, bis der fehlende Nährstoff erkannt wurde. Wir Menschen aus dem 21. Jahrhundert verbringen jetzt 90 Prozent unserer Zeit im Inneren von Gebäuden. In der wenigen Zeit, in der wir in der Sonne sind, bedecken wir unsere Haut zu 95 Prozent mit Kleidung oder Sonnenschutzmitteln. Erschreckenderweise ist Rachitis jetzt in den Industrieländern trotz der Anreicherung der Nahrungsmittel mit Vitamin D zurückgekehrt.[51] Außerdem ist Vitamin-D-Mangel ein heimtückischer Faktor bei den meisten Krankheiten, die wir heute als alltäglich akzeptieren.

Da wir uns in sonnigen Regionen mit Vitamin D im Überfluss entwickelt haben, ist unser Vitamin-D-Stoffwechsel dafür ausgelegt, sich effektiv auf die Zufuhr von mehr Vitamin D einzustellen, nicht von weniger.[52] Anders ausgedrückt: Unser Körper verfügt über Mechanismen, die uns vor den negativen Auswirkungen von zu viel Vitamin D schützen, doch eine chronische zu niedrige Zufuhr dieses Vitamins kann er nicht ausgleichen. Wenn die Versorgung mit Vitamin D eingeschränkt ist, wird dessen Metabolismus nur auf den unmittelbaren Bedarf der mit Calcium verbundenen Funktionen gelenkt. Aktionen des Immunsystems, die juvenilen Diabetes, Bluthochdruck, MS und Krebs verhindern würden, werden geopfert. Daher könnten wir das akzeptierte »normale« Auftreten vieler Erkrankungen wie bei Vitamin-K_2-Mangel erheblich reduzieren, wenn wir unsere Zufuhr von Vitamin D erhöhen würden.

Ein Leben, das größtenteils im Innern von Gebäuden stattfindet, ist für Menschen mit dunkler Haut viel schädlicher als für hellhäutige. Stärker pigmentierte Haut kann die kutane Produktion von Vitamin D_3 um bis zu 99,9 Prozent reduzieren. Das könnte zumindest zum Teil erklären, dass Vitamin-D-Mangel bei Menschen mit afrikanisch-karibischer Abstammung häufiger vorkommt.[53] Für Menschen, deren Hautfarbe daran angepasst ist, maximaler Sonneneinstrahlung zu widerstehen, kann es tödlich sein, wenn sie die Sonne bewusst oder unbewusst meiden. Die Unterschiede zwischen Schwarzen und Weißen beim Blutdruck, die auf den relativ gesehen größeren Vitamin-D-Mangel zurückzuführen sind, sind Jahr für Jahr für tausende zusätzliche Todesfälle durch Herzinfarkte und Schlaganfälle bei Schwarzen verantwortlich.

Die Toxizität von Vitamin D

Angesichts der vielen guten Neuigkeiten über Vitamin D aus der letzten Zeit hören wir jetzt weniger über seine potenzielle Toxizität. Das ist merkwürdig, da Vitamin D ein ebenso großes toxisches Potenzial wie Vitamin A hat – auch wenn dieses Potenzial bei beiden stark übertrieben wurde. Aufgrund der Angst vor der Toxizität von Vitamin D und fehlender Informationen über seine gesundheitlichen Vorteile steht die empfohlene Tagesdosis seit Jahren bei einem kaum ausreichenden Minimum. Selbst die derzeitige »hinnehmbare Obergrenze« von 2000 IE am Tag genügt bei den meisten Menschen nicht, um die Blutwerte auf die erwünschten therapeutischen Mengen zu bringen, von schädlichen ganz zu schweigen. Die Sonne kann über die Haut bis zu 10 000 IE täglich liefern, und auch oral zugeführte Mengen dieser Größenordnung sind harmlos.[54]

Die toxischen Symptome von zu viel Vitamin D lassen sich in zwei Worten zusammenfassen: unangemessene Kalzifizierung. Zu viel Vitamin D führt zu überschüssigem Calcium im Blut und im Urin, Nierensteinen, Verkalkung der weichen Gewebe und einer Erweichung der Knochen, die als Osteomalazie bezeichnet wird. Erinnert Sie das nicht an das Calcium-Paradoxon? Das liegt daran, dass die Erhöhung der Vitamin-D-Zufuhr den Bedarf des Körpers an Vitamin K_2 steigert. Die Toxizität von Vitamin D ist ein akuter, induzierter Mangel an den Vitaminen K_2 und A. Wenn die Menge der von Vitamin K_2 abhängigen Proteine, die durch die Einnahme von Vitamin D aktiviert werden, die des vorhandenen Vitamins K_2 übersteigt, setzt das Calcium-Paradoxon ein. Vitamin D beschleunigt die Verkalkung, die bei Vitamin-K_2-Mangel auftritt.[55]

In Ergänzungsmitteln gibt es zwei Formen von Vitamin D: D_2 und D_3. Ihre potenzielle Toxizität ist völlig unterschiedlich. Vitamin D_2 (Ergocalciferol) kann man als synthetische Form betrachten, obwohl in Pilzen kleine Mengen natürlich vorkommen. Pilze sind eine reiche Quelle einer cholesterinartigen Verbindung, die als Ergosterol bezeichnet wird. Setzt man sie UV-Strahlung aus, kann sie in Vitamin D_2 verwandelt werden, was in der Sonne getrockneten Pilzen den Ruf eingebracht hat, viel Vitamin D_2 zu enthalten. Das in Ergänzungsmitteln enthaltene Vitamin D_2 wird gewöhnlich durch Bestrahlung eines Hefeextrakts hergestellt. Vitamin D_3 (Cholecalciferol) ist die Form von Vitamin D, die von der menschlichen Haut hergestellt wird und in tierischen Nahrungsmitteln vorkommt.

Da die Vitamine D_2 und D_3 beide Rachitis heilen, wurden sie lange als äquivalent betrachtet. Das Protein, das Vitamin D durch das Blut transportiert, hat jedoch eine größere Bindungsaffinität zu Vitamin D_3. Wird das Vitamin nicht vollständig an ein Transportprotein gebunden, kann es toxische Symptome verursachen. Das ist wahrscheinlich die Erklärung für die größere Toxizität von Vitamin D_2. Wenn

Vitamin-D-Toxizität nach der bewussten Einnahme von Vitamin D auftrat, wurde fast ausschließlich die D_2-Form verwendet. Anders ausgedrückt: Wird Vitamin D_2 in einer vernünftigen Tagesdosis eingenommen, ruft es hin und wieder toxische Symptome hervor, während es bei Vitamin D_3 erst dann zu einer Intoxikation kommt, wenn es versehentlich überdosiert wurde oder wenn bei der Herstellung ein Fehler auftrat.

Ich habe ja schon bei der Besprechung von Vitamin A erwähnt, dass die Symptome einer Vitamin-D-Vergiftung denen von Vitamin-A-Mangel stark ähneln – und umgekehrt. In der wissenschaftlichen Literatur werden die Vitamine D und A zwar als Antagonisten bezeichnet, doch »gegenseitige Ergänzung« wäre ein passenderer Ausdruck. Nur wenn wir genau verstehen, wie eine Vergiftung mit den Vitaminen D oder A toxische Symptome hervorruft, können wir den so wesentlichen Zusammenhang zwischen den Vitaminen A, D und K_2 durchschauen.

Vitamin D erhöht die Produktion der vitamin-K_2-abhängigen Proteine. Besteht ein Mangel an Vitamin K_2, wird die Toxizität von Vitamin D einen funktionellen Vitamin-K_2-Mangel hervorrufen, da das ganze Osteocalcin und MGP leer ausgeht. Da Vitamin A die Produktion der von Vitamin K_2 abhängigen Proteine reduziert, verringert es die Fähigkeit von Vitamin D, mit all den nicht carboxylierten von Vitamin K_2 abhängigen Proteinen Schaden anzurichten.[56]

Chris Masterjohn, Experte für die fettlöslichen Vitamine, schreibt: »Wenn es bei der Untersuchung der Toxizität von Vitamin D beim Menschen einen ausgesprochen wichtigen Mangel gibt, besteht er darin, dass die Forschung am Menschen sich trotz Jahrzehnten von kontrollierten Tierexperimenten, die gezeigt haben, dass jedes der fettlöslichen Vitamine vor der Toxizität der anderen schützt, weiter auf die Toxizität von Vitamin D konzentriert, als wären seine Aktionen von den Vitaminen A, E und K unabhängig.«[57] Über die Toxizität von Vitamin A lässt sich dasselbe sagen.

Sich von der Sonne Vitamin D beschaffen

Die Synthese von Vitamin D erfolgt bei Mensch und Tier, wenn ultraviolette Strahlung (UVB) von der Sonne mit dem Cholesterin in unserer Haut reagiert, sodass Cholecalciferol entsteht, Vitamin D_3. Wird der ganze Körper voll der UVB-Strahlung ausgesetzt, die in der

Zeit von 10 bis 14 Uhr vorherrscht, kann er das maximale Äquivalent zur Aufnahme von bis zu 10 000 IE Vitamin D produzieren.[58] Es lohnt sich zu wissen, dass die Produktion von Vitamin D durch die Haut eine Reaktion ist, die sich selbst beschränkt. Im Hochsommer geht die Synthese von Vitamin D in der Mittagszeit bei weißhäutigen Menschen nach etwa zwanzig Minuten zurück. Da es nach dieser Zeit keinen Nettozuwachs mehr bei der Produktion gibt, können Sie ein Sonnenschutzmittel auftragen, nachdem Sie Ihre Dosis Vitamin D bekommen haben. In Nordamerika trifft das auf die nördliche Hälfte der USA und auf ganz Kanada zu.

Dunklere Haut muss der Sonne länger ausgesetzt werden, wenn man dasselbe Ergebnis erzielen will. Falls Sie also olivfarbene, braune, schwarze oder bereits gebräunte weiße Haut haben, sollten Sie mit dem Sonnenschutzmittel länger warten. Jenseits des 40. nördlichen und südlichen Breitenkreises ist die Sonne im Winter zu schwach, um überhaupt Vitamin D umzuwandeln, und auch im Sommer ist die Produktion eingeschränkt.

Sich in der Mittagssonne seiner Kleidung zu entledigen ist für die meisten Menschen nicht sehr praktikabel, nicht einmal für die, die im Freien arbeiten. Eine in Nebraska – einem Bundesstaat, der an der Grenze des Bereichs mit optimalem Sonnenschein liegt – durchgeführte Studie hat ergeben, dass Menschen, die in dieser relativ sonnigen Region im Freien arbeiten, durch die Sommersonne nur durchschnittlich 2800 IE Vitamin D täglich bekommen.[59] Das liegt weit unter dem ohnehin fast nur theoretischen Maximum von 10 000 IE. Natürlich können Sie sich in Ihrer Mittagspause ruhig ein paar Sonnenstrahlen holen, aber Sie dürfen nicht erwarten, dadurch viel Vitamin D zu bekommen.

Nahrungsquellen für Vitamin D

Bei Vitamin D aus der Nahrung entspricht der metabolische Weg dem von in der Haut produzierten Vitamin D; die Absorption von Vitamin D_3 aus dem Darm bedeutet allerdings, dass dafür keine UV-Strahlung benötigt wird. Der Nachteil ist, dass man sich Vitamin D mindestens genauso schwer aus der Nahrung beschaffen kann wie Vitamin K_2 – vielleicht sogar noch schwerer. Für Vitamin D gibt es nur wenige konzentrierte, allerdings ungewöhnliche Nahrungsquellen – ansonsten kommt man schlecht an es heran.

Der Vitamin-D-Gehalt ausgewählter Nahrungsmittel

Nahrungsmittel	Internationale Einheiten
Sommerblut von Schweinen oder Rindern, 1 Tasse	4000
Lebertran mit hohem Vitamingehalt, 1 Esslöffel	3450
Indopazifischer Marlin, 100 g	1400
Ketalachs, 100 g	1300
Lebertran, 1 Esslöffel	1200
Hering, 100 g	1100
Japanische Flunder und Blauflossenthunfisch, 100 g	720
Entenei, 100 g	720
Knurrhahn und Regenbogenforelle, 100 g	600
Aal, 100 g	200–560
Meerbrassen, 100 g	520
Makrele, gekocht, 100 g	345–440
Sockeye-Lachs, gekocht, 100 g	360
Sardinen (in Öl), abgetropft, 100 g	270
Vollmilch (3,25 % Fettanteil), angereichert, 100 g	120
Hühnerei, 1 großes	41
Rinderleber, gekocht, 100 g	30
Joghurt	0

Quelle: C. Masterjohn: *From Seafood to Sunshine: A New Understanding of Vitamin D Safety,* Wise Traditions 2006, 7 (2)

Das Nahrungsmittel mit der höchsten Vitamin-D-Konzentration könnte auf manche so merkwürdig und abstoßend wirken wie das mit dem höchsten Vitamin-K2-Gehalt, Nattō. Das Sommerblut von Schweinen oder Rindern ist aber nicht das Produkt irgendeines bizarren heidnischen Rituals, sondern der Hauptbestandteil von Blutwurst. Da Vitamin D über das Blut transportiert und nicht in einem speziellen Organ gespeichert wird, war dieses wohlschmeckende Nahrungsmittel traditionell eine Quelle von Vitamin D für den Winter, wenn es mit dem Sommerblut von Schweinen oder Rindern hergestellt und dann gelagert wurde.

Ganz am Ende der Liste steht vitamin-D-freier Joghurt. Er wurde mit aufgenommen, weil viele Leute den Eindruck haben, dass Molkereiprodukte eine großartige Quelle von Vitamin D sind. Obwohl die meisten Molkereiprodukte, die in den Handel kommen, per Gesetz mit Vitamin D angereichert worden sind, bekommt rund ein Viertel der Kanadier nicht einmal die winzige empfohlene Vitamin-D-Dosis aus der Nahrung. Neue Forschungen sind zu dem Ergebnis gekommen, dass die derzeitige Ernährung bei vielen Kanadiern besonders im Winter nicht ausreicht, um optimale Vitamin-D-Werte sicherzustellen.[60]

Die Beziehung zwischen den Vitaminen D und K_2

Wenn man die Toxizität von Vitamin D versteht, kann man den wesentlichen Zusammenhang zwischen den Vitaminen D und K_2 besser durchschauen, bei dem allerdings auch Vitamin A eine Rolle spielt. In Kapitel 1 habe ich ja darauf hingewiesen, dass Vitamin D unter bestimmten Umständen die Arterienverkalkung erhöht. Diese schlechte Nachricht passt natürlich nicht zu all den guten Nachrichten über Vitamin D und wurde von der Presse größtenteils ignoriert. Zudem gibt es viele Beweise dafür, dass das nicht stimmt und dass Vitamin D positive Auswirkungen auf die Herzgesundheit hat, da es die Plaque reduziert. Diese widersprüchlichen Fakten lassen sich klären, wenn man Vitamin K_2 mit ins Bild bringt. Ich möchte dazu ein Beispiel verwenden, das die Beziehung zwischen den beiden Nährstoffen verdeutlicht. Es hat sich herausgestellt, dass die Auswirkungen von Vitamin D auf die Gefäßverkalkung in zwei Phasen ablaufen.[61] Das bedeutet, dass sowohl zu kleine als auch zu große Mengen Vitamin D mit der arteriellen Plaque im Zusammenhang stehen. Irgendwo dazwischen gibt es einen Punkt, an dem die Calcium-Plaque minimiert wird. Diesen verwirrenden Effekt kann man viel besser verstehen, wenn man die Vitamine D und K_2 zusammen betrachtet.

Gammacarboxyliertes MGP verhindert die Gefäßverkalkung am besten. Vitamin D produziert MGP, Vitamin K_2 aktiviert es. Nehmen wir nun an, dass Ihre Nahrung eine gewisse Menge Vitamin K_2 enthält, da Sie Käse essen. Falls Sie an einem sehr großen Vitamin-D-Mangel leiden, wird sich bei Ihnen Calcium-Plaque aufbauen, da nicht genug carboxyliertes MGP vorhanden ist, um das zu verhindern. Wenn Sie anfangen, Vitamin D einzunehmen oder öfters in die Sonne zu gehen, steigt die MGP-Produktion. Das verfügbare Vitamin K_2 wird das MGP aktivieren, sodass die arterielle Plaque vermindert wird. Studien sind zu dem Schluss gekommen, dass Vitamin-D-Mangel die koronare

Herzkrankheit verursacht und dass Ergänzungsmittel mit Vitamin D die arterielle Plaque verringern. Und beides stimmt.

Wenn die Vitamin-D-Aufnahme ab einem bestimmten Punkt weiter wächst, wird die Menge des produzierten MGP die Menge des für seine Aktivierung verfügbaren Vitamins K_2 übersteigen. Das überschüssige nicht carboxylierte MGP wird dann aufgrund des fehlenden Vitamins K_2 zu mehr arterieller Plaque führen. Studien sind zu dem Ergebnis gekommen, dass höhere Vitamin-D-Werte im Zusammenhang mit mehr arterieller Plaque stehen, und auch das stimmt. Nicht ausreichende Vitamin-D-Mengen verstärken die Auswirkungen von Vitamin-K_2-Mangel, ein relativer Überschuss von Vitamin D auch. Vitamin A minimiert unseren Bedarf an Vitamin K_2, arbeitet aber gleichzeitig mit Vitamin K_2 zusammen und befreit den Körper von dem Calcium, das aus den Arterien gelöst wurde.

Sind Vitamin A und D Hormone?

Irgendwo unter all den Neuigkeiten der letzten Jahre bezüglich Vitamin D haben Sie vielleicht auch gehört, dass es als Hormon beschrieben wurde. In der Tat ist Vitamin D laut offiziell in Auftrag gegebenen Studien von Ernährungsausschüssen in Nordamerika und Europa ein Hormon beziehungsweise gleicht eher einem Hormon als einem Vitamin.[62] Das Gleiche könnte man auch von Vitamin A sagen.

Was heißt es, wenn man ein Vitamin als Hormon bezeichnet? Hormone sind »chemische Substanzen, die von einer Zelle oder Drüse im Körper freigesetzt werden und Botschaften senden, die Zellen in anderen Teilen des Körpers beeinflussen«. Vitamine sind »organische Stoffe, die in winzigen Mengen in natürlichen Nahrungsmitteln enthalten und für den normalen Metabolismus essenziell sind; nicht ausreichende Mengen in der Nahrung können Mangelkrankheiten hervorrufen«.[63] Da Vitamine per definitionem in der Nahrung zu finden sind und Hormone per definitionem im Körper produziert werden, sollten sie sich gegenseitig ausschließen, und es dürfte keine Substanzen geben, die diese beiden Kategorien überspannen. Vitamin A und D erfüllen aber gewissermaßen die Kriterien für beide Klassifikationen.

Nun klingt es ja zweifellos irgendwie sexy, Vitamine mit Hormonen gleichzusetzen, und ich bin auch nur ungern Spielverderber. Tatsache ist jedoch: Weder Retinol noch Cholecalciferol (die Substanzen, die man sich zuführt, wenn man Ergänzungsmittel mit Vitamin A und D nimmt) sind direkt bioaktiv. Durch eine Reihe biochemischer Reaktionen verwandelt der Körper diese Nährstoffe in Metaboliten, darunter Retinsäure und Calcitriol. Erst diese beiden Substanzen haben die Fähigkeit, Bindungen mit zellulären Rezeptoren und der DNA einzugehen und die Aktivität unserer Gene zu beeinflussen. Das macht *die Endprodukte des Stoffwechsels von Vitamin A und D* eindeutig zu Hormonen. In der wissenschaftlichen Literatur werden Retinsäure und Calcitriol oft als die »hormonell aktiven Formen« der Vitamine A und D bezeichnet.

Es kommt allerdings zu einem Durcheinander, weil sogar wissenschaftliche Journale den Begriff »Vitamin D« sowohl für Cholecalciferol – das tatsächliche Vitamin, das in Nahrungs- und Ergänzungsmitteln zu finden ist – als auch für Calcitriol – das hormonell aktive Endprodukt des Vitamin-D-Metabolismus – verwenden. Der fachsprachliche Name für Calcitriol ist 1,25-Dihydroxy-Vitamin D oder 1,25(OH)2D. Angesichts solcher Namen ist es ja kein Wunder, dass selbst Wissenschaftler einfach »Vitamin D« sagen und davon ausgehen, dass die Leser wissen, wovon sie sprechen. Wenn man Vitamin D (genau genommen gilt das nur für Cholecalciferol) als Hormon bezeichnet, ist das in Wirklichkeit aber so, als würde man eine Raupe als Schmetterling bezeichnen. Es wäre zutreffender, Cholecalciferol ein Prohormon zu nennen. Da der Körper Vitamin D aber bereitwillig in die aktive hormonelle Form umwandelt, lohnt es sich im Grunde nicht, viel Wirbel um die Terminologie zu machen.

Manche Experten sind der Ansicht, dass es für die Öffentlichkeit irreführend sein könnte, wenn man Vitamin D (und vermutlich auch Vitamin A) als Hormon bezeichnet; denn dann könne ja der Eindruck entstehen, dass es sich bei der Supplementierung mit diesem Vitamin um eine Hormonersatztherapie (HET) handelt. Da viel darüber veröffentlicht wurde, dass die Hormonersatztherapie mit Östrogen das Risiko für Brustkrebs und kardiovaskuläre Krankheiten erhöht, könne die Verwirrung im Hinblick auf die hormonellen Aktionen von Vitamin D dazu führen, dass Menschen, denen die Einnahme dieses Vitamins gesundheitliche Vorteile bringen würde, darauf verzichten.[64] Ich bin allerdings noch nie jemandem begegnet, der die Einnahme von Vitamin D mit einer Hormonersatztherapie verwechselt hätte. Für den Fall, dass das für Sie doch ein Problem sein könnte, möchte ich es hier ausdrücklich sagen: Die Einnahme von Vitamin D ist nicht dasselbe wie eine Hormonersatztherapie!

Die derzeitigen Definitionen der Begriffe »Vitamin« und »Hormon« decken nicht ab, was die Vitamine A und D in Wirklichkeit sind. Es stimmt zwar, dass die Substanzen, die wir in der Flasche kaufen oder über die Nahrung zu uns nehmen, keine aktiven Hormone sind, doch der Körper wandelt diese Moleküle leicht in bioaktive Verbindungen um, die die Fähigkeit haben, die genetische Aktivität zu beeinflussen. Das führt dazu, dass diese Nährstoffe unter den Vitaminen von einzigartiger Bedeutung sind und tiefgreifende Auswirkungen auf unsere Gesundheit haben – ganz egal, wie wir sie nennen.

Und Vitamin E?

Falls Sie Grundwissen über die Ernährung haben, wundern Sie sich inzwischen vielleicht darüber, dass ich Vitamin E bei dieser Besprechung der fettlöslichen Vitamine bisher kaum erwähnt habe. »Vitamin E« ist der generische Name für eine Gruppe von lipidlöslichen Nährstoffen, die fachsprachlich als Tocopherole und Tocotrienole bezeichnet werden. Alpha-Tocopherol ist die Form von Vitamin E, die im menschlichen Körpergewebe und in Ergänzungsmitteln vorherrscht; Gamma-Tocopherol kommt primär in den meisten Pflanzensamen und in unserer Nahrung vor.[65] Aus der folgenden Abbildung können Sie ersehen, dass die Molekularstruktur von Vitamin E der von Vitamin K_2 stark ähnelt. Damit endet die Ähnlichkeit aber auch schon. Es gibt kaum Beweise dafür, dass Vitamin E an den gleichen Funktionstypen beteiligt ist wie die anderen fettlöslichen Vitamine. Seine Hauptfunktion besteht zwar darin, als Antioxidans zu wirken, doch aufgrund seiner Rolle bei der Hormonproduktion, die sich jetzt herauskristallisiert, bleibt es bei diesem Spiel der große Außenseiter.

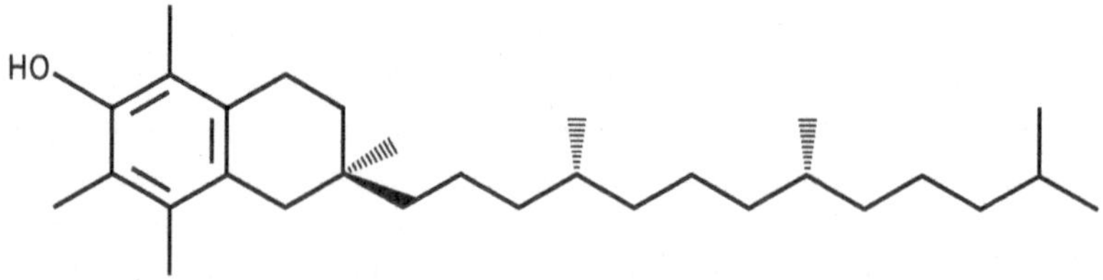

Molekularstruktur von Vitamin E in Form von Alpha-Tocopherol

Vitamin E gilt weithin als wichtigstes lipidlösliches Antioxidans. Es schützt uns vor allem vor Schäden durch freie Radikale an den mehrfach ungesättigten langkettigen Fettsäuren in den Zellmembranen, was für deren Gesundheit unverzichtbar ist. Je mehr mehrfach ungesättigtes Fett – wie Getreide-, Baumwollsamen-, Canola-, Sojabohnen-, Sonnenblumen- und Safloröl – unsere Nahrung enthält, desto mehr Vitamin E brauchen wir. Im Handel wird diesen Ölen häufig Alpha-Tocopherol zugesetzt, damit sie sich länger halten und nicht ranzig werden. Die Natur hat dafür gesorgt, dass in Nahrungsmitteln mit empfindlichen, oxidierbaren, mehrfach ungesättigten Fetten – wie den Dottern von Eiern aus Grasfütterung und Vollkornkeimen – Gamma-Tocopherol enthalten ist.

Vollkorn ist eine ausgezeichnete Quelle von Vitamin E, wenn es ein bis zwei Tage nach dem Mahlen gegessen wird; der Vitamin-E-Gehalt sinkt an der Luft nämlich schnell. Weizensamenöl hat den höchsten Vitamin-E-Gehalt aller Nahrungsmittel, gefolgt von Mandeln und anderen Nüssen und Nussbutter. Die meisten Keim- und Kornöle (Sonnenblumen-, Saflor-, Getreideöle) enthalten Vitamin E in mäßigen Mengen. Spuren von Vitamin E finden sich in den meisten Obst- und Gemüsearten. Avocados mit ihrem hohen Fettanteil enthalten mehr Vitamin E als die meisten Obstarten, aber trotzdem nicht besonders viel. Das dürfte daran liegen, dass ihr Fett vor allem einfach ungesättigt und damit stabiler und weniger oxidationsanfällig ist als die mehrfach ungesättigten Fette.

Es gibt einige Beweise dafür, dass Vitamin E beim Signalaustausch der Zellen und bei der Genregulierung mitwirkt und daher wie die Vitamine A und D ein Hormon ist.[66] Andere Forschungen deuten darauf hin, dass man die gesamte biologische Aktivität von Vitamin E als Funktion seines Schutzes für die mehrfach ungesättigten Fettsäuren verstehen kann, die Rolle als Antioxidans also seine einzige ist.[67] Wäre Vitamin E signifikant an der Proteinproduktion beteiligt, wie die Hormone, würde man erwarten, dass ein Mangel an diesem Vitamin wahrnehmbare Symptome hervorrufen würde. Das ist aber nicht der Fall. Im Gegensatz zu den Vitaminen A, D und K ist ein Vitamin-E-Mangel, der klinische Symptome auslöst, selten.[68] Es konnte gezeigt werden, dass Vitamin E mit denselben zellulären Rezeptoren interagiert wie Vitamin A und D; daher könnten die Funktionen dieser Nährstoffe tatsächlich irgendwie miteinander verwandt sein.

Auch wenn Vitamin E sich nicht direkt wie ein Hormon zu verhalten scheint, spielt es bei der Freisetzung der Hormone eine bedeutsame, gut belegte Rolle. Vitamin E aus der Nahrung – oder ein entsprechender Mangel – beeinflusst die Freisetzung aller wichtigen Geschlechtshormone auf der Ebene der Hypophyse, der Hirnanhangsdrüse, der Hauptdrüse des Gehirns für die Hormonproduktion. Bei Tieren dämpft Vitamin-E-Mangel die Produktion des follikelstimulierenden Hormons (FSH) und des Luteinisierungshormons (LH), die beide Schlüsselfaktoren für die Fruchtbarkeit sind.[69] Sie regulieren den monatlichen Hormonzyklus und den Eisprung bei Frauen und die Spermaproduktion bei Männern.

Weston Price erwähnt Vitamin E in seinem Werk kaum; wo er es tut, geht es immer um die Fruchtbarkeit. Er konzentriert sich auf die Tatsache, dass Vitamin E für die gesunde Entwicklung der Hypophyse und daher für die normale Produktion der Geschlechtshormone essenziell ist. In den 1930er-Jahren glaubten die Fruchtbarkeitsexperten, der Rückgang der Fruchtbarkeit, mit dem schon die damalige Gesellschaft zu kämpfen hatte, sei auf die Reduzierung der Vitamine B und E zurückzuführen, die durch das Mahlen von Getreide in Mühlen verursacht wurde, das etwa eine Generation früher in großem Maßstab begonnen hatte.[70] Price bezeichnete Vitamin E als »Antisterilitätsvitamin« und stimmte mit seinen Zeitgenossen darin überein, dass das Schwinden dieses Vitamins besonders für den Rückgang der Fruchtbarkeit bei Frauen verantwortlich war. Und dabei hatte die weitverbreitete Fütterung mit Getreide – die den Vitamin-E-Gehalt von Fleisch und Eiern enorm verringert – damals noch gar nicht begonnen. Unserer heutigen Nahrung fehlt es fast ganz an den Vitaminen K_2 und E.

Zu der von Price empfohlenen Nahrung für die Behandlung von Karies gehörte immer ein Vollkorngetreidebrei, eine hervorragende Quelle von Vitamin E. Damit meinte er aber nicht das handelsübliche Frühstücksmüsli, das wir heute kennen – eine stark verarbeitete Mischung von Körnern, die gepufft, gequetscht und auf verschiedenste Weise devitalisiert und dann »angereichert« wurden. Nein, er meinte Porridge, einen Brei aus ganzen Weizenbeeren oder anderem Vollkorn, die frisch gemahlen, zur Entfernung der Phytinsäure (eines in Kleie vorhandenen Antinährstoffs, der verhindert, dass das Getreide keimt) eingeweicht und dann mit Milch gekocht worden waren. Diese Zubereitungsweise liefert nicht nur Vitamin E, sondern auch die wasserlöslichen Vitamine und die mineralischen Kofaktoren zur Ergänzung der Vitamine A und D aus Lebertran sowie K_2 aus Butteröl.

Vitamin E aus Vollkornkost ist kein einfacher Nährstoff, sondern ein komplexes Gemisch von Tocopherolen. Nahrungsmittel aus Grasfütterung werden unsere Vitamin-E-Aufnahme stark steigern, ganze Getreidekörner auch, wenn sie frisch gemahlen und richtig zubereitet werden. Wie bei fast allen Aspekten der Ernährung tobt auch darüber eine erhitzte Debatte, ob wir überhaupt Getreide essen sollten; mit dieser Frage werde ich mich im nächsten Kapitel beschäftigen. In welchem Ausmaß Vitamin E neben seiner lebenswichtigen Rolle als Antioxidans auch Auswirkungen auf den Heilungsprozess hat, wissen wir noch nicht.

Kein Nährstoff agiert in einem Vakuum. Vitamin D arbeitet – ob es uns nun direkt geliefert wird oder indirekt durch die Sonne – mit den Vitaminen A und K_2 zusammen, die wir auf indirektere Weise von der Sonne bekommen, nämlich über die Pflanzen und Tiere, damit das Calcium an den Stellen im Körper bleibt, wo es hingehört. An diesem Prozess sind auch noch andere Nährstoffe beteiligt. Die Mineralien, die wir aufnehmen (einschließlich Calcium), entstehen im Erdboden, die wasserlöslichen Vitamine bekommen wir von Natur aus über pflanzliche und tierische Nahrung. Im nächsten Kapitel werden wir uns ansehen, wo wir gewesen sind, wo wir nicht gewesen sind und wohin wir gehen.

8

Eine neue Definition von Nahrhaftigkeit

IN DER NATUR KOMMT CALCIUM in Fülle vor. Es ist das Mineral Nummer eins in den Sedimentgesteinen, die bis zu 80 Prozent der Erdoberfläche bedecken, des Felsgesteins, aus dem der Erdboden entstand und noch entsteht. Unsere Knochen und Zähne sind das Calcium-Reservoir unseres Körpers – sie enthalten bis zu 99 Prozent des Minerals im menschlichen Organismus. Die Knochen werden zwar manchmal mit Felsen verglichen, doch in Wirklichkeit sind sie dynamisches, lebendes Gewebe, das seine Mineraldichte unser ganzes Leben lang erhöhen und verringern kann. Wenn unser Skelett Calcium verliert, ist das eine Bedrohung unserer Gesundheit, denn es führt zu Knochenbrüchen und eröffnet den Bakterien im Mund einen Zugang zum Blut. Paradoxerweise findet Calcium auch seinen Weg an Stellen im Körper, an denen es unsere Gesundheit ebenfalls gefährdet.

Seit ein paar Jahren wird Calcium angesichts der erheblichen Zunahme von Osteoporose allen möglichen Nahrungsmitteln zugesetzt – von Multivitaminpräparaten über Orangensaft bis zu Nudeln. Umstrittene Forschungen haben jedoch gezeigt, dass dies Menschen, die Calcium einnehmen, zum Herzinfarkttod verdammt, da das zusätzliche Calcium sich in unseren Blutgefäßen ansammelt, statt unsere Knochen aufzubauen. Die Lösung dieses Problems besteht aber nicht darin, einfach wieder auf den Zusatz von Calcium zu verzichten. Auch wenn Sie weder Calcium-Ergänzungsmittel noch mit Calcium angereicherte Nahrung zu sich nehmen, ist es statistisch betrachtet wahrscheinlich, dass Sie von der Verhärtung der Arterien, der Porosität der Knochen oder sogar von beidem betroffen sein werden. Das liegt daran, dass es bei dem Problem des Calciums, das aus dem Skelett gelöst wird und sich in den Arterien ansammelt, gar nicht um das Calcium selbst geht. Es geht vielmehr um die fettlöslichen Vitamine, die biologische Proteine erzeugen und aktivieren, welche das Calcium in den Körper hineinleiten, in ihm umherdirigieren und auch wieder ausleiten.

Obwohl die fettlöslichen Vitamine den Wissenschaftlern alle schon seit über siebzig Jahren bekannt sind, haben wir bis vor ganz kurzer Zeit kaum etwas über sie erfahren. Laut renommierten Forschern, die sich mit diesen Vitaminen beschäftigen, liegt das zumindest zum Teil an den finanziellen Anreizen, die die Aufmerksamkeit der Wissenschaftler vor allem auf proprietäre Analoga – künstliche Vitaminformen, die die Unternehmen sich patentieren lassen können – gelenkt haben.[1] Insbesondere die Erforschung von Vitamin K_2 hinkte hinterher, da sein Bruder Vitamin K_1 im Rampenlicht stand. Die faszinierenden Entdeckungen, die Weston Price im Hinblick auf Menachinon gemacht hatte, blieben jahrzehntelang im Dunkeln, da er in seinem Werk für Vitamin K_2 ja ein Pseudonym benutzte. Wie die Gründe auch aussehen mögen – wir haben in dieser Hinsicht viel nachzuholen! Ich möchte hier unser bisheriges Wissen über Vitamin K_2 zusammenfassen.

Vitamin K_2 und unsere Gesundheit

Gesundheitlicher Zustand	Aktionen und Vorteile von Vitamin K_2
Altern	• Carboxyliert Osteocalcin und MGP (Matrix-Gla-Protein) und verhindert so mit dem Alterungsprozess verbundene schwere Krankheiten. • Mangel beschleunigt mit dem Altern zusammenhängende Zustände.
Koronare Herzkrankheit	• Hohe Aufnahme von Vitamin K_2 senkt das Risiko für die koronare Herzkrankheit und die Gesamtsterblichkeit. • Durch Vitamin K_2 aktiviertes MGP ist, soweit derzeit bekannt, der stärkste Hemmer der Gefäßverkalkung und verhindert durch diverse Mechanismen Arteriosklerose.
Osteoporose	• Aktiviert Osteocalcin, das wichtige Knochenprotein, das für die Ablagerung von Calcium in den Knochen erforderlich ist. • Mangel erhöht das Hüftbruchrisiko. • Wirkt dem Verlust bei der Knochendichte in der Menopause entgegen.

Vitamin K_2 und unsere Gesundheit

Gesundheitlicher Zustand	Aktionen und Vorteile von Vitamin K_2
Alzheimer	• Schützt vor Schäden durch freie Radikale und Insulinresistenz im Gehirn, zwei der Schlüsselmechanismen beim Verfall des Gehirns bei Alzheimer.
Falten	• Vitamin-K_2-Mangel fördert die Verkalkung des elastischen Gewebes in der Haut.
Krampfadern	• Vitamin-K_2-aktiviertes MGP wird benötigt, um die Wände der Adern calciumfrei zu halten, wie bei den Arterien.
Diabetes	• Das von Vitamin K_2 abhängige Protein Osteocalcin beeinflusst die Produktion von Insulin und die Empfindlichkeit ihm gegenüber. • Supplementierung verbessert die Insulinreaktion. • Höhere Aufnahme von Vitamin K_2 steht mit besserer Insulinempfindlichkeit im Zusammenhang.
Arthritis	• Verhindert bei Patienten mit chronischer Polyarthritis Gelenkschäden.
Hirn- und Nervengesundheit	• Schützt die Gehirnzellen vor Schäden durch kurzfristigen Sauerstoffmangel, beispielsweise bei Schlaganfällen, Minischlaganfällen oder Geburtstraumata. • Für Produktion von Myelin erforderlich. • Reduziert bei Tiermodellen den Schweregrad der Symptome bei multipler Sklerose.
Krebs	• Höhere Aufnahme steht mit niedrigeren Lungen- und Prostatakrebsraten in Zusammenhang. • Verhindert das Fortschreiten von Prostatakrebs. • Tötet Lungenkrebs- und Leukämiezellen in vitro. • Regt zur Differenzierung der Krebszellen an.
Nierenerkrankungen	• Mangel an Vitamin K_2 und die damit verbundene Gefäßverkalkung nehmen mit fortscheitenden Nierenerkrankungen progressiv zu.
Fruchtbarkeit und Schwangerschaft	• Von Vitamin K_2 abhängiges Osteocalcin beeinflusst die Testosteronproduktion und die Produktion und die Lebensfähigkeit der Spermien. • Mangel an fettlöslichen Vitaminen hängt mit längeren Wehen und höherer Kaiserschnittrate zusammen.
Pränatale Entwicklung und Gesundheit der Kinder	• Wichtig für Entwicklung von Gesicht und Zahnbogen. • Für normale Zahnstruktur unbedingt erforderlich. • Für optimales Wachstum und optimale Knochenentwicklung nötig. • In Phasen mit starkem Wachstum wie der Pubertät steigt der Bedarf an Vitamin K_2.
Zahngesundheit	• Aktiviert das Osteocalcin im Zahnbein und verhindert und heilt so Löcher. • Reduziert Bakterien im Speichel, die Löcher verursachen.

Der Mangel an Vitamin K_2 hat sich aus vielen Gründen in unsere Gesellschaft eingeschlichen. Erstens nahmen wir so lange nicht wahr, dass dieses Vitamin überhaupt existiert, dass wir anfällig dafür waren, seine Aufnahme zu vernachlässigen. Die Triage-Theorie des Alterns brachte ans Licht, dass ein suboptimaler K_2-Status jahrelang unbemerkt bleiben kann, bis er unsere Aufmerksamkeit verlangt. Zweitens entzog die allmähliche Industrialisierung unserer Nahrung, bei der die Tiere von den Weiden geholt wurden, das Menachinon (Vitamin K_2). Die Einführung der Transfette und der jahrzehntelange Kreuzzug gegen die Nahrungsmittel mit dem höchsten Vitamin-K_2-Gehalt – Eigelb, Käse und Butter – machten die Sache noch komplizierter.

Jetzt sind wir einen entscheidenden Schritt weiter. Wir sind endlich in der Lage, die einzigartigen Aktionen, Mangelsymptome und Nahrungsquellen von Vitamin K_2 zu erkennen. Bevor ich dieses Buch beende, möchte ich noch einige lose Fäden verknüpfen und Vitamin K_2 im Rahmen der verwirrenden Phalanx der populären Ernährungskonzepte betrachten. Sie wissen jetzt, dass die Vitamine K_2, A und D_3 die Grundlage unserer Gesundheit bilden, da sie es uns ermöglichen, gefahrlos von allen anderen Nährstoffen in unserer Nahrung zu profitieren, insbesondere von Calcium. Die Aufnahme der fettlöslichen Vitamine liefert uns endlich einen verlässlichen, aufschlussreichen Test für die Beantwortung der Frage, wie eine gesunde Ernährung wirklich aussieht.

Definition einer gesunden Ernährung

Im letzten Jahrhundert haben wir bei den Naturwissenschaften und der Technologie unvorstellbare Fortschritte gemacht. Wir können aber immer noch nicht sagen, was wir essen sollten. Einst schrieben die Kultur und die Verfügbarkeit der Nahrungsmittel uns vor, was wir essen mussten; heute stehen uns ständig alle nur denkbaren Nahrungsmittel zur Verfügung, doch jetzt wissen wir nicht, was wir essen sollten. Dazu kommt, dass unsere Ernährungskultur durch viele andere beeinflusst wurde, und zwar größtenteils zu unserem Vorteil. Andererseits führt die Fast-Food-Industrie schon lange ihre berüchtigten Kampagnen durch, um bei uns eine Ernährungskultur ins Leben zu rufen, von der nur sie profitiert. Daher ist es enorm schwierig zu beurteilen, was auf unserer Speisekarte stehen sollte.

Die vielen widersprüchlichen Ratschläge im Hinblick auf unsere Ernährung können recht verwirrend sein – dabei habe ich die Diäten, die eine Gewichtsabnahme bringen sollen, noch gar nicht berücksichtigt. Von der fleischreichen Ernährung unserer paläolithischen Vorfahren bis hin zu veganer Rohkost – jeder hat eine Theorie dazu, was wir essen sollten, und legitime und/oder pseudowissenschaftliche Beweise, auf die er sich stützt. Ich behaupte nicht, dass ich durch dieses Buch das Dilemma der Omnivoren lösen kann, sondern möchte den Lesern lediglich zu einem besseren Verständnis spezifischer, lange missverstandener Vitamine verhelfen, die für unser Wohlergehen von entscheidender Bedeutung sind. Der wirkliche Prüfstein für eine nahrhafte Ernährung ist, dass sie diese Vitamine liefert – aus welcher Quelle auch immer. Tut sie das – aufgrund von einer persönlichen Ernährungsphilosophie, Zeitmangel oder fehlendem Interesse – nicht, sollten Sie Ihre Ernährung überdenken oder zu einem Ergänzungsmittel greifen. Wir wissen zwar nicht mit Sicherheit, dass Ergänzungsmittel uns alle Nährstoffe liefern, die wir brauchen, und das auch noch in den optimalen Formen, Dosierungen und Verhältnissen, doch eines wissen wir genau: Sie helfen dabei, die Lücke zu überbrücken.

Die paläolithische Ernährung

Falls Sie noch nichts von der paläolithischen Ernährung gehört haben, haben Sie bisher wohl in einer Höhle gelebt. Die Paläo-Ernährung, die manchmal auch als Ernährung der Höhlenmenschen bezeichnet wird und die es schon lange gibt, beruht auf unseren Vorstellungen von der Ernährung unserer Vorfahren. Im Hintergrund steht die Idee, dass die Genetik des Menschen in der relativ kurzen Zeit, die seit dem Beginn der landwirtschaftlichen Lebensweise vergangen ist, nicht die Möglichkeit gehabt habe, sich entsprechend zu entwickeln. Daher seien wir nicht dafür ausgerüstet, landwirtschaftliche oder verarbeitete Produkte zu essen, und diese Dinge gehörten nicht auf unsere Speisekarte. Das Konzept entstand zwar schon in den 1970er-Jahren, hat in der letzten Zeit aber ordentlich Dampf aufgenommen. Da die Paläo-Ernährung die Bedeutung von Produkten aus Grasfütterung und aus Wild betont, gehörten ihre Anhänger zu den ersten Laien, die erkannten, dass Vitamin K_2 existiert. Bei dieser Ernährung wird Folgendes verbannt: Getreide, Hülsenfrüchte, Molkereiprodukte, Salz, Zuckerraffinade und verarbeitete Öle.

Die Wahrheit über Vollkorn

Der problematischste Bestandteil der wichtigsten modernen Nahrungsgruppen dürfte das Getreide sein. Dieses Element, das über zwanzig Jahre lang am Fuß der vor Kurzem außer Kraft gesetzten Nahrungspyramide stand, wurde aus einer Reihe populärer (wie der kohlehydratarmen) und zunehmend populärer (wie der paläolithischen) Ernährungskonzepte verbannt. Doch Weston Price entdeckte ja gesunde traditionelle Gruppen, die bei einer getreidereichen Ernährung florierten, und betonte, Getreide sei eine ausgezeichnete Quelle von Vitaminen und Mineralstoffen. Was stimmt denn nun?

Da besteht gar kein so großer Unterschied, wie man denken könnte. Price verließ sich bei der Behandlung der Zahnschäden seiner Patienten zwar erfolgreich auf Getreide als Quelle von Mineralstoffen und wasserlöslichen Vitaminen, doch seine zeitgenössischen Berufskollegen hielten nichts von dieser Vorgehensweise. Insbesondere die Ärzte und Zahnforscher Sir Edward Mellanby und Lady May Mellanby veröffentlichten Vorschriften für eine Ernährung, die reich an fettlöslichen Vitaminen und frei von Getreide war.[2] Sie behaupteten vor allem, die Zufuhr von Vollkorngetreide neutralisiere aufgrund der Auswirkungen einer Verbindung, die als Phytinsäure (oder auch als Phytat) bezeichnet wird, die Vorteile von Vitamin D3.[3] Falls der Verzehr von Getreide tatsächlich irgendwie unsere Aufnahme von Vitamin D beeinträchtigt, was wiederum die Aktivität von Vitamin K2 gefährden würde, müssen wir dieser Sache unbedingt auf den Grund gehen.

Nehmen wir einmal an, wir sind uns alle darin einig, dass wir hier nicht von verarbeitetem Getreide sprechen. Weißes Mehl ist zwar billig, praktisch und schmackhaft, trägt aber kaum etwas zum Gleichgewicht der Nährstoffe bei. Der Vitamingehalt, den es der in Nordamerika gesetzlich vorgeschriebenen Anreicherung von weißem Mehl verdankt, wird durch die Belastung unserer Insulinproduktion angesichts all der verfeinerten Kohlehydrate mehr als aufgewogen. Wir sprechen hier nur von Vollkorn. Also von dem nicht verfeinerten Produkt, das neben der Stärke auch noch die ursprüngliche äußere Kleie und den inneren Keim enthält. Diejenigen, die sich mit der Phytinsäure auskennen, führen Studien an, in denen behauptet wird, weißes Mehl sei in mancher Hinsicht tatsächlich besser für uns als Weizenvollkorn, da es diesen Antinährstoff nicht enthalte. Das werde ich keiner Entgegnung würdigen, doch wir müssen uns mit der Phytinsäure beschäftigen. Im Zusammenhang mit Getreide gibt es zwei große Fragen: ob wir tatsächlich das essen, was wir zu essen glauben, und ob wir es überhaupt essen sollten.

Wer die Mainstream-Botschaften über gesundes Essen verfolgt, wird schon mal den Ratschlag gehört haben, dass wir mehr Vollkorn essen sollten. Fachleute empfehlen, dass wir jeden Tag sechs bis elf Portionen Vollkorn zu uns nehmen sollten. Und wie viel Vollkorn isst der durchschnittliche gesundheitsbewusste Mensch? Möglicherweise gar keines!

Wahrscheinlich fragen Sie jetzt: »Was??«, weil Sie empört sind und sich auf der sicheren Seite wähnen. Sie nehmen sich ja schließlich schon seit einem Jahr jeden Tag ein selbst gemachtes Sandwich aus »Vollkornweizen« als Mittagessen mit! Und Sie wählen dafür immer das Brot, auf dessen Verpackung steht: »mit Vollkorn hergestellt« oder »100 Prozent Weizenvollkorn«! Was von den gesetzlichen Bestimmungen in Nordamerika her als »Vollkorn«-Weizen durchgehen kann, kann aber durchaus aus herkömmlichem weißem Mehl (der schlechten Art) bestehen, dem nur 30 Prozent der ursprünglichen Kleie zugesetzt wurden. Selbst Ernährungswissenschaftler betrachten Vollkornweizenmehl lediglich als Übergangsstufe zwischen völlig verarbeitetem Mehl und dem wirklich nahrhaften, echten Vollkorn.*

Vollkornweizenbeeren, brauner Reis, Quinoa, Graupen (nicht die polierte, perlartige Standardgerste) und Vollkornhafer sind Beispiele für Getreideformen, die den gesetzlichen Bestimmungen zufolge vollständig sind. Auch Nüsse, Samen und Hülsenfrüchte sollten wir dieser Kategorie zuweisen, da sie ebenfalls alle Phytinsäure enthalten. Diese Säure, eine Lagerform von Phosphor, verhindert, dass Getreide auskeimt. Sie ist der Grund dafür, dass Getreide sich so lange lagern lässt, sofern man dafür sorgt, dass es trocken ist und bleibt. Sie verschließt Mineralien wie Zink, Eisen, Calcium und Magnesium und bewirkt so,

* In Deutschland ist dies etwas leichter zu handhaben. Vollkornbrot besteht zu mindestens 90 Prozent aus einem Mehl, in dem ganze Getreidekörner verarbeitet wurden. In den meisten Fällen handelt es sich um eine Mischung aus Roggen- und Weizenvollkornmehl. Kaufen Sie das Brot am besten beim Bäcker und fragen Sie dort nach echtem Vollkornbrot, oder backen Sie es selbst.

dass diese Mineralien nicht für die Absorption zur Verfügung stehen. Das heißt aber, dass die Phytinsäure im Vollkorn verhindert, dass der Zweck erfüllt wird, zu dem wir Vollkorn essen.

Sie brauchen jetzt nicht zu verzweifeln! Es gibt nämlich auch eine gute Nachricht: Man kann die Wirkung der Phytinsäure außer Kraft setzen, indem man das Getreide (oder die Nüsse, Samen, Hülsenfrüchte) vor der Verwendung einweicht. Man kann beispielsweise Vollkornhafer über Nacht einweichen und dann morgens kochen. Dass man Sauerteig – bei dem es sich eigentlich um eine kultivierte Getreideform handelt – traditionell so lange gehen lässt, verhindert die Wirkung der Phytinsäure ebenfalls. Bei schnell aufgehendem, mit Hefe versetztem Vollkornweizenteig bleibt die Phytinsäure hingegen intakt.

Die Anhänger der paläolithischen Ernährung und die Mellanbys versichern, der richtige Umgang mit Getreide bestehe darin, ganz darauf zu verzichten. Weston Price und die heutigen Anhänger seiner Ernährungsforschung versichern hingegen, Vollkorn sei eine ausgezeichnete Quelle von essenziellen Nährstoffen – vorausgesetzt, es werde sorgfältig nach traditionellen Rezepten zubereitet, die die Wirkung der Phytinsäure ausschalten. Zum Glück ist das keine Entweder-oder-Entscheidung: Sie können ruhig Vollkorn, Nüsse und Samen verzehren, wenn Sie darauf achten, dass sie beispielsweise durch Einweichen oder Keimen richtig zubereitet werden. Ansonsten sollten Sie allerdings darauf verzichten. Dadurch können Sie Ihr Vitamin D und damit auch Ihr Vitamin K_2 vor den negativen Auswirkungen des Antinährstoffs Phytinsäure schützen.

Calcium und Magnesium

Obwohl ich mich in diesem Buch ganz auf Calcium konzentriert habe, muss ich auch dessen mineralischen Partner Magnesium zumindest erwähnen. An den Studien über den Zusammenhang zwischen Calcium und der Herzgesundheit wurde vor allem bemängelt, dass die Magnesiumaufnahme der Probanden nicht berücksichtigt wurde. Vitamin K_2 leitet das Calcium ja letztlich in die Knochen und aus dem weichen Gewebe hinaus, doch Magnesium hat einen tiefgehenden Gleichgewichtseffekt auf den Calcium-Metabolismus und ist für die Gesundheit der Knochen genauso wichtig wie Calcium. Es kann die

Arterienverkalkung zwar nicht rückgängig machen, hat aber andere wertvolle positive Auswirkungen auf die Herzgesundheit – es senkt beispielsweise den Blutdruck. Viele Manifestationen einer zu starken oder unangemessenen Verkalkung werden durch Magnesiummangel verschlimmert. In Kapitel 3 habe ich ja von den negativen Auswirkungen der Transfette auf die Calcium-Plaque gesprochen; bei Magnesiummangel sind sie noch gravierender.

Magnesium tritt nicht nur in direkte Wechselwirkung mit Calcium, sondern es besteht auch eine ganz wichtige Beziehung zwischen Magnesium und Vitamin D, die unter anderem die Calcium-Regulierung beeinflusst. Magnesium ist von entscheidender Bedeutung für die Absorption und den Metabolismus von Vitamin D.

Magnesiummangel, der nach Ansicht vieler Gesundheitsexperten verbreitet ist, beeinträchtigt den Metabolismus von Vitamin D. Er schränkt insbesondere die Umwandlung von Vitamin D in seine aktive, hormonelle Form ein.[4] Wer die Vorteile von Vitamin D und damit auch der Vitamine K2 und A voll genießen will, braucht Magnesium.

Zu den magnesiumreichen Nahrungsmitteln gehören Gemüse mit grünen Blättern, Erbsen, Hülsenfrüchte, Nüsse, Samen und das so knifflige Vollkorn. Sie müssen wissen, dass durch die langfristige Einnahme von Protonenpumpenhemmern wie Nexium und Prevacid, die die Produktion der Magensäure blockieren, Magnesium verbraucht wird. Mehr über Magnesium erfahren Sie auf der informativen Website *www.nutritionalmagnesium.org.**

Haben Sie Ihre wachsende Liste von Ergänzungsstoffen für die optimale Gesundheit Ihrer Knochen und Ihres Herzens jetzt gerade um Magnesium erweitert? Dann sollten Sie auch Vitamin B6, Bor, Zink, Phosphor, Vitamin C ... hinzufügen. Falls Sie sich nun ein bisschen überwältigt fühlen, ist genau das der entscheidende Punkt! Ein gutes Multivitaminpräparat mag zwar einen Puffer gegen die täglichen Schwankungen bei der Ernährung liefern, kann eine gute Ernährung aber nicht ersetzen. Jetzt haben wir einen Ausgangspunkt für eine Definition von »guter Ernährung«: eine Ernährung, die nahrhaft ist, weil sie uns die wichtigsten fettlöslichen Nährstoffe liefert.

---

* Weitere Informationen finden Sie auch in Brigitte Hamanns Buch *Magnesiumöl* sowie bei Dr. Mark Sirius: *Transdermale Magnesiumtherapie.*

Wie stellen wir uns eine perfekte Welt vor? Die Sonne scheint auf die Kühe, Hühner, Schweine und Menschen herab und erzeugt in ihrer Haut Vitamin D. Außerdem steigert das Sonnenlicht den Gehalt von Vitamin K_2 und Betacarotin im Gras, sodass weidende Tiere in ihrem Fett mehr Vitamin K_2, A und E speichern. Wir Menschen essen dieses Fett auf viele leckere Weisen und ergänzen es durch fermentierte Nahrungsmittel wie Käse und Nattō, und die darin enthaltenen fettlöslichen Vitamine arbeiten zusammen, sodass wir von den Mineralien und den wasserlöslichen Vitaminen in unserer Nahrung profitieren können. Unsere Kinder wachsen zu starken und gesunden Menschen heran, mit breitem Lächeln und geraden Zähnen ohne Löcher. Unsere überreiche Aufnahme von Nährstoffen, die wir dem fruchtbaren, mineralreichen Boden verdanken, stillt nicht nur unseren unmittelbaren Bedarf, sondern sorgt für ein ganzes Leben ohne degenerative Krankheiten.

Wenn wir unsere eigene Gesundheit und die Gesundheit unserer Kinder zurückhaben wollen, brauchen wir nicht jeden essenziellen Mikronährstoff zu identifizieren und dann zu warten, bis durch wissenschaftliche Studien seine optimale Tagesdosis ermittelt wurde. Wir können die Wissenschaft vielmehr unseren Diener sein lassen, der uns Informationen liefert, und uns bemühen, uns an die weisen Ernährungstraditionen unserer gesunden Vorfahren zu halten. Bis dahin müssen wir zusätzlich Ergänzungsmittel nehmen, die uns die Nährstoffe liefern, die bei der Lebensweise der heutigen Zeit knapp geworden sind.

Anmerkungen

Kapitel 1

[1] M. J. Bolland, A. Grey, A. Avenell u. a.: »Calcium supplements with or without vitamin D and risk of cardiovascular events: reanalysis of the Women's Health Initiative limited access dataset and meta-analysis«. BMJ 2011, 342:d2040.

[2] M. J. Bolland, A. Avenell, J. A. Baron u. a.: »Effect of calcium supplements on risk of myocardial infarction and cardiovascular events: meta-analysis«, BMJ 2010, 341:c3691; M. J. Bolland, P. A. Barber, R. N. Doughty: »Vascular events in healthy older women receiving calcium supplementation: randomised controlled trial«, BMJ 2008, 336:262; M. J. Bolland, A. Grey, A. Avenall u. a.: »Calcium supplements with or without vitamin D and risk of cardiovascular events: reanalysis of the Women's Health Initiative limited access dataset and meta-analysis«, BMJ 2011, 342:d2040.

[3] J. Magaziner, W. Hawkes, J. R. Hebel: »Recovery from hip fracture in eight areas of function«, *J Gerontol A Biol Sci Med Sci* 2000, Sept., 55(9), M498-507.

[4] P. Sedghizadeh, K. Stanley, M. Caligiuri u. a.: »Oral bisphosphonate use and the prevalence of osteonecrosis of the jaw«, *J Am Dent Assoc* 2009, 140(1), S. 61-66.

[5] L.Y. Park-Wyllie, M. M. Mamdani, D. N. Juurlink u. a.: »Bisphosphonate use and the risk of subtrochanteric or femoral shaft fractures in older women«, JAMA 2011, 305(8), S. 783-789.

[6] P. W. Siri-Tarino, Q. Sun, F. B. Hu u. a.: »Saturated fat, carbohydrate, and cardiovascular disease«, *Am J Clin Nutr* 2010, März, 91(3), S. 502-509.

[7] J. M. Geleijnse, C. Vermeer, D. E. Grobbee u. a.: »Dietary Intake of Menaquinone Is Associated with a Reduced Risk of Coronary Heart Disease: The Rotterdam Study«, *J Nutr* 2004, Nov., 134, S. 3100-3105.

[8] P. A. Price, S. A. Faus, M. K. Williamson: »Warfarin-induced artery calcification is accelerated by growth and vitamin D«, *Arterioscler Thromb Vasc Biol* 2000, Februar, 20(2), S. 317-327.

[9] B. I. Freedman, L. E. Wagenknecht, K. G. Hairston: »Vitamin D, adiposity, and calcified atherosclerotic plaque in African-Americans«, *J Clin Endocrinol Metab* 2010, 95(3), S. 1076-1108.

[10] N. K. Lee, H. Sowa, E. Hinoi u. a.: »Endocrine regulation of energy metabolism by the skeleton«, *Cell* 2007, 130(3), S. 456-469.

[11] F. Oury, G. Sumara, O. Sumara u. a.: »Endocrine regulation of male fertility by the skeleton«, *Cell* 2011, 44(5), S. 796-809.

[12] G. Luo, P. Ducy, M. D. McKee u. a.: »Spontaneous calcification of arteries and cartilage in mice lacking matrix GLA protein«, *Nature* 1997, März, 386(6620), S. 78-81.

[13] L. J. Schurgers, E. C. Cranenburg, C. Vermeer: »Matrix gla-protein: the calcification inhibitor in need of vitamin K«, *Thromb Haemost* 2008, Oktober, 100(4), S. 593-603.

[14] M. J. Bolland, A. Grey, A. Avenall, G. D. Gamble: »Calcium supplements with or without vitamin D and risk of cardiovascular events: reanalysis of the Women's Health Initiative limited access dataset and meta-analysis«, BMJ 2011, 342:d2040.

[15] K. Boström, K. Watson, S. Horn u. a.: »Bone morphogenetic protein expression in human atherosclerotic lesions«, *J Clin Invest* 1993, April, 91(4), S. 1800-1809.

[16] L. J. Schurgers, H. M. Spronk, B. A. Soute u. a.: »Regression of warfarin-induced medial elastocalcinosis by high intake of vitamin K in rats«, *Blood* 2007, 1. April, 109(7), S. 2823-2831.

[17] R. Westenfeld, T. Krüger, A. Schlieper u. a.: »Vitamin K2 supplementation reduces the elevated inactive form of the calcification inhibitor matrix GLA protein in hemodialysis patients«; E. C. M. Cranenburg, V. M. Brandenburg, C. Vermeer u. a.: »Poor vitamin K status and immature MGP species are associated with the progression of calcification in hemodialysis patients«, Vortrag bei der American Society of Nephrology Week 2008, Philadelphia.

[18] W. Davis: *Track Your Plaque,* New York: iUniverse 2004, S. 2.

[19] D. Storm, E. Rebekah, E. Smith Porter u. a.: »Calcium supplementation prevents seasonal bone loss and changes in biochemical markers of bone turnover in elderly New England women: a randomized placebo-controlled trial«, *J Clin Endocrinol Metab* 1998, 1. November, 83(11), S. 3817-3825.

[20] C. Vermeer, M. J. Shearer, A. Zittermann u. a.: »Beyond deficiency: potential benefits of increased intakes of vitamin K for bone and vascular health«, *Eur J Nutr* 2004, 43, S. 325-335.

[21] E. C. M. Cranenburg, L. J. Schurgers, C. Vermeer: »Vitamin K, the coagulation vitamin that became omnipotent«, *Thromb Haemost* 2007, 98(1), S. 120-125.

Kapitel 2

[1] H. Dam: *The discovery of vitamin K,* Nobelpreis, *http://nobelprize.org/nobel_prizes/medicine/laureates/1943/dam-lecture.pdf.*

[2] Ebd., S. 24.

[3] P. V. Hauschka, M. L. Reid: »Vitamin K dependence of a calcium-binding protein containing gammacarboxyglutamic acid in chicken bone«, *J Biol Chem* 1978, 235, S. 9063-9068.

[4] S. L. Booth: »Skeletal functions of vitamin K-dependent proteins: not just for clotting anymore«, *Nutr Rev* 1997, 55(7), S. 282-284.

[5] E. C. Cranenburg, L. J. Schurgers, C. Vermeer: »Vitamin K: the coagulation vitamin that became omnipotent«, *Thromb Haemost* 2007, 98(1), S. 120-125.

6 C. De Oliveira, R. Watt, M. Hamer: »Toothbrushing, inflammation, and risk of cardiovascular disease: results from Scottish Health Survey«, BMJ 2010, 340: c2451.
7 W. A. Price: *Nutrition and Physical Degeneration*, 8. Aufl., La Mesa, CA: Price-Pottenger Nutrition Foundation 2008, S. 1.
8 Ebd., S. 241.
9 Ebd., S. 1.
10 D. Lamson: »The anti-cancer effects of vitamin K«, *Alt Med Review* 2003, August, 8(3), S. 303-318.
11 Food and Agricultural Organization of the United Nations: »Human Vitamin and Mineral Requirements«, Bangkok, Thailand: FAO 2002, *http://www.fao.org/docrep/004/Y2809E/y2809e0g.htm*.
12 J. M. Geleijnse, C. Vermeer, D. E. Grobbee u. a.: »Dietary intake of menaquinone is associated with a reduced risk of coronary heart disease: the Rotterdam Study«, *J Nutr* 2004, 134, S. 3100-3005.

Kapitel 3

1 W. A. Price: *Nutrition and Physical Degeneration*, a. a. O., S. 387.
2 C. Masterjohn: *On the trail of the elusive X-factor*, Wise Traditions 2007, 8(1), S. 14-32.
3 S. T. Morris, R. W. Purchas, D. L. Burnham: »Short-term grain feeding and its effect on carcass and meat quality«, *Proceedings of the New Zealand Grasslands Association* 1997, 57, S. 275-277.
4 S. Couvreur, C. Hurtaud, C. Lopezet u. a.: »The linear relationship between the proportion of fresh grass in the cow diet, milk fatty acid composition, and butter properties«, *J Dairy Sci* 2006, 89(6), S. 1956-1969.
5 J. Woginrich: »Backyard chicken basics«, *Mother Earth News* 2011, April/Mai, 245, S. 44-48.
6 A. Tolan, J. Robertson, C. R. Orton u. a.: »Studies on the composition of food, the chemical composition of eggs produced under battery, deep litter and free-range conditions«, *Br J Nutr* 1974, 31, S. 185.
7 S. K. Duckett, J. P. S. Neel, J. P. Fontenot u. a.: »Effects of winter stocker growth rate and finishing system on: III. Tissue proximate, fatty acid, vitamin, and cholesterol content«, *J Anim Sci* 2009, doi:10.2527/jas.2009-1850.
8 L. M. Troy, P. F. Jacques, M. T. Hannan u. a.: »Dihydrophylloquinone intake is associated with low bone mineral density in men and women«, *Am J Clin Nutr* 2007, 86(2), S. 504-508.
9 S. L. Booth, J. W. Peterson, D. Smith u. a.: »Age and dietary form of vitamin K affect menaquinone-4 concentrations in male Fischer 344 rats«, *J Nutr* 2008, 138, S. 492-496.
10 F. A. Kummerow, Q. Zhou, M. M. Mahfouz: »Effect of trans fatty acids on calcium influx into human arterial endothelial cells«, *Am J Clin Nutr* 1999, November, 70(5), S. 832-838.

[11] W. Shurtleff, A. Aoyagi: »History of natto and its relatives from history of soybeans and soyfoods: 1100 B. C. to the 1980s«, unveröffentlichtes Manuskript 2007, *www.soyinfocenter.com.*

[12] M. Kaneki, S. J. Hedges, T. Hosoi, E. Kajita, S. Kagamimori, Y. Kagawa u. a.: »Japanese fermented soybean food as the major determinant of the large geographic difference in circulating levels of vitamin K2: possible implications for hip-fracture risk«, *Nutrition* 2001, 17(4), S. 315-321; Y. Yaegashi, T. Onoda, K. Tanno u. a.: »Association of hip fracture incidence and intake of calcium, magnesium, vitamin D, and vitamin K in Japan«, *Eur J Epidemiol* 2008, 23(3), S. 219-225.

[13] Y. Ikeda, M. Iki, A. Morita u. a.: »Intake of fermented soybeans, natto, is associated with reduced bone loss in postmenopausal women: Japanese population-based osteoporosis«, *J Nutr* 2006, 136, S. 1323-1328; Y. Tsukamoto, H. Ichise, H. Kakuda u. a.: »Intake of fermented soybean (natto) increases circulating vitamin K2 (menaquinone-7) and gamma-carboxylated osteocalcin concentration in normal individuals«, *J Bone Miner Metab* 2000, 18(4), S. 216-222.

[14] R. L. Hsu, K. T. Lee, J. H. Wang u. a.: »Amyloid-degrading ability of nattokinase from Bacillus subtilis natto«, *J Agric Food Chem* 2009, 57(2), S. 503-508.

[15] Y. Ikeda, M. Iki, A. Morita u. a.: »Intake of fermented soybeans, natto, is associated with reduced bone loss in postmenopausal women: Japanese population-based osteoporosis«, *J Nutr* 2006, 136, S. 1323-1328.

[16] C. Vermeer, M. J. Shearer, A. Zittermann u. a.: »Beyond deficiency: potential benefits of increased intakes of vitamin K for bone and vascular health«, *Eur J Nutr* 2004, 43, S. 325-335.

[17] M. J. Van Summeren, L. A. Braam, M. R. Lilien u. a.: »The effect of menaquinone-7 (vitamin K2) supplementation on osteocalcin carboxylation in healthy prepubertal children, *Br J Nutr* 2009, Oktober, 102(8), S. 1171-1178, Epub, 19. Mai 2009.

[18] J. M. Geleijnse, C. Vermeer, D. E. Grobbee, L. J. Schurgers, M. H. Knapen u. a.: »Dietary intake of menaquinone is associated with a reduced risk of coronary heart disease: the Rotterdam Study«, *J Nutr* 2004, 1. November, 134(11), S. 3100-3005.

[19] L. J. Schurgers u. a.: »Vitamin K-containing dietary supplements: comparison of synthetic vitamin K1 and natto-derived menaquinone-7«, *Blood* 2007, 15. April, 109(8), S. 3279-3283.

[20] E. Sconce, T. Khan, J. Mason u. a.: »Patients with unstable control have poorer dietary intake of vitamin K compared to patients with stable control of anticoagulation«, *Thromb Haemost* 2005, 93, S. 872-875.

Kapitel 4

[1] J. C. McCann, B. Ames: »Vitamin K, an example of triage theory: is micronutrient inadequacy linked to diseases of aging?«, *Am J Clin Nutr* 2009, Oktober, 90(4), S. 889-907; doi:10.3945/ajcn.2009.27930.

[2] B. Ames: »Low micronutrient intake may accelerate the degenerative diseases of aging through allocation of scarce micronutrients by triage«, *Proc Natl Acad Sci USA* 2006, 103(47), S. 17589-17594.

[3] J. C. McCann, B. Ames: »Vitamin K, an example of triage theory: is micronutrient inadequacy linked to diseases of aging?«, *Am J Clin Nutr* 2009, Oktober, 90(4), S. 889-907; doi:10.3945/ajcn.2009.27930.

[4] C. Vermeer, E. Theuwissen: »Vitamin K, osteoporosis and degenerative diseases of ageing«, *Menopause Int* 2011, 17, S. 19-23; doi:10.1258/mi.2011.011006.

[5] J. C. McCann, B. Ames: »Vitamin K, an example of triage theory: is micronutrient inadequacy linked to diseases of aging?«, *Am J Clin Nutr* 2009, Oktober, 90(4), S. 889-907; doi:10.3945/ajcn.2009.27930.

[6] G. C. Fonarow, W. J. French, P. D. Frederick: Trends in the use of lipid-lowering medications at discharge in patients with acute myocardial infarction: 1998 to 2006. *Am Heart J* 2009, Januar, 157(1), S. 185-194.

[7] W. A. Price: *Nutrition and Physical Degeneration,* 8. Aufl., La Mesa, CA: Price-Pottenger Nutrition Foundation 2008, S. 262.

[8] S. Couvreur, C. Hurtaud, C. Lopezet u. a.: »The linear relationship between the proportion of fresh grass in the cow diet, milk fatty acid composition, and butter properties«, *J Dairy Sci* 2006, 89(6), S. 1956-1969.

[9] G. C. Gast u. a.: »A high menaquinone intake reduces the incidence of coronary heart disease«, *Nutr Metab Cardiovasc Dis* 2009, September, 19(7), S. 504-510; J. W. Beulens u. a.: »High dietary menaquinone intake is associated with reduced coronary calcification«, *Atherosclerosis* 2009, April, 203(2), S. 489-493.

[10] J. M. Geleijnse, C. Vermeer, D. E. Grobbee u. a.: »Dietary intake of menaquinone is associated with a reduced risk of coronary heart disease: the Rotterdam Study«, *J Nutr* 2004, 134, S. 3100-3105.

[11] J. Stamler: »Diet-heart: a problematic revisit«, *Am J Clin Nutr* 2010, 91, S. 497 ff.

[12] L. Schurgers: »Regression of warfarin-induced medial elastocalcinosis by high intake of vitamin K in rats«, *Blood* 2007, April, 109(7), S. 2823-2831.

[13] Klinischer Fall, den mir Dr. med. William Davis, Autor von *WheatBelly: Lose the Wheat, Lose the Weight and Find Your Path Back to Health,* New York, Rodale 2011 (dt.: *Weizenwampe: Warum Weizen dick und krank macht,* München: Goldmann 2013, und *Weizenwampe: Der Gesundheitsplan: Getreidefrei fit und schlank,* München: Goldmann 2016) und *Track Your Plaque,* 2. Aufl., New York: iUniverse 2011, zur Verfügung gestellt hat.

[14] W. A. Price: *Nutrition and Physical Degeneration,* 8. Aufl., La Mesa, CA, Price-Pottenger Nutrition Foundation 2008, S. 387.

[15] T. Vehmas, A. Hiltunen, P. Leino-Arjas: »Seasonal variation in thoracic vessel calcifications: evidence from a chest computed tomography study. Acta Radiol 2010«, Februar, 51(1)1, S. 27-32.

[16] L. Pizzorno: »Vitamin D and vitamin K team up to lower CVD risk«, *Longevity Med Rev,* zu finden unter *http://www.lmreview.com/articles/ view/vitamin-d-and-vitamin-k-teamup-to-lower-cvd-risk-part-II/.*

[17] C. Masterjohn: »Vitamin D toxicity redefined: vitamin K and the molecular mechanism«, *Med Hypotheses* 2007, 68(5), S. 1026-1034.

[18] S. Plaza, D. Lamson: *Alt Med Rev* 2005; C. Masterjohn: *Med Hypotheses* 2007; M. Yamaguchi, E. Sugimoto u. a.: *Mol Cell Biochem* 2001; M. Yamaguchi, S. Uchiyama u. a.: *Mol Cell Biochem* 2003.

[19] T. Kameda, K. Miyazawa, Y. Mori u. a.: »Vitamin K2 inhibits osteoclastic bone resorption by inducing osteoclast apoptosis«, *Biochem Biophys Res Commun* 1996, 27. März, 220(3), S. 515-519.

[20] L. Pizzorno: »Vitamin D and vitamin K team up to lower CVD risk. Longevity Med Rev«, zu finden unter *http://www.lmreview.com/articles/ view/vitamin-d-and-vitamin-k-teamup-to-lower-cvd-risk-part-II/.*

[21] M. Yamaguchi, S. Uchiyama, Y. Tsukamoto u. a.: »Inhibitory effect of MK-7 (vitamin K2) on the bone-resorbing factors-induced bone resorption in elderly female rat femoral tissues in vitro«, *Mol Cell Biochem* 2003, 245 (1-2), S. 115-120.

[22] M. Kaneki, S. J. Hedges, T. Hosoi u. a.: »Japanese fermented soybean food as the major determinant of the large geographic difference in circulating levels of vitamin K2: possible implications for hip-fracture risk«, *Nutrition* 2001, 17(4), S. 315-321.

[23] Y. Tsukamoto, H. Ichise, H. Kakuda u. a.: »Intake of fermented soybean (natto) increases circulating vitamin K2 (menaquinone-7) and gamma-carboxylated osteocalcin concentration in normal individuals«, *J Bone Miner Metab* 2000, 18(4), S. 216-222.

[24] R. Ramsey-Goldman, J. E. Dunn, D. D. Dunlop u. a.: »Increased risk of fracture in patients receiving solid organ transplants«, *J Bone Miner Res* 1999, März, 14(3), S. 456-463.

[25] L. Forli, J. Bollerslev, S. Simonsen u. a.: »Dietary vitamin K2 supplement improves bone status after lung and heart transplantation«, *Transplantation* 2010, 89(4), S. 458-464.

[26] L. J. Schurgers, K. J. F. Teunissen, K. Hamulyák u. a.: »Vitamin K-containing dietary supplements: comparison of synthetic vitamin K1 and natto-derived menaquinone-7«, *Blood* 2007, 109, S. 3279-3283.

[27] R. Brookmeyer, E. Johnson, K. Ziegler-Graham u. a.: »Forecasting the global burden of Alzheimer's disease«, *Alzheimer's and Dementia* 2007, Juli, 3(3), S. 186-191.

[28] N. Loskutova, R. A. Honea, W. M. Brooks u. a.: »Reduced limbic and hypothalamic volumes correlate with bone density in early Alzheimer's disease«, *J Alzheimers Dis* 2010, 20(1), S. 313-322.

[29] L. D. Sparks: »Coronary artery disease, hypertension. ApoE, and cholesterol: a link to Alzheimer's Disease?«, *Ann NY Acad Sci* 1997, 826, S. 128-146.

[30] N. Presse, B. Shatenstein, M. J. Kergoat u. a.: »Low vitamin K intakes in community-dwelling elders at an early stage of Alzheimer's disease«, *J Am Diet Assoc* 2008, Dez., 108(12), S. 2095-2099.

[31] Y. Sato, Y. Honda, N. Hayashida u. a.: »Vitamin K deficiency and osteopenia in

elderly women with Alzheimer's disease«, *Arch Phys Med Rehabil* 2005, März, 86(3), S. 576-581.

32 B. Su, X. Wang, A. Nunomura, P.I. Moreira, H.G. Lee, G. Perry, M.A. Smith, X. Zhu: »Oxidative stress signaling in Alzheimer's disease«, *Curr Alzheimer Res* 2008, 5(6), S. 525-532.

33 J. Li, J.C. Lin, H.Wang u.a.: »Novel role of vitamin K in preventing oxidative injury to developing oligodendrocytes and neurons«, *J Neurosci* 2003, 2. Juli, 23(13), S. 5816-5826.

34 J. Li, H.Wang, P.A. Rosenberg: »Vitamin K prevents oxidative cell death by inhibiting activation of 12-lipoxygenase in developing oligodendrocytes«, *J Neurosci Res* 2009, Juli, 87(9), S. 1997-2005.

35 J. Li, J.C. Lin, H. Wang u.a.: »Novel role of vitamin K in preventing oxidative injury to developing oligodendrocytes and neurons«, *J Neurosci* 2003, 2. Juli, 23(13), S. 5816-5826.

36 S. Craft: »Insulin resistance syndrome and Alzheimer's disease: age- and obesity-related effects on memory, amyloid, and inflammation«, *Neurobiol Aging* 2005, Dezember, 26(Suppl)1, S. 65-69.

37 A.C. Allison: »The possible role of vitamin K deficiency in the pathogenesis of Alzheimer's disease and augmenting the brain damage associated with cardiovascular disease«, *Med Hypotheses* 2001, August, 57(2), S. 151-155.

38 L. Pal, N. Kidwai, K. Glockenberg u.a.: »Skin wrinkling and rigidity are predictive of bone mineral density in early postmenopausal women«, *Endocr Rev* 2011, 32(03_Meeting Abstracts), S. 3-126.

39 B.H. Park, S. Lee, S, J.W. Park u.a.: »Facial wrinkles as a predictor of decreased renal function«, *Nephrology* 2008, 13(6), S. 522-527.

40 B.D. Parker u.a.: »Association of kidney function and uncarboxylated matrix gla protein: data from the Heart and Soul Study«, *Nephrol Dial Transplant* 2009, 24(7), S. 2095-2101; doi:10.1093/ndt/gfp024.

41 A. Logan, P. Levy, M.G. Rubin: *Your Skin, Younger*, Naperville, IL, Cumberland House 2010.

42 Y. Tsukamoto, H. Ichise, H. Kakuda u.a.: »Intake of fermented soybean (natto) increases circulating vitamin K2 (menaquinone-7) and gamma-carboxylated osteocalcin concentration in normal individuals«, *J Bone Miner Metab* 2000, 18(4), S. 216-222.

43 J.M. Geleijnse, C. Vermeer, D.E. Grobbee u.a.: »Dietary intake of menaquinone is associated with a reduced risk of coronary heart disease: the Rotterdam Study«, *J Nutr* 2004, November, 134(11), S. 3100-3105.

44 D. Gheduzzi, F. Boraldi, G. Annovi u.a.: »Matrix gla protein is involved in elastic fiber calcification in the dermis of pseudoxanthoma elasticum patients«, *Lab Invest* 2007, 87(10), S. 998-1008.

45 C. Cario-Toumaniantz, C. Boularan, L.J. Schurgers u.a.: »Identification of differentially expressed genes in human varicose veins: involvement of matrix gla protein in extracellular matrix remodeling«, *J Vasc Res* 2007, 44(6), S. 444-459.

Kapitel 5

[1] N. K. Lee, H. Sowa, E. Hinoi u. a.: »Endocrine regulation of energy metabolism by the skeleton«, *Cell* 2007, 130(3), S. 456-469.

[2] N. Sakamoto, I. Wakabayashi, K. Sakamoto: »Low vitamin K intake effects on glucose tolerance in rats«, *Int J Vitam Nutr Res* 1999, Januar, 69(1), S. 27-31.

[3] N. Sakamoto, T. Nishiike, H. Iguchi u. a.: »Relationship between acute insulin response and vitamin K intake in healthy young male volunteers«, *Diabetes Nutr Metab* 1999, Februar, 12(1), S. 37-41.

[4] N. Sakamoto, T. Nishiike, H. Iguchi u. a.: »Possible effects of one week vitamin K (menaquinone-4) tablets intake on glucose tolerance in healthy young male volunteers with different descarboxy prothrombin levels«, *Clin Nutr* 2000, August, 19(4), S. 259-263.

[5] M. Iki, J. Tamaki, Y. Fujita u. a.: »Serum undercarboxylated osteocalcin levels are inversely associated with glycemic status and insulin resistance in an elderly Japanese male population: Fujiwara-kyo Osteoporosis Risk in Men (FORMEN)«, *Osteoporos Int* 2011, 25. März.

[6] Y. C. Hwang, I. K. Jeong, K. J. Ahn u. a.: »The uncarboxylated form of osteocalcin is associated with improved glucose tolerance and enhanced beta-cell function in middle-aged male subjects«, *Diabetes Metab Res Rev* 2009, November, 25(8), S. 768-772.

[7] M. Yoshida, P. F. Jacques, J. B. Meigs u. a.: »Effect of vitamin K supplementation on insulin resistance in older men and women«, *Diabetes Care* 2008, November, 31(11), S. 2092-2096; doi:10.2337/dc08-1204.

[8] C. Turesson, L. T. Jacobsson, E. L. Matteson: »Cardiovascular co-morbidity in rheumatic diseases«, *Vasc Health Risk Manag* 2008, 4(3), S. 605-614.

[9] M. Morishita, M. Nagashima u. a.: »Osteoclast inhibitory effects of vitamin K2 alone or in combination with etidronate or risedronate in patients with rheumatoid arthritis: 2-year results«, *J Rheumatol* 2008, März, 35(3), S. 407-413.

[10] H. Okamoto: »Vitamin K and rheumatoid arthritis«, *IUBMB Life* 2008, Juni, 60(6), S. 355-361.

[11] J. Li, J. C. Lin, H. Wang u. a.: »Novel role of vitamin K in preventing oxidative injury to developing oligodendrocytes and neurons«, *J Neurosci* 2003, 2. Juli, 23(13), S. 5816-5826.

[12] H. H. Thijssen u. a.: »Vitamin K status in human tissues: tissue-specific accumulation of phylloquinone and menaquinone-4«, *Br J Nutr* 1996, Januar, 75(1), S. 121-127.

[13] MS Society of Canada: »Genetic study supports vitamin D deficiency as an environmental factor in MS susceptibility«, zu finden unter *http://mssociety.ca/en/research/medmmo_20090205.htm*.

[14] M. Moriya, Y. Nakatsuji, T. Okuno u. a.: »Vitamin K2 ameliorates experimental autoimmune encephalomyelitis in Lewis rats«, *J Neuroimmunol* 2005, 30. Dezember, 170(1-2), S. 11-20.

15 H.H.W. Thijssen, M.J. Drittij-Reijnders: »Vitamin K status in human tissues: tissue-specific accumulation of phylloquinone and menaquinone-4«, *Br J Nutr* 1996, 75, S. 121-127.

16 K. Nimptsch, S. Rohrmann, R. Kaaks u.a.: »Dietary vitamin K intake in relation to cancer incidence and mortality: results from the Heidelberg Cohort of the European Prospective Investigation into Cancer and Nutrition« (EPIC-Heidelberg), *Am J Clin Nutr* 2010, 91(5), S. 1348-1358.

17 D.G. Bostwick, J.N. Eble: »Urological Surgical Pathology« (St. Louis: Mosby 2007), S. 468.

18 K. Nimptsch, S. Rohrmann, J. Linseisen: »Dietary intake of vitamin K and risk of prostate cancer in the Heidelberg cohort of the European Prospective Investigation into Cancer and Nutrition« (EPIC-Heidelberg), *Am J Clin Nutr* 2008, April, 87(4), S. 985-992.

19 K. Nimptsch, S. Rohrmann, A. Nieters u.a.: »Serum undercarboxylated osteocalcin as biomarker of vitamin K intake and risk of prostate cancer: a nested case-control study in the Heidelberg Cohort of the European Prospective Investigation into Cancer and Nutrition«, *Cancer Epidemiol Biomarkers Prev* 2009, 18(1), S. 49-56.

20 T. Yoshida, K. Miyazawa, I. Kasuga: »Apoptosis induction of vitamin K2 in lung carcinoma cell lines: the possibility of vitamin K2 therapy for lung cancer«, *Int J Oncol* 2003, September, 23(3), S. 627-632.

21 D.W. Lamson, S.M. Plaza: »The anticancer effects of vitamin K«, *Altern Med Rev* 2003, 8, S. 303-318.

22 M. Yaguchi, K. Miyazawa, T. Katagiri u.a.: »Vitamin K2 and its derivatives induce apoptosis in leukemia cells and enhance the effect of all-trans retinoic acid«, *Leukemia* 1997, 11(6), S. 779-787.

23 D.W. Lamson, S.M. Plaza: »The anticancer effects of vitamin K«, *Altern Med Rev* 2003, 8, S. 303-318.

24 T. Iguchi, K. Miyazawa, M. Asada u.a.: »Combined treatment of leukemia cells with vitamin K2 and 1alpha, 25-dihydroxy vitamin D3 enhances monocytic differentiation along with becoming resistant to apoptosis by induction of cytoplasmic p21 CIP1«, *Int J Oncol* 2005, Oktober, 27(4), S. 893-900.

25 D. Habu, S. Shiomi, A. Tamori u.a.: »Role of vitamin K2 in the development of hepatocellular carcinoma in women with viral cirrhosis of the liver«, JAMA 2004, 21. Juli, 292(3), S. 358-361.

26 M. Otsuka, N. Kato, R.X. Shao u.a.: »Vitamin K2 inhibits the growth and invasiveness of hepatocellular carcinoma cells via protein kinase A activation«, *Hepatology* 2004, 40(1), S. 243-252.

27 K. Yoshimura, K. Takeuchi, K. Nagasaki u.a.: »Prognostic value of matrix gla protein in breast cancer«, *Mol Med Report* 2009, Juli-August, 2(4), S. 549-553; E.N. Levedakou, T.G. Strohmeyer, P.J. Effert u.a.: »Expression of the matrix gla protein in urogenital malignancies«, *Int J Cancer* 1992, 21. Oktober, 52(4), S. 534-537.

[28] R.M. Holden, A.R. Morton, J.S. Garland u.a.: »Vitamins K and D status in stages 3-5 chronic kidney disease«, *Clin J Am Soc Nephrol* 2010, April, 5(4), S. 590-597.

[29] S. Dindyal: »The sperm count has been decreasing steadily for many years in Western industrialised countries: is there an endocrine basis for this decrease?«, *Int J Urol* 2004, 2(1).

[30] A.M. Howe, W.S. Webster: »Vitamin K – its essential role in craniofacial development: a review of the literature regarding vitamin K and craniofacial development«, *Austr Dent J* 1994, 39(2), S. 88-92.

[31] W.A. Price: *Nutrition and Physical Degeneration,* 8. Aufl., La Mesa, CA, Price-Pottenger Nutrition Foundation 2008, S. 373.

[32] A.R. Vieira, I.M. Orioli: »Birth order and oral clefts: a meta analysis«, *Teratology* 2002, November, 66(5), S. 209-216.

[33] W.A. Price: *Nutrition and Physical Degeneration,* S. 305.

[34] Ebd.

[35] Ebd., S. 75.

[36] Ebd., S. 305.

[37] A. Merewood, S.D. Mehta, T.C. Chen u.a.: »Association between vitamin D deficiency and primary cesarean section«, *Journ Clin End Metab* 2009, 94(3), S. 940-945.

[38] J. Nishimura, N. Arai, J. Tohmatsu: »Measurement of serum undercarboxylated osteocalcin by ECLIA with the "Picolumi ucOC" kit«, *Clin Calcium* 2007, November, 17(11), S. 1702-1708.

[39] M.J.H. van Summeren, S.C. van Coeverden, L.J. Schurgers u.a.: »Vitamin K status associated with childhood bone mineral content«, *Br J Nutr* 2008; doi:10.1017/S0007114508921760.

[40] M.J.H. van Summeren, L.A. Braam, M.R. Lilien: »The effect of menaquinone-7 (vitamin K2) supplementation on osteocalcin carboxylation in healthy prepubertal children«, *Br J Nutr* 2009, Oktober, 102(8), S. 1171-1178.

[41] W.A. Price: *Nutrition and Physical Degeneration,* S. 263.

[42] Ebd., S. 398.

[43] H.H.W. Thijssen u.a.: »Vitamin K distribution in rat tissues: dietary phylloquinone is a source of tissue menaquinone-4«, *Br J Nutr* 1994, 72, S. 415-425.

[44] W.A. Price: *Nutrition and Physical Degeneration,* S. 263.

[45] D.W. Lewis, A.I. Ismail: »Prevention of dental caries«, zu finden unter *http://www.phac-aspc.gc.ca/publicat/clinic-clinique/pdf/s4c36e.pdf;* G. Toverud, S.B. Finn, G.J. Cox u.a.: »A Survey of the Literature of Dental Caries« (Washington, D.C.: National Academy of Sciences National Research Council 1952), S. 165.

[46] M. Mellanby, C.L. Pattison: »Remarks on the influence of a cereal free diet rich in vitamin D and calcium on dental caries in children«, *Br Med J* 1932, 19. März, 1(3715), S. 507-510.

[47] Ebd., S. 507.

48 A. E. Lund: »Women have more caries than men«, *J Am Dent Assoc* 2009, 140(1), S. 20-22.

49 E. Kateeb: »Gender-specific oral health attitudes and behaviour among dental students in Palestine«, *East Mediterr Health J* 2010, März, 16(3), S. 329-333.

50 V. E. Friedewald, K. S. Kornman, J. D. Beck u. a.: »The American Journal of Cardiology and Journal of Periodontology editors' consensus: periodontitis and atherosclerotic cardiovascular disease«, *J Periodontol* 2009, 80, S. 1021-1032.

51 E. Lalla, C. Kunzel, S. Burkett u. a.: »Identification of unrecognized diabetes and pre-diabetes in a dental setting«, *J Dent Res* 2011, 90(7), S. 855.

52 J. Syrjanen u. a.: »Dental infection in association with cerebral infarction in young and middle-aged men«, *J Intern Med* 1989, 225, S. 179-184; K. J. Mattila u. a.: »Association between dental health and acute myocardial infarction«, *Brit Med J* 1989, 298, S. 779-782.

53 F. DeStefano u. a.: »Dental disease and risk of coronary heart disease and mortality«, *Brit Med J* 1993, 306, S. 688-691.

54 J. Beck u. a.: »Periodontal disease and cardiovascular disease«, *J Periodontal* 1996, 67(Suppl), S. 1123-1137.

55 W. B. Grant, B. J. Boucher: »Are Hill's criteria for causality satisfied for vitamin D and periodontal disease?«, *Dermatoendocrinol* 2010, Januar, 2(1), S. 30-36.

Kapitel 6

1 R. Vieth: »The pharmacology of vitamin D, including fortification strategies«, in *Vitamin D*, 2. Aufl., Hg. D. Feldmean, F. Glorieux, San Diego, Elsevier Academic Press 2005, S. 995-1018.

2 C. M. Gundberg, S. D. Nieman, S. Abrams u. a.: »Vitamin K status and bone health: an analysis of methods for determination of undercarboxylated osteocalcin«, *J Clin Endo Metab* 1998, 83(9), S. 3258-3266.

3 N. Koyama, K. Ohara, H. Yokota u. a.: »A one step sandwich enzyme immunoassay for gamma-carboxylated osteocalcin using monoclonal antibodies«, *J Immunol Methods* 1991, 17. Mai, 139(1), S. 17-23.

4 T. Hozuki, T. Imai, E. Tsuda u. a.: »Response of serum carboxylated and undercarboxylated osteocalcin to risedronate monotherapy and combined therapy with vitamin K(2) in corticosteroid-treated patients: a pilot study«, *Intern Med* 2010, 49(5), S. 371-376.

5 M. R. McClung: »The relationship between bone mineral density and fracture risk«, *Curr Osteoporos Rep* 2005, Juni, 3(2), S. 57-63.

6 J. Iwamoto, T. Takeda, Y. Sato: »Role of vitamin K2 in the treatment of postmenopausal osteoporosis«, *Curr Drug Saf* 2006, Januar, 1(1), S. 87-97.

7 S. Jono u. a.: »Matrix gla protein is associated with coronary artery calcification as assessed by electron-beam computed tomography«, *Thromb Haemost* 2004, 91(4), S. 790-794.

8 L. J. Shaw u. a.: »Coronary artery calcium as a measure of biologic age«, *Atherosclerosis* 2006, September, 188(1), S. 112-119.

[9] A. J. Taylor u. a.: »Coronary calcium independently predicts incident premature coronary heart disease over measured cardiovascular risk factors: mean three-year outcomes in the Prospective Army Coronary Calcium (PACC) project«, *J Am Coll Cardiol* 2005, 46(5), S. 807-814.

[10] P. Greenland, L. LaBree, S. P. Azen u. a.: »Coronary artery calcium score combined with Framingham score for risk prediction in asymptomatic individuals«, JAMA 2004, 291(2), S. 210-215.

[11] T. S. Polonsky, R. L. McClelland, N. W. Jorgensen u. a.: »Coronary artery score and risk classification for coronary heart disease«, JAMA 2010, 303(16), S. 1610-1616.

[12] S. E. Elias-Smale, R. Vliegenthart Proença, M. T. Koller u. a.: »Coronary calcium score improves classification of coronary heart disease risk in the elderly«, *J Am Coll Cardiol* 2010, 56, S. 1407-1414.

[13] S. Jono, Y. Ikari, C. Vermeer u. a.: »Matrix gla protein is associated with coronary artery calcification as assessed by electron-beam computed tomography«, *Thromb Haemost* 2004, April, 91(4), S. 790-794.

[14] C. J. O'Donnell, M. K. Shea, P. A. Price u. a.: »Matrix gla protein is associated with risk factors for atherosclerosis but not with coronary artery calcification«, *Arterioscler Thromb Vasc Biol* 2006, Dezember, 26(12), S. 2769-2774.

Kapitel 7

[1] G. Wolf: »A history of vitamin A and retinoids«, FASEB J 1996, Juli, 10, S. 1102-1107.

[2] Ebd.

[3] W. A. Price: *Nutrition and Physical Degeneration*, S. 251.

[4] C. Masterjohn: *Vitamin A on trial: does vitamin A cause osteoporosis?*, Wise Traditions 2006, 7(1), S. 25-41.

[5] C. A. Hogart, M. D. Griswald: »The key role of vitamin A in spermatogenesis«, *J Clin Invest* 2010, 120(4), S. 956-962.

[6] R. M. Ortega, P. Andrés, R. M. Martínez u. a.: »Vitamin A status during the third trimester of pregnancy in Spanish women: influence on concentrations of vitamin A in breast milk«, *Am J Clin Nutr* 1997, September, 66(3), S. 564-568.

[7] N. Dalmiya, A. Palmer: *Vitamin A Supplementation: A Decade of Progress*, New York: United Nations Children's Fund, 2007, S. 19.

[8] F. Formelli, E. Meneghini, E. Cavadini: »Plasma retinol and prognosis of postmenopausal breast cancer patients«, *Cancer Epidemiol Biomarkers Prev* 2009, 18(1), S. 42–48.

[9] W. S. Logan: »Vitamin A and keratinization«, *Arch Derm* 1972, Mai, 105, S. 748-753.

[10] T. K. Basu, E. A. Donald, J. A. Hargreaves: »Seasonal variation of vitamin A (retinol) status in older men and women«, *J Am Coll Nutr* 1994, Dez., 13(6), S. 641-645.

[11] C.B. Pinnock, R.M. Douglas, N.R. Badcock: »Vitamin A status in children who are prone to respiratory tract infections«, *Aust Paediatr J* 1986, 22, S. 95-99.

[12] S. Fallon: *Vitamin A saga,* Wise Traditions 2001, 2(4).

[13] D. Stephens, P. Ludder Jackson, Y. Gutierrez: »Subclinical vitamin A deficiency: a potentially unrecognized problem in the United States«, *Pediatric Nursing* 1996, September-Oktober, 22(5), S. 377-389, 456.

[14] H. Gerster: »Vitamin A – functions, dietary requirements and safety in humans«, *Int J Vit Nutr Res* 1997, 67, S. 71-90.

[15] Ebd.

[16] Ebd.

[17] E.J. Johnson, E.A. Krall, B. Dawson-Huges u.a.: »The lack of effects of multivitamins containing vitamin A on serum retinyl esters and liver function tests in healthy women«, *J Am Coll Nutr* 1992, 11, S. 682-686; L. Sibulesky, K.C. Hayes, A. Pronczuk u.a.: »Safety of <7500 RE (<25 000 IU) vitamin A daily in adults with retinitis pigmentosa«, *Am J Clin Nutr* 1999, 69(4), S. 656-663.

[18] C. Masterjohn: *Vitamin A on trial: does vitamin A cause osteoporosis?,* Wise Traditions 2006, 7(1), S. 25-41.

[19] A. Oliva, F.D. Ragione, M. Fratta u.a.: »Effect of retinoic acid on osteocalcin gene expression in human osteoblasts«, *Biochem Biophys Res Commun* 1993, 191(3), S. 908-914.

[20] A.L. Metz, M.M. Walser, W.G. Olsen: »The interaction of vitamins A and D related to skeletal development in the turkey poult«, *J Nutr* 1985, Juli, 115(7), S. 929-935.

[21] S. Johansson, H. Melhus: »Vitamin A antagonizes calcium response to vitamin D in man«, *J Bone Miner Res* 2001, Oktober, 16(10), S. 1899-1905.

[22] H. Nau, I. Chahoud, L. Dencker, u.a.: *Teratogenicity of vitamin A and retinoids in vitamin A in health and disease,* NY: Marcel Dekker 1994, S. 617.

[23] M. Lelièvre-Pégorier, J. Vilar, M.L. Ferrier u. a.: »Mild vitamin A deficiency leads to inborn nephron deficit in the rat«, *Kidney Int* 1998, 54, S. 1455-1462; B. Chailley-Heu, N. Chelly, M. Lelièvre-Pégorier u. a.: »Mild vitamin A deficiency delays fetal lung maturation in the rat, *Am J Respir Cell Mol Biol* 1999, Juli, 21(1), S, 89-96.

[24] C. Masterjohn: *Vitamin A on trial: does vitamin A cause osteoporosis?,* Wise Traditions 2006, 7(1), S. 25-41.

[25] S.L. Booth, T. Johns, H. Kuhnlein: »Natural food sources of vitamin A and provitamin A: difficulties with the published values«, *United Nations University Press Food and Nutrition Bulletin* 1992, März, 14(1).

[26] J.A. Novotny, D.J. Harrison, R. Pawlosky u.a.: »Beta-carotene conversion to vitamin A decreases as the dietary dose increases in humans«, *J Nutr* 2010, Mai, 140(5), S. 915-918.

[27] J. Erdman: »The physiologic chemistry of carotenes in man«, *Clin Nutr* 1988, 7(3), S. 101-106. Als faszinierende und tiefer gehende Betrachtung der Geschichte, Wahrnehmung und falschen Wahrnehmung von Vitamin A möchte

ich folgende Darstellung von S. Fallon und M. Enig empfehlen: *Vitamin A Saga,* Wise Traditions 2001, 2(4); *http://habitation.westonaprice.org/journal/1282-journal-winter-2001.html.*

28 M. Wood: »New clues about carotenes revealed«, *Agricultural Research* 2001, März, 49(3), S. 12-13.

29 S. de Pee, C. West u. a.: »Lack of improvement in vitamin A status with increased consumption of dark green leafy vegetables«, *Lancet* 1995, 346, S. 75-81.

30 Standing Committee on the Scientific Evaluation of Dietary Reference Intakes: *Dietary Reference Intakes: Calcium, Phosphorus, Magnesium, Vitamin D, and Fluoride,* Washington, D.C., Nutritional Academy Press 1997; Health and Consumer Protection Directorate-General: »Opinion of the scientific committee on food on the tolerable upper intake level of vitamin D, European Commission«; *http://ec.europa.eu/food/fs/sc/scf/out157_en.pdf.*

31 W.G. Robertson, J.C. Gallagher, D.H. Marshal u. a.: »Seasonal variations in urinary excretion of calcium« BMJ 1974, 4, S. 436-437.

32 T.K. Basu, E.A. Donald, J.A. Hargreaves u. a.: »Seasonal variation of vitamin A (retinol) status in older men and women«, *J Am Coll Nutr* 1994, Dezember, 13(6), S. 641-645.

33 C. Masterjohn: *Vitamin A on trial: does vitamin A cause osteoporosis?,* Wise Traditions 2006, 7(1), S. 25-41.

34 M.L. Melamed, E.D. Michos, W. Post: »25-hydroxyvitamin D levels and the risk of mortality in the general population«, *Arch Intern Med* 2008, 11. August, 168(15), S. 1629-1637.

35 H.A. Bischoff, H.B. Stahelin, W. Dick u. a.: »Effects of vitamin D and calcium supplementation on falls: a randomized controlled trial«, *J Bone Miner Res* 2000, 15(6), S. 1113-1118.

36 J.M. Lappe, D. Travers-Gustafson, K.M. Davie: »Vitamin D and calcium supplementation reduces cancer risk: results of a randomized trial«, *Am J Clin Nutr* 2007, Juni, 85(6), S. 1586-1591.

37 K. Rajakumar, J. de las Heras, T.C. Chen u. a.: »Vitamin D status, adiposity, and lipids in black American and Caucasian children«, *J Clin Endocrinol Metab* 2011, Mai, 96(5), S. 1560-1507.

38 J.A. Alvarez, A. Ashraf: »Role of vitamin D in insulin secretion and insulin sensitivity for glucose homeostasis«, *Int J Endocrinol* 2010, 2010:351385.

39 U.M. Iftekhar, G.I. Uwaifo, W.C. Nicholas u. a.: »Does vitamin D deficiency cause hypertension? Current evidence from clinical studies and potential mechanisms«, *Int J Endocrinol* 2010, article ID 579640.

40 S.G. Rostand: »Ultraviolet light may contribute to geographic and racial blood pressure differences«, *Hypertension* 1997, August, 30(2, Pt 1), S. 150-156.

41 K. Fiscella, P. Winter, D. Tancredi u. a.: »Racial disparity in blood pressure: is vitamin D a factor?«, *J Gen Intern Med* 2011, doi:10.1007/s11606-011-1707-8.

42 F.C. Griffin, C.A. Gadegbeku, M.F.R. Sowers: »Vitamin D and subsequent systolic hypertension among women«, *Am J Hypertens* 2011, März, 24, S. 316-321.

[43] M. Pfeifer, B. Begerow, H. W. Minne: »Effects of a short-term vitamin D(3) and calcium supplementation on blood pressure and parathyroid hormone levels in elderly women«, *J Clin Endocrinol Metab* 2001, April, 86(4), S. 1633-1637.

[44] A. F. Embry, L. R. Snowdon, R. Vieth: »Vitamin D and seasonal fluctuations of gadolinium-enhancing magnetic resonance imaging lesions in multiple sclerosis«, *Ann Neurol* 2000, 48, S. 271-272.

[45] L. C. Stene, J. Ulriksen, P. Magnus: »Use of cod liver oil during pregnancy associated with lower risk of type I diabetes in the offspring«, *Diabetologia* 2000, Sept., 43(9), S. 1093-1098.

[46] E. Hypponen, E. Laara, A. Reunanen u. a.: »Intake of vitamin D and risk of type 1 diabetes: a birth cohort study«, *Lancet* 2001, 358(9292), S. 1500-1503.

[47] J. J. Cannell u. a.: »Epidemic influenza and vitamin D«, *Epidemiol Infect* 2006, 134, S. 1129-1140.

[48] L. A. Campbell, C. C. Kuo, J. T. Grayston: »Chlamydia pneumoniae and cardiovascular disease«, *Emerging Infect Dis* 1998, 4(4), S. 571-579.

[49] M. Donati, K. Di Leo, M. Benincasa u. a.: »Activity of cathelicidin peptides against chlamydia spp.«, *Antimicrob Agents Chemother* 2005, 49(3), S. 1201-1202.

[50] N. G. Jablonski, G. Chaplin: »The evolution of human skin coloration«, *J Hum Evol* 2000, 39(1), S. 57-106.

[51] S. H. S. Pearce, T. D. Cheetham: »Diagnosis and management of vitamin D deficiency«, BMJ 2010, 340: b5664.

[52] R. Vieth: »The pharmacology of vitamin D, including fortification strategies«, in *Vitamin D,* 2. Aufl., Hg. D. Feldmean, F. Glorieux, San Diego, Elsevier Academic Press 2005, S. 995-1018.

[53] T. L. Clemens, J. S. Adams u. a.: »Increased skin pigment reduces the capacity of skin to synthesise vitamin D3«, *Lancet* 1982, 1(8263), S. 74-76.

[54] R. Vieth: »Critique of the considerations for establishing tolerable upper intake levels for vitamin D«, *J Nutr* 2006, April, 136(4), S. 1117-1122.

[55] P. A. Price, S. A. Faus, M. K. Williamson: »Warfarin-induced artery calcification is accelerated by growth and vitamin D«, *Arterioscler Thromb Vasc Biol* 2000, Februar, 20(2), S. 317-327.

[56] C. Masterjohn: »Vitamin D toxicity redefined: vitamin K and the molecular mechanism«, *Med Hypotheses* 2007, 68(5), S. 1026-1034; X. Fu, X. D. Wang: »9-Cis retinoic acid reduces 1,25-dihydroxycholecalciferol-induced renal calcification by altering vitamin K-dependent-carboxylation of matrix-carboxyglutamic acid protein in A/J male mice«, *J Nutr* 2008, 138(12), S. 2337-2341.

[57] C. Masterjohn: *From seafood to sunshine: a new understanding of vitamin D safety,* Wise Traditions 2006, 7(2), *http://www.westonaprice.org/fat-soluble-activators/from-seafood-to-sunshine-a-new-understanding-of-vitamin-d-safety.*

[58] R. Vieth: »The pharmacology of vitamin D, including fortification strategies«, in *Vitamin D,* 2. Aufl. Hg. D. Feldmean, F. Glorieux, San Diego, Elsevier Academic Press 2005, S. 995-1018.

[59] M. J. Barger-Lux, R. P. Heaney: »Effects of above average summer sun exposure

on serum 25-hydroxyvitamin D and calcium absorption«, *J Clin Endocrinol Metab* 87(11), S. 4952-4956.

60 S.J. Whiting u.a.: »The vitamin D status of Canadians relative to the 2011 Dietary Reference Intakes: an examination in children and adults with and without supplement use«, *Am J Clin Nutr* 2011, Juli, 94(1), S. 128-135.

61 A. Zittermann, S.S. Schleithoff, R. Koerfer: »Vitamin D and vascular calcification«, *Curr Opin Lipidol* 2007, Februar, 18(1), S. 41-46.

62 R. Vieth: »Why vitamin D is not a hormone, and not a synonym for 1,25-dihydroxy-vitamin D, its analogs or deltanoids«, *J Biochem Mol Bio* 2004, 89-90, S. 571-573.

63 *Stedman's Medical Dictionary*, 27. Aufl., »hormone« und »vitamin«, Baltimore, Lippincott Williams and Wilkins, 2000.

64 X. Fu, X.D. Wang: »9-Cis retinoic acid reduces 1,25-dihydroxycholecalciferol-induced renal calcification by altering vitamin K-dependent-carboxylation of matrix-carboxyglutamic acid protein in A/J male mice«, *J Nutr* 2008, 138(12), S. 2337-2341.

65 Q. Jiang, S. Christen, M.K. Shigenaga u.a.: »Gamma tocopherol, the major form of vitamin E in the US diet, deserves more attention«, *Am J Clin Nutr* 2001, 74(6), S. 714-722.

66 A. Azzi, R. Gysin, P. Kempna u.a.: »Vitamin E mediates cell signaling and regulation of gene expression«, *Ann NY Acad Sci* 2004, 1031, S. 86-95.

67 M.G. Traber, J. Atkinson: »Vitamin E, antioxidant and nothing more«, *Free Radic Biol Med* 2007, 43(1), S. 4-15.

68 Institute of Medicine, Food and Nutrition Board: *Dietary Reference Intakes: Vitamin C, Vitamin E, Selenium and Carotenoids*, Washington, D.C.: National Academy Press 2000.

69 N. Akazawa, S. Mikami, S. Kimura: »Effects of vitamin E deficiency on the hormone secretion of the pituitary-gonadal axis of the rat«, *Tohoku J Exp Med* 1987, Juli, 152(3), S. 221-229.

70 Drummond, J.C.: »The medical aspects of decline in populations«, JAMA 1938, 110, S. 908.

Kapitel 8

1 R. Vieth: »The pharmacology of vitamin D, including fortification strategies«, in *Vitamin D*, 2. Aufl., Hg. D. Feldman, F. Glorieux, San Diego, Elsevier Academic Press 2005, S. 995-1018.

2 M. Mellanby, C.L. Pattison: »Remarks on the influence of a cereal free diet rich in vitamin D and calcium on dental caries in children«, *Br Med J* 1932, 19. März, 1(3715), S. 507-510.

3 E. Mellanby: »The rickets-producing and anti-calcifying action of phytate«, *J Physiol* 1949, 15. September, 109(3-4), S. 488-533.

4 I. Zofková, R.L. Kancheva: »The relationship between magnesium and calciotropic hormones«, *Magnes Res* 1995, März, 8(1), S. 77-84.

Stichwortverzeichnis

A

B

E

F

G

H

I

J

K

L

M

N

O

T

U

V

W

X

Z

Über die Autorin

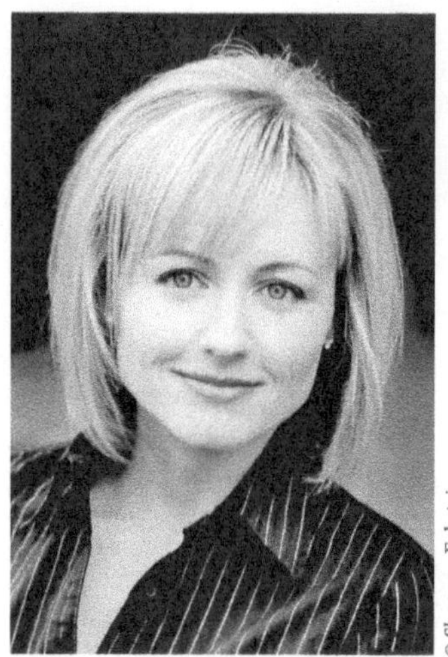

© Shannon Eckstein

Dr. Kate Rhéaume-Bleue, naturheilkundliche Ärztin, machte ihren Bachelor of Science in Biologie an der McMaster University in Hamilton (Kanada) mit besonderer Auszeichnung und schloss ihre Berufsausbildung 2002 am Canadian College of Naturopathic Medicine in Toronto ab. Danach arbeitete sie 2 Jahre lang an mehreren Lehrkrankenhäusern, wo sie Kurse abhielt und Supervisorin war. Sie erscheint regelmäßig im kanadischen Fernsehen und Radio und spricht dort über zahlreiche gesundheitliche Themen. Die kanadische Expertin für Naturheilkunde hält auch in anderen Ländern Vorträge.

Dr. Kate Rhéaume-Bleue wurde in Montreal (West Island) geboren, wo sie auch aufwuchs. Heute lebt sie mit ihrem Mann und ihren Söhnen in der kanadischen Provinz Ontario, in Ancaster, ganz in der Nähe von Hamilton.